武汉大学政治与公共管理学院学术著作出版资助计划和
国家自然科学基金青年基金项目（71603188）资助

国家卫生系统绩效评价
——理论与实证研究

姚强 著

Health Systems Performance Evaluation | Theory and Practice

中国社会科学出版社

图书在版编目（CIP）数据

国家卫生系统绩效评价：理论与实证研究/姚强著．—北京：中国社会科学出版社，2018.9
ISBN 978 – 7 – 5203 – 3193 – 7

I.①国… II.①姚… III.①医药卫生组织机构—经济绩效—评价—中国 IV.①R199.2

中国版本图书馆 CIP 数据核字（2018）第 214951 号

出 版 人	赵剑英	
责任编辑	卢小生	
责任校对	周晓东	
责任印制	王　超	

出　　版	中国社会科学出版社	
社　　址	北京鼓楼西大街甲 158 号	
邮　　编	100720	
网　　址	http：//www.csspw.cn	
发 行 部	010 – 84083685	
门 市 部	010 – 84029450	
经　　销	新华书店及其他书店	

印　　刷	北京明恒达印务有限公司	
装　　订	廊坊市广阳区广增装订厂	
版　　次	2018 年 9 月第 1 版	
印　　次	2018 年 9 月第 1 次印刷	

开　　本	710×1000　1/16	
印　　张	18	
插　　页	2	
字　　数	272 千字	
定　　价	98.00 元	

凡购买中国社会科学出版社图书，如有质量问题请与本社营销中心联系调换
电话：010 – 84083683

前　言

自 2000 年世界卫生报告提出卫生系统绩效评价以来，国家卫生系统绩效评价研究迅速发展并引起了广泛关注。世界卫生组织、世界银行、经济合作与发展组织、欧洲联盟和美国联邦基金等国际组织纷纷投入到卫生系统绩效评价之中。同时，英国、美国、澳大利亚、加拿大和荷兰等国家也在实践过程中积累了丰富的经验。国家卫生系统绩效评价在卫生系统绩效监测评价、卫生决策、资源规划和数据系统完善方面发挥着重要作用。目前，我国正处于卫生改革的关键时期，然而，我国尚未建立一个国家卫生系统绩效评价制度，也未提出一个国家卫生系统评价的框架或模型，目前的研究也没有系统地从理论和方法角度对其进行比较研究和借鉴。尽管国家卫生系统绩效评价受到政治、经济、文化和技术的影响而各具特色，但是，通过对目前代表性评价模型和框架的研究，总结和借鉴卫生系统绩效评价理论、方法和实践方面的有益经验，进而构建和完善中国的卫生系统绩效评价模型，对我国卫生系统评价制度的建立和卫生系统的加强仍然具有重要意义。

本书从理论和实践角度系统地论述了国家卫生系统绩效评价的理论和实践，同时，基于统一建模语言构建了中国国家卫生系统绩效评价模型和指标体系。全书内容安排分为以下四部分：

第一部分：理论研究（第一章）。首先，通过文献计量法（引文分析法）、描述性系统综述和专家咨询等方法，系统地分析卫生系统相关概念，明确卫生系统的定义和内涵。其次，利用科学计量方法、社会网络分析方法和可视化技术，定量分析国际卫生系统研究现状，确定卫生系统研究主要趋势、国家和热点主题。同时，利用描述性系统综述方法确定目前卫生系统绩效评价的主要框架。再次，在系统研究卫生系统分类理论和方法的基础上，根据卫生系统的类型对卫生系统研究高产国家进行分类，并根据卫生高产国家是否建立卫生系统绩效评价框架和实施评价状况，确定卫生系统绩效评价研究的典型国家。最后，对目前典型国家卫生系统进行描述和分析。

第二部分：国家卫生系统绩效国际比较框架和典型国家框架比较分析（包括第二章至第五章）。第二章系统地介绍了国家卫生系统绩效评价的主要理论、概念和目前国内外国家卫生系统绩效评价的现状。第三章从国际视角介绍了构建卫生系统国家比较框架的关键步骤，系统地比较国家卫生系统绩效国际比较框架，研究其构建关键过程和评价框架的规律性特点。第四章从国家视角介绍了构建国家卫生系统绩效评价的关键流程，对典型国家卫生系统绩效评价的关键步骤和评价框架体系进行比较研究，总结国家卫生系统绩效评价框架构建过程中的理论、方法和规律，并结合典型国家卫生系统的特点，分析其卫生系统评价和框架的特色。第五章在主流评价框架分析的基础上，对目前国家卫生系统绩效评价中的目标维度和部分重点指标进行了系统的研究。

第三部分：卫生系统绩效评价框架模型构建（第六章）。本章在国际和典型国家卫生系统绩效评价框架构建规律的基础上，将UML语言融入卫生系统绩效评价构建的关键步骤之中——建立起卫生系统目标和结构之间的关系，通过将卫生系统绩效评价框架构建关键流程和UML方法相结合，构建了基于UML的卫生系统绩效评价框架构建路径模型。运用该模型，尝试性地构建广义卫生系统绩效评价框架模型，同时梳理框架体系目前应用的主要指标。

第四部分：实证研究和总结（第七章和第八章）。第七章根据国家卫生系统绩效评价框架构建规律和建立的卫生系统绩效评价框架模型，探索中国卫生系统绩效评价框架体系，并对中国部分地区或省份卫生系统绩效重点维度进行探索性评价，发现中国卫生系统绩效评价过程和卫生系统绩效重点维度存在的问题，为我国卫生系统绩效评价提供政策建议。第八章总结了国家卫生系统绩效评价的主要理论、框

架、模型、路径和指标，同时，对我国今后卫生系统绩效评价提出了
建议。最后，对国家卫生系统今后需要研究的重要问题做出展望。

　　本书对目前国内外国家卫生系统绩效评价的相关理论和实践进行
了系统的梳理，同时构建了中国卫生系统绩效评价框架体系，并提出
了今后进一步完善我国卫生系统绩效评价的建议。因此，本书是卫生
领域的研究人员和管理人员系统地了解卫生系统绩效评价的相关理论
和实践的有效工具。笔者认为，卫生系统绩效评价会随着卫生系统的
改革和发展不断进步，卫生系统绩效评价将是一个永恒的主题。希望
卫生领域相关研究人员能够在此基础上继续探索创新，把卫生系统绩
效评价推向一个新的阶段。借此机会再次向为本书提供宝贵意见的各
位专家同人致以诚挚的感谢，由于水平有限，书中定有诸多疏漏和不
足之处，还望读者不吝赐教。

姚　强

2018 年 1 月于武汉

目　　录

绪　论

　　20 世纪卫生系统在改善全球人口健康方面做出了重要贡献。21 世纪初，全球人口卫生状况得到了进一步改善，特别是贫困人口的健康问题。然而，随着流行病学和人口学的转轨，以及财政上的限制和私立部门的增长，卫生系统也面临着重大挑战。[①] 为了应对挑战，各国纷纷进行了卫生改革。然而，如何对卫生改革的效果进行评价？如何评价一个卫生系统的优劣？如何评价一个卫生系统正在尽其所能地开展工作和发挥其应有的作用？如何发现和加强卫生系统的薄弱点？这些问题成为全世界大多数国家关注的热点问题。

　　卫生系统是涉及卫生行动的所有组织、机构及资源。凡是对个人卫生保健服务、公共卫生服务以及其他非卫生部门与改善人民健康有关的行动，均可称为卫生行动。[②] 因此，凡是以改善健康为目的的所有行动均属于卫生系统。世界卫生组织（WHO）在《2000 年世界卫生报告》中提出，获得良好的健康、加强人民所期望的反应能力和确保筹资的公正性是卫生系统的三大目标；同时强调卫生系统应该具有四个主要功能，即管理、筹资、提供服务和筹措资源。[③]

　　2000 年，WHO 将绩效评价引入卫生系统，"改善卫生系统绩效"成为本次报告的主题，并对卫生系统绩效评价产生了深远影响。[④] 因

---

　　① 胡善联：《评价卫生系统绩效的新框架——介绍 2000 年世界卫生报告》，《卫生经济研究》2000 年第 7 期。

　　② Whyte，B.，"World Health Report 2000: Improving Health System Performance"，*Bulletin of the World Health Organization*，Vol. 78，No. 6，2000，p. 863.

　　③ WHO：《2000 年世界卫生报告概要》，《国外医学情报》2000 年第 6 期。

　　④ 蒋雯静：《我国各省及直辖市卫生系统绩效评价的研究》，硕士学位论文，中南大学，2011 年。

为，卫生系统设计、管理和筹资方法会影响到人民的生活和健康，人民的健康水平取决于卫生服务系统的工作绩效。因此，作为卫生部门的管理者，有必要应对卫生系统面临的机遇和挑战，对卫生系统的绩效进行评估，并做出客观的评价，发现其存在的问题并对问题进行相应的诊断，提出改进措施，以改善卫生系统的工作绩效，满足人民群众对卫生服务的需求，提高人民的健康水平，使卫生事业与社会经济持续协调发展。

《2000 年世界卫生报告》虽然提出了一个分析卫生系统绩效的新框架，但各国在政治、文化背景、医疗卫生体制等方面存在很大的差异性。所以，各国在进行卫生系统绩效评价过程中应在遵循卫生系统绩效评价规律的前提下，根据国家的政策背景和具体情况，有针对性地进行评价。因此，WHO 卫生系统绩效模块框架①、世界银行卫生系统绩效控制旋钮框架②、经济合作与发展组织（The Organization for Economic Cooperation and Development，OECD）的卫生保健质量指标（HCQI）规划概念框架③、世界标准组织（ISO）健康指标框架④等卫生绩效评价框架先后被提出，美国、英国、加拿大、澳大利亚和荷兰等国家建立和发展了其卫生系统的绩效框架，用于监测、评价和管理卫生系统的绩效，支持卫生系统决策和配置规划。⑤

我国正处于医药卫生体制改革的关键时期，卫生投入迅速增长，以期改善"看病难，看病贵"难题。⑥ 然而，百姓看病问题并没有得

① World Health Organization, ed., *Monitoring the Building Blocks of Health Systems*, 2010.
② Hsiao, W. C., 2003, "What is a Health System? Why Should we Care?", Harvard School of Public Health, Cambridge, Massachussetts.
③ Mattke, S., Epstein, A. M. and Leatherman, S., "The OECD Health Care Quality Indicators Project: History and Background", *Int J Qual Health Care*, Vol. 18 Suppl 1, 2006, pp. 1 – 4.
④ ISO, 2010, "Health Informatics – Health Indicators Conceptual Framework".
⑤ Arah, O. A., Klazinga, N. S., Delnoij, D. M., Ten, A. A. and Custers, T., "Conceptual Frameworks for Health Systems Performance: A Quest for Effectiveness, Quality, and Improvement", *Int J Qual Health Care*, Vol. 15, No. 5, 2003, pp. 377 – 398.
⑥ 翟铁民、王从从、郭锋、赵郁馨：《2009 年中国卫生总费用测算结果与分析》，《中国卫生经济》2011 年第 4 期。

到很好的解决，很多医疗卫生资源也没有得到充分的利用，存在资源浪费和效率不高的现象。① 因此，我们需要对卫生系统的绩效和改革成效进行客观的诊断及评估，发现卫生系统中存在的不足，以便决策者做出有效的决策，优化资源配置，提高效率，最终达到卫生系统加强和健康改善的目的。然而，我国尚未建立一个国家卫生系统绩效评价制度，也未提出一个国家卫生系统评价的框架或模型，目前的研究也没有系统地从理论和方法角度对其进行比较研究与借鉴。这种情况使我们对我国卫生系统绩效状况不够了解，不便与其他成员国进行相关领域的比较，同时也无法对本国各地区卫生系统绩效和改革效果做出科学评价。因此，有必要对国内外卫生系统绩效评价框架体系进行研究，总结出卫生系统绩效评价框架的构建理论和方法规律，包括框架的构建理论、方法和规律性等，并在此基础上提出国家卫生系统绩效评价模型和卫生系统绩效评价框架，为我国卫生系统绩效评价制度和体系建立提供依据。

通过系统研究国内外国家卫生系统绩效评价可以看出，其主要存在以下四个特点和趋势：（1）卫生系统定义既要包含卫生系统"硬件"——结构，同时又要包括卫生系统"软件"——结构和目标之间的联系。（2）国家卫生系统绩效评价框架，根据其目的和功能不同可以分为两类：一类是国际组织或机构主导制定的卫生系统绩效评价框架，用于不同国家之间卫生系统绩效的评价和比较，其中，世界卫生组织、世界银行、经合组织、欧盟和美国联邦基金为其典型代表；另一类是各个国家针对具体国情制定的适合本国家的卫生系统绩效评价框架，其中，英国、澳大利亚、加拿大、荷兰和美国各具特色，各自代表了不同类型的卫生系统。（3）国家卫生系统绩效评价模型包括利益相关者参与、概念模型或方法选择、国家政策环境分析、评价框架构建、评价管理实施以及激励机制和结果应用等关键流程。其中，评价框架构建是整个评价模型的核心，构建路径又可以细分为框架构建

① 李新福：《看病难，看病贵：不能解决，还是不想解决？——关于医改舍本求末、屡改屡败的沉重思考》，《成都理工大学学报》（社会科学版）2012年第4期。

目的、卫生系统边界、卫生系统目的和构成、评价框架体系形成和指标集建立及筛选等步骤。（4）广义的卫生系统绩效评价框架模型应该包括卫生系统最终目标、非医学健康影响因素、卫生系统投入和卫生系统产出四个方面。狭义的卫生保健系统与其卫生系统投入和产出两个部分相对应。卫生投入、产出和健康影响因素通过人群影响最终结果，其中卫生系统以投入和产出为代表的卫生保健系统，不仅能直接影响人群健康，而且能够通过非医学健康影响因素间接地影响卫生系统最终结果的绩效。

因此，我国国家卫生系统绩效评价中需要关注以下四个方面的问题：（1）卫生系统硬件、软件和目标与卫生系统绩效的能力、过程和结果三个层次对应。因此，一个全面的卫生系统绩效评价框架应该涵盖卫生系统的结构、中间过程和最终目标。（2）统一建模语言与卫生系统绩效评价构建路径自下而上和自上而下的框架构架和指标选择思想相一致，将统一建模语言融入框架构建路径，提高了卫生系统绩效评价框架构建路径和模型的理论性和方法性。（3）基于 Lalonde 模型的广义卫生系统绩效评价框架模型具有全面、灵活的特点，适合我国卫生系统绩效评价。其中，卫生投入和产出是评价的核心，最终目标维度是国际比较的基础。评价过程中应该同时关注水平和分布两个方面，做到公平与效率相结合。（4）根据卫生系统评价模型和国际经验，我国应成立国家层面的卫生绩效评价主体，构建国家卫生系统绩效评价框架体系，完善评价指标集和数据收集系统，建立卫生系统绩效评价激励机制，定期发布卫生系统绩效评价报告，最终建立国家卫生系统绩效评价制度，支持卫生系统决策和规划配置，达到卫生系统加强和健康改善的最终目标。

第一章　卫生系统基本概念和理论

本章首先对卫生系统基本理论和概念进行研究。其次在卫生系统定义分析的基础上，利用定量和定性相结合的研究方法，系统地分析卫生系统及其绩效评价研究现状，明确了目前卫生系统研究核心国家和研究热点。再次系统地分析了目前卫生系统的主要分类理论和方法。最后在卫生系统分类理论和方法研究的基础上，对卫生系统及其绩效评价主要国家进行分类，同时介绍了卫生系统绩效评价研究的典型样本国家及其卫生系统特点。通过本章能够对卫生系统相关概念和理论有一个系统的了解，为更深入地理解卫生系统绩效评价框架奠定了理论基础。

第一节　卫生系统基本概念

一　卫生系统定义

卫生系统研究已经存在一百多年，无论是个人还是政府机构都非常重视卫生系统的管理和人群健康保护，他们致力于加强卫生系统以达到消除疾病、提高人群健康的目的。[①] 但是，目前对于卫生系统仍然没有一个统一的定义，恰恰反映了卫生系统的复杂性。[②] 通过目前对卫生系统相关概念系统分析发现，目前影响最为广泛的是 2000 年

[①]　WHO, 2007, "Everybody's Business: Strengthening Health Systems to Improve Health Outcomes: Who's Framework for Action", World Health Organization, Geneva.

[②]　Atun, R., "Health Systems, Systems Thinking and Innovation", *Health Policy Plan*, Vol. 27 Suppl 4, 2012, pp. v4 – v8.

WHO 提出的定义："卫生系统是以促进人群健康为目的的所有组织、个人和行动"。该定义认为，卫生系统包括促进人群健康的所有活动。[①] 因此，卫生系统远远超出了卫生服务的直接提供者，不仅包括政府机构，而且包括非政府机构、社会组织和个体行为。2007 年，WHO 从卫生系统结构角度提出了卫生系统的模块定义，认为卫生系统由卫生管理、卫生筹资、人力资源、基本药物、信息系统和服务提供六个核心模块构成。[②] 卫生系统模块定义进一步明确了卫生系统的结构，但是，忽略了卫生系统不同模块之间的联系，卫生系统模块之间的联系和相互作用显然对于卫生系统至关重要。世界银行（WB）认为，卫生系统是卫生系统各组成部分及其之间相互作用与卫生系统目标之间形成的一系列关系，包括卫生筹资、支付方式、组织管理、政府规制和行为及其与卫生系统目标之间的关系。[③] 该定义强调了卫生系统的结构之间的关系及其与卫生系统最终目标之间的联系。部分研究人员在研究过程中将卫生系统狭义地还原为卫生保健系统或者医疗系统。[④] 此外，研究人员认为，卫生系统还应包括健康促进、筹资公平、反应性、覆盖、质量、公平、效率等维度。[⑤] 因此，卫生系统定义主要从其目标、结构及其之间的联系进行定义。目标反映了卫生系统的最终目标，结构代表了卫生系统的"硬件"组成，结构和目标之间的相互联系及其达到最终目的的作用机制反映了卫生系统的"软件"组成。因此，一个完整的卫生系统的定义既要包含卫生系统"硬件"，同时包括卫生系统"软件"，并设定其最终目标。

---

① WHO, "The World Health Report, 2000: Health Systems: Improving Performance", 2015 - 02 - 28 00: 43: 00.

② World Health Organization, ed., *Monitoring the Building Blocks of Health Systems*, 2010.

③ Hsiao, W. C., 2003, "What Is A Health System? Why Should We Care?", Harvard School of Public Health, Cambridge, Massachussetts.

④ Sheikh, K., Gilson, L., Agyepong, I. A., Hanson, K., Ssengooba, F. and Bennett, S., "Building the Field of Health Policy and Systems Research: Framing the Questions", *Plos Med*, Vol. 8, No. 8, 2011, p. e1001073.

⑤ AHPSR, 2011, "Health Policy and Systems Research: A Methodology Reader", World Health Organization, Geneva.

二　绩效与绩效评价

绩效最早出现在工商企业中，目前被广泛使用于各行各业，鉴于各行业的社会使命和责任不同，对绩效的理解和诠释也各有侧重。[①] 美国学者指出，"绩效是多维建构，测量的因素不同，其结果也会不同"。[②] 因此，绩效是一个多维度的理论概念。在内涵方面，绩效内容可以分为三类：第一类强调绩效是结果或目标实现，认为绩效是工作结果或者目标实现程度。第二类强调绩效是过程或者行为，认为绩效是目标相关行为的表现。第三类强调绩效是胜任能力，认为绩效是所评价对象的胜任能力的体现。目前，学术界倾向于认为绩效包含多个维度，因此，全面的卫生系统绩效评价应该包含以上三个方面。在层次方面，绩效可以分为三个层次：一是组织系统绩效，包括系统或内部子系统的绩效；二是组织机构绩效，也包括各组织机构或内部科室绩效；三是个人绩效。不同层次的绩效，其内涵有较大的差异，绩效评价的理论和指标体系也各有不同。[③] 本书研究第一个层次的绩效，即国家卫生系统的绩效。

绩效评价又称为绩效评估，现已被应用于很多领域，包括教育、政府、卫生、企业等。绩效评价在英文中可以表达"Evaluation""Assessment""Appraisal""Measurement"或"Review"等。其中"Evaluation""Assessment"和"Appraisal"应用最为普遍。尽管在表达上存在差异，但其基本内涵相同，可以互换使用。通过文献研究发现，虽然目前关于绩效评价仍然没有一个统一的标准，但是，绩效评价可以理解为运用科学方法，建立适宜的评价指标体系，对既定的绩

① 刘岳：《中国中、西部县域卫生系统绩效及其评价研究》，博士学位论文，华中科技大学，2009年。

② Bates, R. A. and Holton, E. F., "Computerized Performance Monitoring: A Review of Human Resource Issues", *Human Resource Management Review*, Vol. 5, No. 4, 1996, pp. 267 – 288.

③ 熊巨洋：《农村地区乡镇卫生院绩效评价研究》，博士学位论文，华中科技大学，2008年。

效实现情况进行评价的一个过程，其核心是确定绩效的内涵和层次。[①]

三 卫生系统绩效评价

一个全面的卫生系统绩效是指卫生系统的运行状况，包括卫生系统的能力、过程和结果。能力在卫生系统中主要是指卫生系统提供服务的能力和资源利用效率；过程主要包括卫生服务过程中的质量、覆盖、可及和效率等方面；结果主要是指卫生系统的最终目标，如健康促进状况等。因此，卫生系统的绩效评价是根据卫生系统的总体结构、过程和最终目标，采用定性与定量相结合的方法，将卫生系统内、外多个指标建立为系统的评价模型或指标体系，对卫生系统的运行状况进行科学、合理的评价，以期实现持续改进卫生系统绩效的目的。[②]

第二节 卫生系统热点研究

根据卫生系统结构模块定义，制定系统检索策略[③]，数据库为 Web of Science（WoS）数据库，时间范围为 1900—2012 年，检索时间为 2013 年 7 月 15 日，共检索到 35819 篇相关文献。将文献导入 Thomson Data Analyzer（TDA）[④]、HistCite[⑤] 和 VOSviewer[⑥] 软件，利用

---

① 苏海军：《我国公共卫生服务体系绩效评价指标体系研究》，博士学位论文，华中科技大学，2010 年。

② 陈羲：《农村区域公共卫生绩效评价指标体系研究》，博士学位论文，华中科技大学，2009 年。

③ Yao, Q. , Chen, K. , Yao, L. , Lyu, P. H. , Yang, T. A. , Luo, F. , Chen, S. Q. , He, L. Y. and Liu, Z. Y. , "Scientometric Trends and Knowledge Maps of Global Health Systems Research", *Health Res Policy Syst*, Vol. 12, 2014, p. 26.

④ Wang, L. and Pan, Y. , "Research Frontiers and Trends in Graphene Research", *New Carbon Materials*, Vol. 25, No. 6, 2010, pp. 401 – 408.

⑤ Plateform, A. C. , "Monitoring, Evaluation and Review of National Health Strategies", 2011.

⑥ Van Eck, N. J. and Waltman, L. , "Software Survey: Vosviewer, a Computer Program for Bibliometric Mapping", *Scientometrics*, Vol. 84, No. 2, 2010, pp. 523 – 538.

科学计量学理论方法①、社会网络分析方法②和可视化技术③，结合情报和卫生系统领域专家咨询图谱的解读，系统评价卫生系统高水平研究的分布情况，了解卫生系统研究的增长趋势、国家分布和热点领域情况，确定卫生系统研究的核心国家和热点研究领域，从定量方面为卫生系统研究典型国家选择提供依据。

一　时间分布

卫生系统研究文献增长趋势，根据文献增长规律，可以划分为三个阶段（见图1－1）。第一阶段为1981—1990年，卫生系统研究萌芽阶段，此阶段文献增长非常缓慢，从系统角度对卫生系统研究非常稀少。第二阶段为1991—2000年，卫生系统研究发展阶段，此阶段文献有较快增长，从系统角度研究卫生系统的研究逐渐增多。第三阶段为2001—2012年，卫生系统研究相关文献迅速增长，从宏观和系统角度研究卫生问题越来越引起研究人员重视。对过去三十年文献进行拟合，目前卫生系统研究文献正处于指数增长阶段的快速发展阶段，尚未出现成熟和衰退的拐点，卫生系统研究在今后一段时间里仍将快速发展，引起越来越多的重视和研究。④

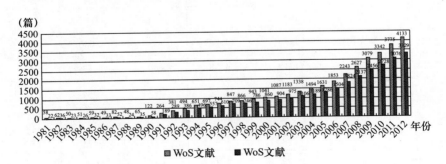

图1－1　1981—2012年卫生系统研究文献增长趋势

---

① 张仲梁：《二八律和文献计量学的三个定律》，《情报学刊》1988年第4期。
② ［美］约翰·斯科特：《社会网络分析方法》，刘军译，重庆大学出版社2007年版。
③ 刘则渊、陈悦、侯海燕：《科学知识图谱：方法与应用》，人民出版社2008年版。
④ Yao, Q., Chen, K., Yao, L., Lyu, P. H., Yang, T. A., Luo, F., Chen, S. Q., He, L. Y. and Liu, Z. Y., "Scientometric Trends and Knowledge Maps of Global Health Systems Research", *Health Res Policy Syst*, Vol. 12, 2014, p. 26.

二　国家分布

卫生系统研究排名前20位的高产国家时间分布和引用得分情况如表1-1所示。美国卫生系统研究文献数量居第一位，大约占总文献量的41%，英国、加拿大、德国、澳大利亚、巴西紧随其后，并且文献量在1000篇以上，其他国家文献量均未达到1000篇。在引用得分方面，文献量与总引用得分和本地引用得分高度相关；在平均引用得分方面，美国、英国和瑞士较高，加拿大、澳大利亚和荷兰也具有相对较高的平均引用得分，这些国家卫生系统研究的质量较高，获得了较高的引用得分。

表1-1　　　　　**Top 20 卫生系统研究高产国家时间分布和引用得分情况（1900—2012 年）**

序号	国家	1900—2012 年	比例（%）	TLCS	TGCS	AGCS
1	美国	11806	41.01	13047	188365	15.96
2	英国	2438	8.47	3046	37543	15.40
3	加拿大	2427	8.43	1979	29031	11.96
4	德国	1641	5.70	624	11891	7.25
5	澳大利亚	1421	4.94	923	15040	10.58
6	巴西	1318	4.58	680	4833	3.67
7	西班牙	912	3.17	349	6544	7.18
8	瑞士	707	2.46	1020	10904	15.42
9	法国	683	2.37	345	6031	8.83
10	荷兰	678	2.36	491	8066	11.90
11	意大利	638	2.22	287	6842	10.72
12	瑞典	634	2.20	467	8967	14.14
13	南非	468	1.63	707	5616	12.00
14	中国	405	1.41	304	3339	8.24
15	丹麦	360	1.25	312	5354	14.87

续表

序号	国家	1900—2012 年	比例（%）	TLCS	TGCS	AGCS
16	印度	339	1.18	295	3187	9.40
17	比利时	335	1.16	273	3764	11.24
18	墨西哥	280	0.97	376	2722	9.72
19	以色列	276	0.96	212	2255	8.17
20	挪威	275	0.96	216	2936	10.68
21	合计	28041	97.409	25953	363230	13.95

注：TLCS 表示本地数据集引用得分；TGCS 表示全部数据库引用得分；AGCS 表示平均被引用次数得分。

从地区分布看，20 个高产国家中有 11 个分布在欧洲，3 个分布在北美洲，3 个分布在亚洲，南美洲、非洲和大洋洲各 1 个。从经济发展看，16 个国家来自 OECD，其他来自新兴经济体"金砖国家"（如南非、印度和中国）。经济发展与卫生系统研究有着重要联系，经济发达国家研究产出更高。OECD 等发达国家，特别是七国集团国家，在卫生系统研究中占据着重要地位。

此外，根据聚类情况，卫生系统研究高产国家可以分为混合组、欧洲组、亚太和大洋洲组及北美洲组。每个组都具有核心国家，如美国和英国、荷兰和德国、澳大利亚以及加拿大等分别在各自聚类组中处于核心地位。此外，美国和英国不仅在组内处于核心地位，而且处于整个网路的核心地位，它们在卫生系统研究领域处于核心地位，在整个卫生系统的研究和合作中占据重要地位，处于知识传播和交流的核心位置。因此，核心国家在卫生系统研究方面具有其独特的优势和特点，对其进行研究和学习具有重要意义。

三　热点主题

通过高被引文献分析，不仅可以反映文章的质量和被引用情况，而且可以从知识关注和利用角度反映卫生系统研究的热点知识基础。[①]卫生系统研究高被引文献如表 1 - 2 所示。卫生领域研究热点知识基

---

① 刘则渊、陈悦、侯海燕：《科学知识图谱：方法与应用》，人民出版社 2008 年版。

础包括卫生结果测量、卫生系统反应性和满意度、卫生筹资和卫生费用、卫生系统领导和管理（优先领域设置、绩效监测和问责）、卫生服务过程测量（如可及、质量、安全和连续性）、卫生信息系统（如电子病历）、卫生资源（如卫生人力）和卫生系统绩效评价（如框架研究）等。这些研究主题在整个卫生系统研究中受到高度关注，是卫生系统研究的重要知识基础和主要研究领域。

表 1-2　　　　　　　前 11 位卫生系统研究高被引用文献

序号	题目	年份	引用次数 （LCS/GCS/GCS/t）	第一单位	国家
1	卫生系统满意度研究①	1990	48/132/5.74	哈佛大学	美国
2	美国精神和成瘾障碍服务系统②	1993	57/1183/59.15	国立健康研究院	美国
3	美国医疗体系的行政效率日益恶化③	1994	50/242/11	国立医学图书馆	美国
4	卫生系统绩效评价框架④	2000	59/129/9.92	世界卫生组织	瑞士
5	医疗保健系统的种族和信任⑤	2003	51/225/22.5	约翰霍普金斯大学	美国
6	退伍军人保健体系改革对护理质量的影响⑥	2003	84/332/33.2	退伍军人健康管理局	美国

---

① Blendon, R. J., Leitman, R., Morrison, I. and Donelan, K., "Satisfaction with Health Systems in Ten Nations", *Health Aff (Millwood)*, Vol. 9, No. 2, 1990, pp. 185 – 192.

② Regier, D. A., Narrow, W. E., Rae, D. S., Manderscheid, R. W., Locke, B. Z. and Goodwin, F. K., "The De Facto Us Mental and Addictive Disorders Service System: Epidemiologic Catchment Area Prospective 1 – Year Prevalence Rates of Disorders and Services", *Archives of General Psychiatry*, Vol. 50, No. 2, 1993, pp. 85 – 94.

③ Woolhandler, S. and Himmelstein, D. U., "The Deteriorating Administrative Efficiency of the Us Health Care System", *New England Journal of Medicine*, Vol. 324, No. 18, 1991, pp. 1253 – 1258.

④ Murray, C. J. and Frenk, J., "A Framework for Assessing the Performance of Health Systems", *Bulletin of the World Health Organization*, Vol. 78, No. 6, 2000, pp. 717 – 731.

⑤ Boulware, L. E., Cooper, L. A., Ratner, L. E., LaVeist, T. A. and Powe, N. R., "Race and Trust in the Health Care System", *Public Health Reports*, 2016.

⑥ Jha, A. K., Perlin, J. B., Kizer, K. W. and Dudley, R. A., "Effect of the Transformation of the Veterans Affairs Health Care System On the Quality of Care", *New England Journal of Medicine*, Vol. 348, No. 22, 2003, pp. 2218 – 2227.

续表

序号	题目	年份	引用次数 （LCS/GCS/GCS/t）	第一单位	国家
7	1970—1998 年经济合作与发展组织国家初级保健系统对健康结果的贡献①	2003	49/168/16.8	国立公共卫生研究院	巴西
8	家庭灾难性卫生支出：一个多国分析②	2003	51/281/28.1	世界卫生组织	瑞士
9	退伍军人健康管理局和全国样本患者的护理质量比较③	2004	48/247/27.44	加利福尼亚大学洛杉矶分校	美国
10	健康人力资源：克服危机④	2004	66/289/32.11	哈佛大学	美国
11	克服卫生系统的限制，实现千年发展目标⑤	2004	72/221/24.56	世界卫生组织	瑞士

通过关键词聚类分析能够揭示一个研究领域的热点主题，因此，关键词代表另一个文章的主要观点和内容。通过卫生系统研究高频关键词聚类发现了卫生系统研究的 8 个主要热点主题。主题 1：卫生政策与分析研究，包括政策设计和实施、卫生政策与技术挑战、卫生系

① Macinko, J., Starfield, B. and Shi, L., "The Contribution of Primary Care Systems to Health Outcomes within Organization for Economic Cooperation and Development (OECD) Countries, 1970 – 1998", *Health Services Research*, Vol. 38, No. 3, 2003, pp. 831 – 865.

② Xu, K., Evans, D. B., Kawabata, K., Zeramdini, R., Klavus, J. and Murray, C. J., "Household Catastrophic Health Expenditure：A Multicountry Analysis", *The Lancet*, Vol. 362, No. 9378, 2003, pp. 111 – 117.

③ Asch, S. M., McGlynn, E. A., Hogan, M. M., Hayward, R. A., Shekelle, P., Rubenstein, L., Keesey, J., Adams, J. and Kerr, E. A., "Comparison of Quality of Care for Patients in the Veterans Health Administration and Patients in a National Sample", *Annals of Internal Medicine*, Vol. 141, No. 12, 2004, pp. 938 – 945.

④ Chen, L., Evans, T., Anand, S., Boufford, J. I., Brown, H., Chowdhury, M., Cueto, M., Dare, L., Dussault, G. and Elzinga, G., "Human Resources for Health：Overcoming the Crisis", *The Lancet*, Vol. 364, No. 9449, 2004, pp. 1984 – 1990.

⑤ Travis, P., Bennett, S., Haines, A., Pang, T., Bhutta, Z., Hyder, A. A., Pielemeier, N. R., Mills, A. and Evans, T., "Overcoming Health – Systems Constraints to Achieve the Millennium Development Goals", *The Lancet*, Vol. 364, No. 9437, 2004, pp. 900 – 906.

统改革和绩效监测、卫生区域规划、优先领域设置、卫生筹资可及和公平政策。主题 2：卫生系统和子系统研究，包括卫生系统框架、卫生系统管理、卫生系统加强、卫生系统评价、卫生系统可及、公平和效率以及初级卫生保健系统、公共卫生系统和精神卫生系统等子系统研究。主题 3：卫生保健和卫生服务研究，包括卫生保健的可及、平等和效率、初级卫生保健和精神卫生保健、整合服务和管理服务、卫生服务提供模型、卫生服务反应性、卫生需求影响因素、卫生保健筹资问题。主题 4：健康测量和评价、健康促进和健康可及与公平。主题 5：传染性疾病和非传染性疾病流行病学和经济学研究，流行病主要包括艾滋病、结核病和疟疾；非传染性疾病包括高血压、糖尿病、肿瘤、肥胖等。主题 6：初级卫生保健研究，包括培训和教育、保健质量、质量提高、患者安全提高和管理、初级保健费用、初级保健对于卫生系统和健康贡献、初级卫生保健改革和评价、全科医生和家庭医学、健康素养、慢性病管理和整合服务等。主题 7：卫生经济学和卫生成本，包括卫生费用控制、卫生经济学评价、疾病和保健成本、疾病经济负担等。主题 8：医院药物研究，包括药物应用、药物系统监测、药品可及、质量和安全等。① 这些主题从研究者研究角度反映了目前卫生系统研究热点主题分布，是卫生系统研究需要重点关注的问题。

第三节　卫生系统分类理论

通过卫生系统研究定量和定性分析发现，卫生系统及其绩效评价研究引起了很多国际组织和国家的兴趣，并进行了卫生系统理论探讨和绩效评价框架的研究，为卫生系统绩效评价的比较分析和经验借鉴

---

① Yao, Q., Chen, K., Yao, L., Lyu, P. H., Yang, T. A., Luo, F., Chen, S. Q., He, L. Y. and Liu, Z. Y., "Scientometric Trends and Knowledge Maps of Global Health Systems Research", *Health Res Policy Syst*, Vol. 12, 2014, p. 26.

提供了可能。但是，由于很多国家都制定了卫生系统绩效评价框架并进行了实践研究，因此，需要选择具有代表性的国家进行比较研究。这样，不仅有利于突出重点，而且有利于知识传播和利用，为卫生系统绩效评价的比较、合作和交流提供依据。

分类学在社会科学中拥有悠久的历史，在政治、社会和经济体的分类、排序以及比较中发挥着重要作用。通过分类能够对具体对象或分类的属性进行概括和比较，分类学是所有学科的基础。①②③ 卫生系统绩效评价框架的制定和评价与其卫生系统类型和目标紧密相连，因此，可以通过卫生系统的分类和选择，达到典型国家卫生系统绩效评价框架选择的目的。因此，通过卫生系统分类，不仅能够概括卫生系统的特点，而且能够在此基础上建立系统的比较框架，为对卫生系统代表性国家选择和特点研究，以及基于卫生系统特点的国家卫生系统绩效评价框架的比较奠定理论基础。

通过描述系统综述方法，制定系统检索策略，通过数据库和谷歌搜索引擎，检索卫生系统分类研究文献，包括学术论文、会议论文、科研报告、专著和书籍等。了解目前卫生系统分类理论研究现状，为卫生系统分类奠定基础。检索策略：TS =（"Health*System*" OR "Health Care System*"）AND TI =（Type* OR Classification* OR Model* OR Comparison*）AND 数据库 = SCI – EXPANDED，SSCI，A&HCI，CPCI – S，CPCI – SSH，MEDLINEAND 时间范围 = 1900 – 2014，检索时间 2014 年 8 月 1 日，共检索到文献 402 篇。根据筛选原则：（1）卫生系统分类理论研究；（2）卫生系统分类方法研究；（3）卫生系统比较研究；（4）卫生系统模型研究。经过机器去重、人工阅读题目、摘要和全文筛选，最终得到符合条件的文献 72 篇，然后对这些文献进行深入阅读，总结卫生系统

---

① Platform, A. C., "Monitoring, Evaluation and Review of National Health Strategies", 2015 – 02 – 13 13：48：00.

② Boehm, K., Schmid, A., Goetze, R., Landwehr, C. and Rothgang, H., "Five Types of OECD Healthcare Systems: Empirical Results of a Deductive Classification", *Health Policy*, Vol. 113, No. 3, 2013, pp. 258 – 269.

③ Freeman, R. and Frisina, L., "Health Care Systems and the Problem of Classification", *Journal of Comparative Policy Analysis*, Vol. 12, No. 1 – 2SI, 2010, pp. 163 – 178.

分类理论与方法。

一 卫生系统分类起源

卫生系统分类起源于马克斯·韦伯（Max Weber）的"理想类型"概念，并受到艾斯平·安德森（Esping Andersen）的"福利制度"概念的深刻影响。[①] 1904 年，马克斯·韦伯在进行社会科学研究中引入了理想类型概念，该分析方法作为社会科学分类的起源，目前已广泛应用于确定对象或分类。[②] 理想类型的发展和应用在社会科学中起到了催化剂的作用，国家福利体制分类和比较研究的迅速发展是最好的证明。[③] 其中，最有影响力的类型学是艾斯平·安德森国家福利体制分类。[④]

"理想类型"又称为"理想型""理念型"，是观察、分析和解释经验现实的概念或逻辑工具，是能够高度抽象出来的、反映事物本质特征的分类概念。其功用是就某一个问题，建构一个理想形态，然后与现实进行参照，主要包括比较不同理想类型的本质特征，分析不同类型之间的结构关系，并根据机构一致性原则，解释事物或现象的原因。

在理想类型方法和社会福利体制分类的影响下，卫生系统分类方法逐渐发展为两类：一类是基于现实案例的属性进行分类；另一类是从理论概念推理分类。其分类逻辑上可以分为归纳和演绎两种思路。归纳方法是从具体对象中观察总结规律，形成理论。而演绎法则根据给定的现象设定一系列理论属性，然后根据一些参照物，通过具体方式预测共同变化，这些变量集合后转化为类型，最终能够产生分类。理论信息限制越详细，建立的分类模型就越精确。此外，一些研究人员建议：利用定量聚类方法对卫生系统进行分类，包括利用机构指

---

① Freeman, R. and Frisina, L., "Health Care Systems and the Problem of Classification", *Journal of Comparative Policy Analysis*, Vol. 12, No. 1 - 2SI, 2010, pp. 163 - 178.

② 张帅：《马克斯·韦伯社会科学方法论的"理想类型"方法》，《山西煤炭管理干部学院学报》2007 年第 3 期。

③ 郭殿生、张丽：《"非商品化"与西方福利国家的改革——兼评艾斯平·安德森的福利国家观点》，《当代经济研究》2009 年第 9 期。

④ 武洁：《考斯塔·艾斯平·安德森：〈福利资本主义的三个世界〉》，《公共管理评论》2006 年第 1 期。

标、健康产出指标、卫生服务提供和利用指标等。[1]

二　卫生系统分类归纳法

归纳法通过对现有卫生系统特点进行归纳，主要包括政府、筹资、服务和管理等方面，然后依据这些源自具体对象的特点，对现有卫生系统进行归类。可以分为政府干预类，筹资与服务类，筹资、服务和管理三类方法。

政府干预类主要通过政府在卫生系统中起的作用进行卫生系统分类。1973 年，菲尔德（Field）从政府对医疗资源的控制程度（资金、人才、知识和合法性）和专业自主性两个角度，提出了卫生系统的四个"理想类型"：多元化系统、医疗保险系统、医疗服务系统和社会化系统。[2] 随后，其研究增加了失去规范系统类型。[3] 1978 年，特里斯（Terris）根据全球经济制度本质，提出了三个基本的卫生系统类型：公共援助、健康保险和国民健康服务，分别对应前资本主义（亚洲、非洲和拉丁美洲）、资本主义（西欧、北美、澳大利亚、新西兰、日本和以色列）和社会主义（东欧、亚洲和古巴部分地区）经济社会。[4] 1987 年，基于基础权利和国家作用的两个分类方法引起了讨论。弗伦克和唐纳贝迪安（Frenk and Donabedian）提出国家卫生系统干预类型学，其分类基于国家控制卫生服务的形式（衡量国家所有制医疗保健支出占比）和人民的权利（公民、捐款或贫困）。第一维度表示国家和医疗服务提供者的关系，第二维度表示国家和（潜在的）受益人的关系。1992 年，伊默吉特（Immergut）根据国家对卫生系统的干预作用，将卫生系统划分为偏社会化和偏私有化两种类型。[5] 1999 年，托伊

---

[1]　Borisova, L. V., "Health Care Systems as Determinants of Health Outcomes in Transition Countries: Developing Classification", *Social Theory & Health*, Vol. 9, No. 4, 2011, pp. 326 – 354.

[2]　Field, M. G., "The Concept of the 'Health System' at the Macrosociological Level", *Soc Sci Med*, Vol. 7, No. 10, 1973, pp. 763 – 785.

[3]　Field, M. G., "The Health System and the Polity: A Contemporary American Dialectic", *Soc Sci Med Med Psychol Med Social*, Vol. 14A, No. 5, 1980, pp. 397 – 413.

[4]　Terris, M., "The Threea World Systems of Medical Care: Trends and Prospects", *Am J Public Health*, Vol. 68, No. 11, 1978, pp. 1125 – 1131.

[5]　Immergut, E. M. ed., *Health Politics: Interests and Institutions in Western Europe*, CUP Archive, 1992.

（Tuohy）专注于英国、加拿大和美国的卫生系统研究，强调卫生系统的社会控制模式，分为层级、联合和市场三种模式，分别对应英国国家卫生服务、加拿大医疗系统和美国私营保险制度。[①]

筹资与服务类主要基于筹资来源和服务主体进行分类。奥汀·安德森（Odin Anderson）1963 年在研究西欧和北美卫生保健发展过程时提出了基于卫生服务筹资和服务提供模型的分类方法，简洁地描述了美国、瑞典和英国三个卫生系统。[②] 1987 年，OECD 根据卫生系统筹资和服务模式提出了国家卫生服务、社会保险和私人保险模式分类，这是一个具有里程碑意义的研究。[③] 主要指标包括覆盖程度、筹资和服务提供，用于区分国家卫生服务模式、社会保险模式和私人保险模式。随后，七个国家卫生系统改革（德国、法国、爱尔兰、荷兰、西班牙、英国和美国）提出了一个类似的卫生政策目标[④]，包括足够的覆盖、通过收入保护公平获取、患者自由选择和提供者自治，通过这些维度区分不同的组织形式。

筹资、服务和管理从卫生系统管理主体、筹资来源和服务提供主体三个维度进行卫生系统分类。1999 年，Giaimo 和 Manow 基于艾斯平·安德森福利制度类型学，通过筹资、提供和获取方面选择系统特定模式，将英国、德国和美国卫生系统分别划分为国家主导、社团治理和以市场为导向三种类型。[⑤] 莫兰（Moran）系统地结合了筹资、服务提供和管理等维度，构建了四个卫生状态分类：强势指挥、控制

① Tuohy, C. H., "Dynamics of a Changing Health Sphere: The United States, Britain, and Canada", *Health Affairs*, Vol. 18, No. 3, 1999, pp. 114 - 134.

② Anderson, O. W., "Medical Care: Its Social and Organizational Aspects: Health - Service Systems in the United States and Other Countries—Critical Comparisons", 1963 - 10 - 24, http://www.ncbi.nlm.nih.gov/entrez/query.fcgi? cmd = Retrieve&db = Pubmed&dopt = Abstract&list_uids = 14050989&query_hl = 1, 2015 - 02 - 28 21：38：00.

③ Scheiber, G. J., "Financing and Delivering Health Care: A Comparative Analysis of OECD Countries", 1987.

④ Wagstaff, A. and Van Doorslaer, E., "Equity in the Finance of Health Care: Some International Comparisons", *Journal of Health Economics*, Vol. 11, No. 4, 1992, pp. 361 - 387.

⑤ Giaimo, S. and Manow, P., "Adapting the Welfare State the Case of Health Care Reform in Britain, Germany, and the United States", *Comparative Political Studies*, Vol. 32, No. 8, 1999, pp. 967 - 1000.

状态，社团状态，供应状态和不安全的指挥、控制状态。① 命令与控制国家（如北欧国家和英国），国家在三个领域起到主导作用。社团状态（如德国）、法律机构和社会团体在三个领域占主导地位。供应状态（如美国）是以供应商的利益为主。而不安全的指挥、控制国家（如希腊、葡萄牙）在三个领域的主导地位更迭并不明确，国有化和私有化同时起到重要作用。2000 年，弗里曼（Freeman）根据提供（医生、管理人员和患者）、筹资（薪金及费用、税金和捐款）和管理（市场、层次结构和网络）不同维度进行卫生系统划分，包括国家卫生服务（意大利瑞典和英国）和社会保险系统（法国和德国）。② 2005 年，罗恩刚等（Rothgang et al.）和温特（Wendt）等正式提出，将筹资、服务和管理作为卫生系统分类的维度，同时结合卫生系统目标和原则，将卫生系统划分为国家卫生服务、社会保险和私人保险系统，其代表国家分别是英国、德国和美国。③

通过以上分析可知，目前卫生管理、卫生服务提供和卫生筹资是卫生系统分类的核心维度，但每个维度的深入分析和具体操作包括哪些范围和分类需要进一步明确，以达到卫生系统明确分类的目的。

三 卫生系统分类演绎法

2009 年，温特和罗恩刚提出：目前缺乏一个系统的卫生系统分类方法学。④ 事实上，对卫生系统进行分类的方法在研究中不断出现，但大多基于观察现有的卫生系统。常用的有国家卫生服务系统、社会医疗保险系统和私人医疗保险系统，如英国、德国和美国。但是，至今仍缺乏一个系统推理的卫生系统分类指导的连续稳健的分类。为了解决这个问题，温特阐述了罗恩刚的卫生系统类型学，并借鉴安德森福利制度分类和前人相关分类研究，利用演绎方法构建了一个明确的

① Moran, M. ed., *Governing the Health Care State: A Comparative Study of the United Kingdom, the United States, and Germany*, Manchester University Press, 1999.
② Freeman, R. ed., *The Politics of Health in Europe*, Manchester University Press, 2000.
③ Rothgang, H., Cacace, M., Grimmeisen, S. and Wendt, C., "The Changing Role of the State in Healthcare Systems", *European Review*, Vol. 13, No. S1, 2005, pp. 187–212.
④ Wendt, C., Frisina, L. and Rothgang, H., "Healthcare System Types: A Conceptual Framework for Comparison", *Social Policy & Administration*, Vol. 43, No. 1, 2009, pp. 70–90.

卫生系统分类方法：罗恩刚—温特分类法（Rothgang – Wendt – Typology，RW，简称 RW 分类法）。① RW 分类法是通过演绎方法构建的卫生系统分类方法，为卫生系统分类提供了一个更加精确的分类方法。

温特和罗恩刚认为，卫生系统就是关于卫生服务提供给那些筹集资金的人。这个定义建立了服务提供者、服务利用者和筹资机构及其管理之间的关系。因此，RW 分类法将卫生系统划分为管理、筹资和服务提供三个功能过程，每个功能过程又分为政府、社会和个人三个角色类型。因此，理论上说，可以产生 27 种分类组合，但有一些看起来不合逻辑。例如，一个分类是公共提供服务，但是，私人筹资看起来就不可能。因为公共提供服务是为了保证公平获得，但是，这与私人筹资原则相违背。因此，RW 分类法假设了层级依存理论：首先，管理、筹资和服务提供三者之间并不是独立的，而是存在相互联系。管理处于领导地位，因为它能够决定其他维度的状况。其次，筹资维度，筹资能够决定服务提供，因为付费者通常有权利选择谁提供。服务提供处于整个层级的底层，因为它不会对其他维度产生影响。同时，集体化程度（国家、社会和私人）高级别维度限制了下属的那些似是而非的特性，因为后者只能削弱或等于前者的集体化程度。因此，逻辑上只有 10 种可能的卫生系统类型（见表 1 – 3）。

表 1 – 3 　　　　　　　　　　　　卫生系统逻辑类型

管理	筹资	服务	卫生系统类型
政府	政府	政府	国家卫生服务
		社会	非营利国家卫生系统
		个人	国家卫生保险
	社会	社会	政府主导的社会卫生系统
		个人	政府主导的社会卫生保险
	个人	个人	政府主导的私人卫生系统

① Boehm, K., Schmid, A., Goetze, R., Landwehr, C., Rothgang, H., "Five Types of OECD Healthcare Systems: Empirical Results of a Deductive Classification", *Health Policy*, Vol. 113, No. 3, 2013, pp. 258 – 269.

续表

管理	筹资	服务	卫生系统类型
社会	社会	社会	社会卫生系统
		个人	社会卫生保险
	个人	个人	社会主导的私人卫生系统
个人	个人	个人	私人卫生系统

管理维度可以描述为筹资机构、提供者和受益者之间关系的管理。总共有6种关系需要管理：(1)保险覆盖；(2)系统筹资；(3)提供者福利；(4)提供者进入；(5)患者获得服务；(6)服务包内容（见图1-2）。国家可以通过等级划分的方式管理，社会可以通过集体谈判获得控制权，而个体参与者可能通过市场机制发挥作用。

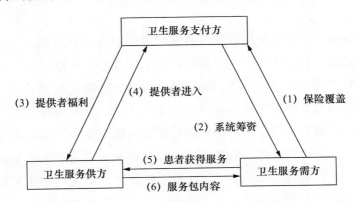

图1-2 卫生服务供方、卫生服务需方和卫生服务支付方之间的关系

筹资维度是指筹资来源，一般税和专项税收反映国家筹资，其主要特点不以医疗服务补贴为筹资目的，同时与个人健康状况和收入没有直接关系。社会保险缴款反映社会元素，构成了医疗保健服务津贴。通常筹资与健康风险分离，但与收入相关，因此，合并了一些事前再分配元素。私人支出关系到个人健康风险。在私人保险里有再分配机制，从健康到生病再分配，保费与个人健康风险高度相关。

服务提供维度反映卫生服务提供主体构成，通常对公共、社会和私人机构的作用可使用三分法提供服务指数来衡量。第一步为主要医疗保健行业分配权重：住院、门诊、牙科护理以及药品。住院服务主要通过住院服务的医疗资源判定，如床位等资产的所有权。而门诊、牙科、医药等领域确定的通过医生和药剂师的执业方式实现。

RW 分类法能够对卫生系统进行分类，同时能够测量卫生系统的变化。RW 分类法具有很强的描述功能和评价功能，能够描述卫生系统的三个维度和测量评价卫生系统的微妙变化。目前，RW 分类法已经被英国、德国、美国、荷兰和意大利等国家广泛应用于卫生系统比较和分析，同时也被应用于卫生服务提供的聚类分析。此外，RW 分类法还被用于卫生系统样本选择等。

第四节　国家卫生系统分类

根据卫生系统及其绩效评价研究状况和数据可获得情况，应用罗恩刚—温特分类，选择卫生系统研究核心国家中的 OECD 国家作为对象，对其卫生系统进行分类，并选择卫生系统主要类型的代表性国家作为典型国家卫生系统绩效评价框架研究样本。RW 分类法做出以下四个方面的规定[①]：①关注每个卫生系统的核心部分。②许多卫生系统不是一个统一的整体，而是由几个部分组成。③对于垂直分离的卫生系统（人群被分为几部分），只关注覆盖人口最多的卫生系统，如美国。④对于水平分割的系统，如德国（一个基本的卫生系统加上其他几个补充的系统，补充的系统覆盖特定的人群），只关注一般的系统，而忽略补充的系统。

根据 WHO 官方网站转型期卫生系统报告数据，利用 RW 分类法，通过 OECD 卫生系统研究高产国家的卫生系统分类。最终将其划分为国家卫生服务、国家卫生保险、社会卫生保险、政府主导的社会卫生保险和私人卫生系统五种类型（见表 1 - 4）。

---

① Bahm, K., Schmid, A., Götze, R., Landwehr, C. and Rothgang, H., 2012, "Classifying OECD Healthcare Systems: A Deductive Approach", *Tran State Working Papers*.

表1-4　　　　　　　　　OECD 国家卫生系统分类情况

	卫生系统类型	管理	筹资	服务	国家
1	国家卫生服务	国家	国家	国家	英国、丹麦、挪威、西班牙、芬兰、瑞典、葡萄牙、冰岛
2	非营利国家卫生系统	国家	国家	社会	—
3	国家卫生保险	国家	国家	个人	澳大利亚、加拿大、意大利、新西兰、爱尔兰
4	政府主导的社会卫生系统	国家	社会	社会	—
5	政府主导的社会卫生保险	国家	社会	个人	荷兰、法国、比利时、以色列、爱沙尼亚、波兰、匈牙利、捷克共和国、以色列、斯洛伐克、日本、韩国
6	国家主导的私人卫生系统	国家	个人	个人	—
7	社会卫生系统	社会	社会	社会	—
8	社会卫生保险	社会	社会	个人	德国、瑞士、奥地利、卢森堡
9	社会主导的私人卫生系统	社会	个人	个人	—
10	私人卫生系统	个人	个人	个人	美国

基于 OECD 国家卫生系统分类，同时结合各个卫生系统研究及其绩效评价开展情况，最终选择英国、澳大利亚、加拿大、荷兰和美国为典型国家进行比较研究。典型国家卫生系统分类属性如表1-5所示。

表1-5　　　　　　　　　典型国家卫生系统分类属性

维度		英国	澳大利亚	加拿大	荷兰	美国		
						个人保险	公共保险	无保险
管理	总体	政府	政府	政府	政府	个人	政府	个人
	筹资系统	政府	政府	政府	社会	个人或政府	政府或个人	个人
	卫生服务提供者进入市场	政府	政府	政府	社会或政府	个人或社会	政府或个人	个人

续表

维度		英国	澳大利亚	加拿大	荷兰	美国		
						个人保险	公共保险	无保险
管理	卫生服务提供者酬金	政府	政府	政府	社会或政府	个人	政府或个人	个人
	患者选择医生	政府或个人	政府或个人	政府或个人	政府或个人	个人	政府或个人	个人
	服务包内容	政府	政府	社会	政府	个人或政府	政府	个人
筹资		—	政府	政府	政府	社会	—	个人
服务		—	政府	个人	个人	个人	—	个人

一 英国：国家卫生服务系统

1997 年，英国工党发布《新国家卫生服务制度》白皮书，表明其彻底改变 NHS 组织和提供卫生系统绩效的决心。英国白皮书关心卫生系统的中间目标，包括可及性、公平性、效率、质量和健康产出，初步形成了英国卫生系统的目标体系。（1）英国卫生系统筹资为政府主导模式。卫生系统总费用的 82.6% 来自税收，私人医疗保险占 1.2%，自付费用占总支出的 11.1%。（2）英国卫生服务主要由政府提供。住院、门诊和药房卫生费用份额无法获得，卫生服务由一级、二级和三级政府医院提供，而药品由私营药店提供。医院的床位为政府所有，卫生技术人员由国家支付工资。同时，药品保健费用仅占卫生费用的 18.3%。（3）英国是国家卫生服务体系，政府在整个卫生系统管理过程中承担主导角色。卫生服务提供者的市场准入由国家管理，医生需要与不同的初级卫生保健托拉斯（PCTs）签订协议，以确保初级卫生保健的提供。符合国家卫生服务和福利标准的医院可以申请加入医院目录，这些医院能够治疗 NHS 患者。卫生服务提供者待遇由国家负责管理，全科医生和专科医生与 NHS 签订协议，协议由专业委员会进行协商制定，包括供应者协会和雇主代表。医院通过 "payment by results" 模型进行支付，这个模型是医疗活动和诊断相关组的混合体（Healthcare Resource Group，HRGs）。患者获取医疗服务必须遵守严格的守门人制度：患者可以自由选择签约全科医生，需要全科医生负责推荐专科医生（一般有 4—5 家医院可供选择）。此外，患者也有权利不通过全科医生自由选择医院，但是，费用全部自费。服务包内容由 PCTs 负责统一制定。

二　澳大利亚：国家卫生保险系统

澳大利亚卫生系统以建立和发展了一个全民可及的国家卫生体系为特征，由国家和州政府共同负责筹资、服务提供和规制。由于联邦政府和州政府在医疗卫生方面的角色和职责的交叉与重叠，澳大利亚卫生系统的构建和卫生服务的组织都受到联邦政府和州政府卫生政策和两级政府之间存在的关于权利、职责和卫生费用支付等问题所形成的既合作又充满矛盾关系的影响。（1）澳大利亚卫生筹资为政府主导模式。澳大利亚卫生系统通过税收筹资占卫生总费用的 68.0%，私人医疗保险占 8.1%，社会团体占 5.5%，个人自付费用占 18.2%。（2）澳大利亚卫生服务主要由私人提供。住院、门诊和药品占卫生总费用的比重分别为 34.8%、28.5% 和 17.6%。私人机构占据了社区门诊服务和药品服务的主导地位。而住院主要由公立医院提供。（3）澳大利亚卫生系统主要关系的管理由政府负责。卫生服务提供者市场准入和福利待遇由政府负责管理。住院机构和医院管理全部由政府负责。同时，政府负责管理发放门诊医生从业许可证。卫生预算分为医疗福利制度、药品补贴制度和澳大利亚卫生保健协议三部分。医生付费是固定的，并且包含在医疗福利计划中，由健康与老年部进行管理。医院的运用预算通过澳大利亚精练诊断相关组进行支付。同医生付费相似，诊断相关组的费用由健康与老年部负责制定，但是，制定过程中需要咨询临床病例混合委员会、卧龙岗大学以及联邦和地方卫生部门等相关机构。患者就诊可以选择国家医疗保险医生或者私人医生，但是，后者需要垫付费用，然后向国家医疗保险申请报销。大约 50% 的医生是全科医生，他们作为卫生服务的守门人，负责患者转诊。但是，患者可以自由选择全科医生和医院。卫生服务福利包在不同的计划中有所不同，由健康与老年部负责定义和管理。

三 加拿大：国家卫生保险系统

加拿大的医疗体系是一个庞大而复杂的系统，政府资助（"医保"）制度涵盖医疗必需的医生和医院服务几乎所有的成本。因为加拿大卫生保健建立在加拿大卫生法和省/地区卫生法基础上，加拿大居民希望获得必要的医院和医生服务过程中没有任何经济障碍。这个愿望作为加拿大居民的基本权利，反映了政府在卫生保健中的地位。同时，加拿大居民希望公平地获得必要的服务，这些都被写入加拿大卫生法及其省地方卫生法。（1）加拿大卫生筹资主要由政府承担。加拿大卫生系统总费用中，税收占68.1%，社会保障捐赠占1.4%，患者自付费用占15.5%，私人医疗保险占13.5%。（2）加拿大卫生服务主要由私人医疗机构提供。卫生总费用方面，住院占15.2%，门诊占25.4%，药品占19.8%。因此，私人医疗机构提供基本的医疗服务、牙科服务和药品服务。而专科服务和住院服务由社会机构提供。几乎所有的医院都是社会医疗机构。（3）加拿大卫生系统管理为政府主导模式。卫生服务提供者准入和福利由各省负责。住院服务方面，省级政府确定医院补偿名单、形式和规模，同时确定获取福利的形式（一般是总额预算制）。门诊服务方面，省级政府与服务提供者协商收费目录。地方卫生机构能够决定是否单独提供卫生服务或者加入提供私人服务。患者能够自由选择全科医生，对于进一步的服务需要转诊。省内的医院可以自由选择，但国内没有一个统一的福利包。每个省与加拿大医学会通过协商，确定报销服务的范围和内容。

四 荷兰：政府主导的社会卫生保险系统

荷兰的卫生保健系统是一种将政府计划调控与市场机制相结合的方式，病人、医疗卫生机构和健康保险公司三方面相依存，加上政府的宏观调控，形成一个立体三角结构的卫生保健体制。2006年，卫生改革后持续增长的卫生费用引起了关于卫生系统可持续性和激进卫生改革必要性的探讨。卫生改制的目标是提高效率，提供优质的卫生服务。改革的重要特征是从中央政府管理转向卫生服务提供者，健康保健和患者在市场环境中的管理竞争，政府的作用成为整个监督体系中的一员，仅仅当竞争失灵的时候才进行干预。（1）荷兰卫生筹资为社会主导模式。荷兰卫生系统总收入中，社会保险费用占 70.2%，税收占 5.1%，私人保险占 5.6%，自付费用占 5.7%。贡献率由一次性保费组成，由每个健康保险和收入相关贡献决定，一般由国家制定。(2) 荷兰卫生服务提供绝大部分由私人机构提供。医院方面，私人营利性机构不能拥有医院。除了大学医院，政府没有其他医院。社会医疗机构占据医院的绝大部分，所有的综合医院均为社会非营利机构。另外，所有的门诊医生均在私立机构或者药店工作。(3) 荷兰卫生系统管理呈现出多元化，但是，政府仍然呈现出主导地位。门诊服务、服务提供者必须与健康保险机构签约以获得公共福利待遇。不进行签约的服务提供者往往得不到全额报销。因此患者必须接受这种差异。荷兰卫生保健管理局制定了价格上限。尽管如此，疾病基金仍然允许选择个人医生和设置更低的价格。对于住院服务，2005 年起，荷兰使用诊断性治疗组合，该组合由荷兰健康保健管理局制定，制定过程中，与特定的医院或者疾病基金机构进行协商。患者能够自由选择全科医生和医院。全科医生能够起到卫生服务守门人的作用，转诊必须通过全科医生。卫生服务福利包由卫生与社会福利部制定。医疗保险局支持其福利内容的增加和删除的建议。

五　美国：私人卫生系统

美国是一个多元、分散的卫生系统，大多数是私人保险（雇主为基础），不同的州政府和联邦政府情况不一。美国没有一个强制性的全国性的卫生政策行动。国家卫生署在健康人群计划中制定了一个自愿性目标。这些理想目标开始于 20 世纪 70 年代。卫生署定期对其进行修正并且评价卫生系统目标的进展。最新的计划叫作"健康人群 2020"。"健康人群 2020"，包括更高质量更长寿命、健康公平、完善社会和自然环境、促进健康行为四个宏观目标。为了评价目标的进展，卫生系统的目标被划分为 42 个主题。这些主题包括预防和行为（如营养、体重、运动和抽烟等）、具体疾病（如肿瘤、心脏病、中风和 HIC 等）、人群（儿童、青少年和老年人等），以及更宏观的目标（如教育、社区项目、环境健康、健康的社会决定因素、全球健康等）。(1) 美国卫生系统筹资为私人主导模式。私人资源占 54.0%

（包括私人保险占33.4%、自付费用占11.8%、其他私人组成部分占8.8%），社会捐赠占39.6%，税收占6.4%。（2）美国卫生服务主要由私人营利性机构提供。私人非营利性指数占74.0%，包括门诊、住院、牙科和药品服务。公共和非营利性私人机构提供的服务是有限的，特别是医院服务。因此，公共服务提供指数占6.0%，私人非营利提供指数占20.0%。（3）美国卫生系统管理框架依赖于覆盖计划，但是，总体上呈现出私人机构主导特征。美国私人保险覆盖53.3%的人群；公共项目，例如医疗保险、医疗救助和军队保险覆盖30.6%的人群；16.1%的人没有任何保险。政府在私人保险里的管理非常有限，主要手段是通过非直接的手段，如税收减免，但保险公司可以选择接受或者拒绝。卫生服务提供者准入主要依赖于私人计划合同内容，主要是自我监管的非营利性组织。医疗服务提供者福利待遇和患者就医选择没有管理或者依赖于双方签订的合同。联邦政府介入雇主经营计划的计算和内容制定，但是，个人购买的私人保险计划完全没有监管。公共计划面临着一系列的政府管理。联邦政府为医疗保险A和B部分确定收入相关及社区相关共享率。而C和D部分则由私人保险公司负责管理。医疗救助计划方面，联邦政府和州政府共同管理，但是，大多数政府与私人保险计划公司合作管理。福利待遇方面，公共计划与服务提供者通过谈判确定，医院的价格由诊断相关组确定。医疗保险计划C和D部分由私人机构确定。越来越多类似的保险计划不断出现。卫生福利包由政府制定，私人保险计划同样必须提供相应的服务和价格。没有保险的人群卫生服务市场不受任何机构的管理和限制。自付费用、自由选择、福利和待遇通过与医疗机构签订个人合同确定。

卫生系统的目标、筹资、服务和管理存在差异，这些差异受到历史、传统、社会文化、经济、政策和其他因素的影响。典型国家卫生系统筹资和卫生服务提供相关特点如表1-6和表1-7所示。卫生系统筹资模式通常包括贝弗里奇模式、俾斯麦模式和自付医疗费用模式。通常情况下，在一个卫生系统中以组合存在。尽管存在不同，但仍然存在一些共同点。

表 1 - 6 卫生系统筹资

维度		英国	澳大利亚	加拿大	荷兰	美国
卫生筹资	政府角色	国家卫生服务	区域和联合（国家与地区）管理公立医院资金；全民覆盖公共医疗保险计划（医保）	区域管理全民覆盖的公共保险计划（医保）	法定医疗保险制度，具有普遍强制私人医疗保险（国家外汇）	医疗保险：65 岁以上的年龄；医疗救助：低收入人群（65 岁私人保险覆盖者；16% 没有医疗保险人口）
	公共筹资	一般税收（包括与就业相关的保险费）	一般税收、专项所得税	省或联邦税收	专项工资税、社区级保险费、一般税收	医疗保险：工资税、保险费、联邦税收收入；医疗救助：联邦政府、州政府税收收入
	私人保险	11% 的人口购买私立机构保险，主要内容是择期手术和专科医生咨询	50% 的人口购买私立医院费用和国家保险未覆盖服务私人保险	67% 的人口购买国家保险未覆盖服务私人保险	私人计划提供一般的核心服务；90% 国家保险未覆盖的服务	初级私人保险覆盖 56% 的人口（以雇主为基础和个人）；补充医疗保险
福利设计	费用共担封顶线	无	无	无	无	无
	免除和低收入保护	药品费用分摊豁免：低收入、老人、儿童、孕妇和新妈妈，以及一些残疾人士或长期病患者；财政援助用于低收入者交通成本	低收入者和老年人：更低的成本分摊、更低的补贴起付线（费用超过一定金额将补贴 80%）	无须分摊医疗保险服务费用。免除部分非医保服务费用，如外院药物；不同的省份不同	儿童费用分摊免除；低收入者保费补贴	低收入者：医疗救助；老年人和残疾人：医疗保险

表 1 – 7 卫生服务提供

维度		英国	澳大利亚	加拿大	荷兰	美国
服务所有权	初级保健	主要私人	私人	私人	私人	私人
	医院服务	主要公立	公立（床位67%），私人（床位33%）	大部分为公立和非营利性，小部分为营利性	大部分为私人，非营利性	非营利性（床位70%）、公立（15%）、营利性（15%）
服务支付	初级保健	人头或 FFS 或 P4P；少数按照工资支付（主要是政府雇工的私人全科医生）	FFS	大部分 FFS，小部分按人头	按人头或 FFS	大部分 FFS，部分私立保险按人头
	医院服务		公立医院：总额预算＋按病种付费（包括医生费）；私立医院：FFS	总额预算＋按病种付费（不包括医生费）	总额预算＋按病种付费（包括医生费）	按日和病种付费（通常不包括医生费）
初级保健角色	全科医生登记	是	否	部分	是	否
	守门人制度	是	是	部分省份	是	部分保险

　　卫生服务系统通常包括分级和分散两种系统状态。分级卫生服务系统通常分为初级、二级和三级服务，不同级别之间有严格的职责界限。初级：预防和治疗门诊患者由一般性疾病初级保健医生（全科医生）提供服务，每个全科医生可以服务 2000—3000 人。二级：需要专科医生进行治疗或者需要住院的患者或者通常来自初级医疗卫生机构，医生多隶属于医院或者医疗团体。三级：治疗或者管理复杂疾

病，通常需要多个部门的专科医生合作完成，通常由专业性医院或者医疗机构完成。自我保健：家庭内治疗，通过个人、家庭、邻居、朋友等决策，进行自我保健、疾病预防、自我诊断、治疗等。英国、澳大利亚属于此种类型。分散卫生服务系统没有明确分类，患者可以自由选择医疗机构或医生，不需要咨询全科医生或者保健医生，医生之间的职责也没有明确界限。专科医生可以提供初级保健服务，家庭医生也可以提供第二级别医生提供的服务。相对来说，美国更倾向于此类机构，一个机构可以提供多种级别服务。

本章小结

一　卫生系统由"硬件"和"软件"组成，其绩效评价包括结构、过程和结果

卫生系统的主要目的是改善健康，随着卫生系统的发展，财务风险保护和卫生系统反应性也被作为卫生系统研究的最终目标。卫生系统的定义尚未统一，目前主要通过卫生系统的目标、结构和关系等角度进行定义。因此，一个卫生系统应该同时包含其"硬件"和"软件"两个方面，包括目标、结构及其之间产生的各种联系。因此，一个全面的卫生系统绩效评价框架应当包括结构、过程和卫生系统目标三个部分。

二　卫生系统研究迅速升温，卫生系统绩效评价是热点之一，欧美等发达国家处于核心地位

卫生系统研究迅速增长，越来越受到研究人员关注。欧美等发达国家，如美国、英国、加拿大、德国和澳大利亚等处于领先和核心地位，具有悠久的研究历史和相对较高的研究水平。美国、英国和加拿大等国家的机构具有突出的表现，同时，WHO 作为卫生系统研究的重要组织，同样具有重要的影响力。此外，巴西、中国、南非和印度等新兴经济体和人口大国也越来越关注从系统角度对卫生系统进行研究。通过知识基础和热点前沿两个角度分析发现，卫生系统绩效研究

是目前卫生系统研究的重要热点之一，同时，卫生结果测量、卫生系统反应性和满意度、卫生筹资和卫生费用、卫生系统领导和管理、卫生服务过程测量、卫生信息系统、卫生人力资源也是卫生系统研究的重要内容。

三　国家卫生系统绩效评价国家比较主流框架和典型国家实践框架各具特色

国家卫生系统绩效评价框架可以分为两类：一类是国际组织或机构主导制定的卫生系统绩效评价框架，用于不同国家之间卫生系统绩效的评价和比较；另一类是各国针对具体国情制定的适合本国的卫生系统绩效评价框架。前者应用于跨国家的卫生系统绩效评价和比较，具有较为广泛的国际影响力；后者是针对具体国家的卫生系统绩效评价框架，具有各自的背景和特色。

四　卫生系统分类源于"理想类型"，归纳法和演绎法各有优势

卫生系统分类起源于马克斯·韦伯的"理想类型"方法，目前其逻辑上可以分为归纳法和演绎法两类。归纳法是从具体对象中观察总结规律，形成理论。而演绎法根据给定的现象设定一系列理论属性，然后根据一些参照物，能够通过具体方式预测共同变化，这些变量集合然后转化为类型，最终能够产生分类。两种方法目的相同，但具有相反的风险和不足。归纳法只能代表现有的对象，不具有普遍推广性。而演绎法过于抽象，可能与真实情况有差距。因此，分类方法并不是一蹴而就的，一般经过不断的迭代而形成。归纳法分类主要依赖于所抽取的样本，因此很容易出现狭隘的分类而不能够涵盖所有理论上可能存在的类型，降低了分类的一般化。与其相反，推理方法太过抽象，容易遗漏具体对象关键属性之间的联系。但是，卫生系统分类不是一蹴而就的，需要将归纳法和演绎法两种方法结合，不断迭代，最终达到科学分类的目的。

五　科学计量学与卫生系统分类方法结合，确定英国、美国、澳大利亚、加拿大、荷兰典型国家卫生系统绩效评价样本

RW 分类法将卫生系统研究高产国家中的 OECD 国家划分为国家卫生服务、国家卫生保险、社会卫生保险、政府主导的社会卫生保险

和私人卫生系统五种类型。本书并选择英国、澳大利亚、加拿大、荷兰和美国作为典型国家代表从卫生系统管理、筹资和服务角度进行比较分析。英国是国家卫生服务体系，政府在整个卫生系统管理过程中承担主导角色，卫生系统筹资为政府主导模式，卫生服务主要由政府提供。澳大利亚和加拿大为国家卫生保险模式，卫生系统管理和筹资政府主导，卫生服务主要由私立机构提供。荷兰为政府主导的社会医疗保险模式，卫生系统管理呈现出多元化，但是，政府仍然呈现出主导地位，卫生筹资为社会主导模式，卫生服务绝大部分由私人机构提供。美国是一个多元、分散和纵向切割的卫生系统，卫生系统管理框架依赖于覆盖计划，但是，总体上呈现出私人机构主导特征，卫生系统筹资为私人主导模式，卫生服务主要由私人营利性机构提供。

第二章　国家卫生系统绩效评价实践

　　本章系统地分析了目前国内外卫生系统绩效评价主要框架，包括用于国家之间卫生系统比较的国际比较框架和国家内部比较的国家评价框架。同时，选择两类卫生系统绩效评价中的典型代表，如国际比较框架中的 WHO 卫生系统绩效评价框架、WHO 卫生系统模块框架、世界银行控制旋钮框架、WHO 国际卫生伙伴关系和相关举措组织框架、OECD 卫生系统和卫生保健质量评价框架、欧洲共同体健康指标方案和美国联邦基金国家卫生系统绩效比较框架等；对国家框架中的英国、澳大利亚、加拿大、荷兰和美国等进行了系统的介绍。对中国卫生系统绩效评价现状进行了回顾和总结。通过本章研究，对于国内外卫生系统绩效评价的实践有一个系统的了解。

第一节　卫生系统绩效评价现状

　　2000 年，WHO 将绩效评价引入卫生系统，"改善卫生系统绩效"成为本次报告的主题。《2000 年世界卫生报告》提出了一个分析卫生系统绩效的新框架，但由于各国在政治、文化背景、医疗卫生体制等方面存在很大的差异性。所以，在分析各国卫生系统绩效时，需要考虑到个体（不同国家）之间的差异性，评价应对不同的国家采取有针对性的方法。因此，WHO 卫生系统绩效模块框架、世界银行卫生系统绩效控制旋钮框架、OECD 卫生保健质量指标（HCQI）规划概念框架、世界标准组织（ISO）健康指标框架等卫生绩效评价框架先后被提出，美国、英国、加拿大、澳大利亚、荷兰、葡萄牙、亚美尼亚、爱沙尼亚、格鲁吉亚、土耳其、墨西哥、南非、新西兰、印度尼西亚和阿富汗国家建立和发展了其卫生系统的绩效框架，并用于监测、评价和管理卫生系统的绩效，从而保证系统的有效性、公平性、效率和质量。

通过描述系统综述方法，制定系统检索策略，通过数据库、谷歌搜索引擎和官方机构网站检索卫生系统绩效评价框架的研究文献，重点检索卫生系统研究高产国家和机构的相关文献，包括学术论文、会议论文、科研报告、专著和书籍等。了解目前卫生系统绩效评价的主要框架情况和类型，为典型框架选择和深入研究奠定基础。检索策略 TS =（"Health * System * " Near/5Performance OR "Health Care System * " Near/5 Performance）AND　TS =（Framework * OR Evaluation * OR Evaluate OR Assessment * OR Measurement * OR Appraisal * OR Indicator * OR Comparison * ）AND Database = SCI – EXPANDED, SSCI, A&HCI, CPCI – S, CPCI – SSH, MEDLINE AND Timespan = 1900 – 2014，检索时间为 2014 年 9 月 11 日，共检索到文献 554 篇。

根据描述性系统综述步骤，制定筛选原则：（1）主题为卫生系统绩效评价；（2）评价对象为国家或者州等独立和全面的卫生系统；（3）研究内容应包括评价理论、框架或实践研究，具体包括评价框架理论基础、评价框架或指标体系研制或评价实践等。经过机器去重、人工阅读题目、摘要和全文筛选，最终得到符合条件的文献 99 篇，然后，对这些文献进行深入阅读，提取卫生系统评价框架和相关理论方法。

目前，国家卫生系统绩效评价框架可以分为两类：一类是国际组织或机构主导制定的卫生系统绩效评价框架，用于不同国家之间卫生系统绩效的评价和比较。另一类是各个国家针对本国具体国情制定的适合本国的卫生系统绩效评价框架。前者应用于跨国家的卫生系统绩效评价和比较，具有较为广泛的国际影响力，称为国际比较框架；后者是针对具体国家的卫生系统绩效评价框架，称为国家评价框架。

第二节 卫生系统国际比较框架

国家卫生系统绩效国际比较框架方面，主要有 WHO 卫生系统绩效评价框架[①]、WHO 卫生系统模块框架[②]、世界银行控制旋钮框架[③]、WHO 国际卫生伙伴关系和相关举措组织框架[④]、世界标准组织健康指标框架、OECD 卫生系统[⑤]和卫生保健质量评价框架[⑥]、欧洲共同体健康指标方案（ECHI）[⑦] 和美国联邦基金国家卫生系统绩效比较框架[⑧]等。这些框架的主要特点是：从卫生系统基本概念和模型出发，构建了相关框架，具有高度的抽象性和概括性，主要用于跨国卫生系统绩效评价和比较。同时证明了卫生系统绩效评价框架的构建具有规律性，为卫生系统绩效评价的比较和总结提供了可能的抽象框架。

一 WHO 卫生系统绩效评价框架

《2000 年世界卫生报告》首次正式提出了卫生系统定义、目标、功能和结构，并在此基础上提出了卫生系统绩效评价框架（表见 2 - 1），同时，对 WHO 的 191 个成员国的卫生系统绩效进行了排名，对

---

① WHO, "The World Health Report 2000：Health Systems：Improving Performance", 2015 - 02 - 28 00：43：00.

② WHO, 2007, "Everybody's Business：Strengthening Health Systems to Improve Health Outcomes：Who's Framework for Action", World Health Organization, Geneva.

③ Hsiao, W. C., "What is a Health System? Why Should We Care?", Harvard School of Public Health, Cambridge, Massachussetts, 2003.

④ Platform, A., "Monitoring Evaluation and Review of National Health Strategies", 2011.

⑤ Arah, O. A., Westert, G. P., Hurst, J. and Klazinga, N. S., "A Conceptual Framework for the Oecd Health Care Quality Indicators Project", *Int J Qual Health Care*, Vol. 18 Suppl 1, 2006, pp. 5 - 13.

⑥ Kelley, E. and Hurst, J., "Health Care Quality Indicators Project：Conceptual Framework Paper", OECD Publishing, Paris, 2006.

⑦ Kramers, P. G., "The ECHI Project：Health Indicators for the European Community", *Eur J Public Health*, Vol. 13, No. 3 Suppl, 2003, pp. 101 - 106.

⑧ Davis, K., Stremikis, K., Squires, D. and Schoen, C., "Mirror, Mirror on the Wall, 2014 Update：How the Performance of the U. S. Health Care System Compares Internationally", The Commonwealth Fund, 2014.

卫生系统的绩效评价产生了深远的影响。

表2-1　　　　　　　　　WHO 卫生系统绩效评价框架

组成 目标	水平		分布	
	评价指标	权重(%)	评价指标	权重(%)
健康促进	伤残调整期望寿命	25.0	健康公平指数	25.0
反应性	反应性水平指数	12.5	反应性公平指数	12.5
卫生筹资公平性	—	—	筹资公平指数	25.0
合计	质量	37.5	公平	62.5

　　WHO 基于卫生系统健康促进、反应性和筹资公平三个最终目标，建立了高度抽象的国家卫生系统绩效评价框架。在 WHO 的评价体系中，健康状况用伤残调整期望寿命（Disability Adjusted Life Expectancy，DALE）进行衡量，水平和分布的权重各为25%。反应性用反应性综合指数进行衡量，水平和分布的权重各为12.5%。筹资公平用筹资公平指数进行衡量，仅仅测量分布，其权重为25%。通过加权计算后，得出卫生系统总体得分。将各国人均卫生费用与该国卫生系统总得分相联系，可以得出该国的卫生系统的整体效能的分数，将各国的人均卫生费用与该国的人均健康水平相联系，可以得出人均健康水平的效能，总共八个指标。

　　WHO 卫生系统绩效评价框架突破了以往评价框架思想束缚，从卫生系统概念出发，提出了卫生系统最终目标，并将其作为评价卫生系统的最终维度，具有高度的抽象凝练的特点；同时，框架不仅关注卫生系统目标水平，同时更加关注卫生系统水平分布状况，体现了卫生系统效率和公平兼顾的思想。此外，评价指标具有高度的综合性，适合于最终目标的综合评价。然而，该评价指标框架过于关注卫生系统最终目标，而忽略了卫生系统的组成和过程，因此，不适合用于一个国家卫生系统的全面评价和诊断。

　　二　WHO 卫生系统模块框架
　　围绕《2000 年世界卫生报告》所提出的卫生系统的三大目标，

《2007 年 WHO 报告》提出了卫生系统的"系统模块框架",卫生系统的六个模块包括领导监管、卫生筹资、卫生人力、医疗产品、信息系统和服务提供,通过实现中间指标如可及、覆盖、质量、安全,最终达到总体改革目标,包含健康改进(水平和公平)、反应性、社会和筹资风险保护、提高效率(见图 2 - 1)。框架体现了通过加强卫生系统的各个组成模块达到改善人群健康的思想,同时可以通过模块评价达到系统评价的目的。

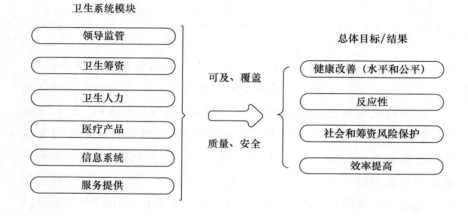

图 2 - 1 WHO 卫生系统模块框架

模块框架认为,一个良好的卫生系统各个组成模块应该符合以下条件:(1)卫生服务:能够为需要的人群随时随地提供有效、安全和优质的干预服务,同时利用最少的卫生资源。(2)卫生人力:能够在有限的资源和环境下负责、公平和高效地达到最优的健康产出。(3)信息系统:能够产生、分析、传播和利用可靠与及时的卫生信息,包括健康决定因素、卫生系统绩效和健康状态等信息。(4)基本药物:能够保证优质安全和经济有效的基本医疗产品、疫苗和技术的公平获取,并且能够科学合理和经济有效地利用。(5)卫生筹资:能够为健康提供足够的资金,保证人民的卫生服务需要,避免因病致贫和灾难性卫生支出的发生。(6)领导监管:能够确保战略方针框架存在,并结合有效的监督,建立联盟,提供适当的法规和激励机制,注重系统设计，以及问责制。

WHO 根据卫生系统模块框架，出版了《卫生系统模块监测手册》。该手册从更普遍的角度分别讨论了每个模块，并且从投入、产出和结果三个方面提出了相应的核心指标集。指标的选择首先由一个机构代表和专家组成的小组提出，然后各个国家的专家通过案例研究和国家经验，进行修订和扩展，最后形成核心指标集。指标选择指导原则是卫生系统加强监测和绩效，重点指导中低收入国家卫生系统监测和评价。

WHO 卫生系统模块框架不仅能够帮助理解卫生系统构成，而且为卫生系统加强和指导各国进行卫生系统的绩效评价提供了方向。尽管该框架并没有覆盖卫生系统的所有领域，但是，它包含对卫生系统目标影响最为核心的六个领域。这个框架清晰地划分了卫生系统不同部分和边界，有利于监测和评价卫生系统不同部分的进展及绩效。然而，这个框架仅考虑卫生系统的组成部分，并没有考虑影响健康的其他非卫生系统因素，如健康行为、社会因素和经济因素等。同时，没能考虑到同一级别不同模块之间的相互影响和联系。

三　世界银行控制旋钮框架

2004 年，世界银行和哈佛大学提出了"卫生系统绩效控制把手框架"（见图 2-2），即通过卫生筹资、支付方式、组织管理、政府规制和行为五个主要的控制卫生系统改革的阀门，影响卫生系统的中间目标（效率、质量和可及性），实现最终目标（健康状态、满意度和风险保护）。

（一）控制把手

1. 卫生筹资

卫生筹资反映了资金的收集和使用过程，它是影响健康状况和分布、风险保护的重要因素。筹资的构成包括筹资方法、资金分配以及资金安排制度等。筹资不仅提供了卫生系统需要的资金，而且其制度安排能够起到激励作用。一个好的卫生筹资系统应该满足三个条件：①筹集足够的资金提供人群所需要的卫生服务、保护健康和费用风险，使患者免受疾病和伤害所造成的灾难性卫生支出；②高效和公平地管理这些资金；③保证购买的卫生服务具有配置和技术效率。因此，评价筹资机制可以从风险共担、公平和经济效果三方面进行评价。

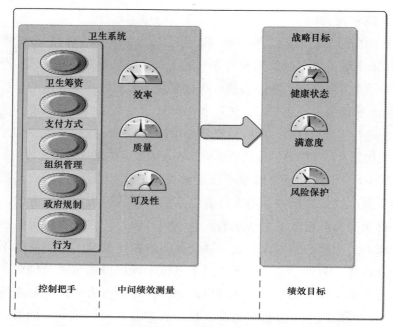

图 2 - 2　世界银行卫生系统绩效控制把手框架

2. 支付方式

支付方式是指资金的融资支付给个人和组织的方法，支付方式是卫生服务提供和使用的重要激励手段。它同时影响卫生服务的提供方市场进入、服务提供和消费方的服务选择及消费。医疗服务提供者的支付系统由付款方式和支付金额两部分组成。付款方式创建两种不同的病人和提供者的激励机制——财政奖励和风险承担。在构建支付系统过程中，世界银行专注于医疗卫生服务的需求和供给的四个关键角色：患者、卫生专业人员、卫生机构和药品供应商。

3. 组织管理

组织管理是指用于组织健康服务的总体结构，它会影响个别机构的组织和管理，从而影响医疗卫生服务的效率、质量和可及性。宏观组织包括竞争、权力下放、整合和所有权四个基本规定。

4. 政府规制

政府通过强制性手段，如法律和法规等方式，规制组织和个人，最终达到提高卫生系统绩效的目的。

5. 行为

包括需方和供方行为，它们不仅影响个人健康，而且决定整个卫生系统的绩效。同时，它们受到政策和干预的影响。因此，政府可以通过一系列政策改变其行为，以达到促进的目的。

（二）中间绩效

虽然卫生系统的最终目标是评价卫生系统绩效，但是，卫生系统过程中的中间产出测量对最终目标有重要影响（包括可及性、效率和质量）。如好的医疗技术和质量有助于提高人群健康状况和满意度等。所以，对卫生系统的中间产出进行测量是全面评价卫生系统绩效的重要一环。

（1）可及性：卫生系统可及性测量可以分为物理可及性和效率可及性。物理可及性可以通过卫生资源的投入和分布来测量（如床位、医生或者护士的密度）；效率可及性是指患者获得卫生服务的成本（如费用、时间、服务质量等）。

（2）效率：卫生系统效率可以分为技术效率和配置效率。效率衡量有各种方法，比如帕累托分析和成本效益分析。

（3）质量：卫生系统质量可以分为临床质量和服务质量。临床质量如人员素质和设备水平等；服务质量如食物、环境、等候和尊重等。

（三）最终目标

最终目标包括健康状态、风险保护和满意度三个方面。世界卫生组织不同意将消费者满意度作为评价指标，主要是因为满意度难以准确测量和比较。其中每个目标又可分为水平和分布两个维度，从而对卫生系统绩效进行评价。WHO还从理论上对各具体指标进行验证。但该框架体系也无法规避如文化传统、政治制度等对卫生机构产出的影响。

四　WHO 国际卫生伙伴关系和相关举措组织框架

WHO 国际卫生伙伴关系和相关举措组织提出了一个更为普通的卫生系统评价框架（见图 2-3），以便既满足不同使用者和多重目标的需求，又平衡短期和长期需求。这个框架包括投入与过程、产出、

结果和影响四个阶段，每个阶段与前后阶段相互联系佐证。系统的投
入与过程和产出反映了卫生系统的能力；产出、结果和影响反映了投
入产生的效果和卫生系统的绩效。框架从短期和长期建议了数据收集
的来源。框架提出，卫生系统整个过程中数据的质量保证、整合和分
析是国家能力的重要体现。最后，框架强调了监测评价结果的传播、
交流和应用的重要性。主要用途有：监测卫生项目投入、过程和结
果，用于卫生系统管理和决策；卫生系统绩效评价，支持国家决策；
评价改革方法优劣。这个框架最大的贡献就是将整个卫生系统过程的
指标联系起来，后一个阶段的结果反映了前一个阶段的状况。但是，
该框架没有将同层影响因素关系进行分析，也没有从健康模型角度将
卫生系统融入人群健康促进模型之中。

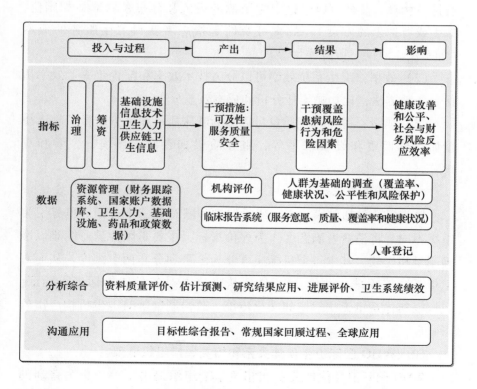

图 2 - 3　IHP + 卫生系统评价框架

五 世界标准组织健康指标框架

世界标准组织健康指标框架（见图2-4）是在加拿大健康指标框架的基础上完善而成的，可以用于指导健康指标的选择和健康系统绩效评价。该健康指标概念模型是基于人口健康或健康模式的决定因素。该框架显示，健康受复杂的相互作用的因素影响，包括社会环境和物理环境、健康、繁荣、健康护理、遗传禀赋、个人行为和生物反应。从人口健康角度来看，健康的决定因素不仅是医疗保健，而且是多种因素导致的。其卫生系统绩效评价包括适宜性、可接受性、可及性、安全性、效率、可胜任性、效果和连续性八个方面。

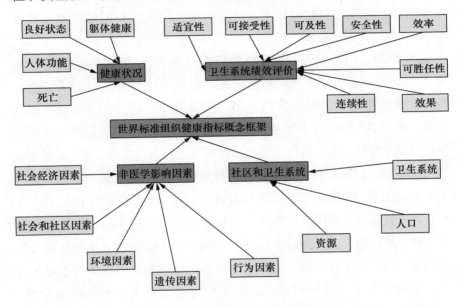

图2-4 世界标准组织健康指标框架

六 OECD 卫生系统和卫生保健质量评价框架

OECD 先后制定了卫生系统评价和卫生保健质量评价两种类型的框架。卫生系统框架更加广泛，包括健康状况、卫生保健因素、非医学影响因素和卫生目标和政策等。而卫生保健质量评价则专注于卫生质量，可以看作卫生系统的子系统。

OECD 为了进行不同国家卫生系统绩效和卫生质量的评价，其通过借鉴 WHO 和目前存在的卫生系统绩效评价的框架，提出了一套卫生系统概念框架，包括三个主要目标：健康促进和结果、反应性和可及性、财务贡献和卫生费用。这些目标被划分为两个评估部分：平均水平和分布。平均水平的三个目标反映了效率，其余三个目标反映了公平。该框架的四个组成部分包括健康促进或结果、反应性、公平（健康结果、可及性和财务）和效率（宏微观角度）。与此同时，OECD 还公布了 10 个主要领域的指标，包括健康状况、卫生服务资源、卫生服务利用、卫生费用、筹资和报酬、社会保护、药品市场、健康的非疾病决定因素、人口统计学因素和经济学因素。这个框架并没有设定每个系统目标的权重，关注卫生系统绩效，但该框架并不关注公共卫生广泛的问题。

2001 年，OECD 卫生保健质量指标（HCQI）规划启动，目的是建立一个卫生质量评价框架和指标集，用于不同国家间卫生质量的评价和比较。项目分为两个阶段，第一阶段通过对 17 个卫生质量指标的分析，根据卫生指标对卫生系统最终目标的贡献程度，确定指标选择的标准及其重要性。第二阶段确定指标领域并进行指标选择。OECD 基于健康决定模型，制定了卫生保健质量评价框架，专注于模型第三层——卫生质量的测量。卫生保健矩阵包括有效性、安全性、反应性或患者为中心、可及性和卫生费用五个维度，从右至左分别反映了结构、过程和结果。质量维度包含五个领域中的三个领域。健康促进领域连接非健康影响因素层与卫生保健领域，卫生费用则通过效率和公平等角度连接了卫生绩效领域和卫生保健领域。患者卫生需要则融入了整个生命周期。该框架将卫生质量评价框架融入卫生系统绩效评价框架之中，从社会、经济和非健康因素等更广阔的角度进行卫生质量评价。图 2 - 5 为 OECD 卫生保健质量指标（HCQI）规划概念框架。

通过原始质量指标分析，最终确定指标选择标准为重要性、科学性和可行性。通过专家讨论，考虑到疾病负担影响，卫生服务领域发展和国家优先领域制定，最终认为，卫生质量评价应该专注于心脏监护、精神健康、糖尿病、患者的安全和护理，以及预防或健康促进五个领域。最后通过广泛的指标选择，最终确定了五个领域的评价指标。

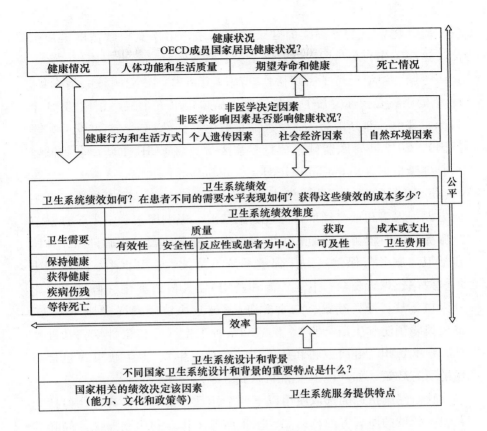

图2-5 OECD卫生保健质量指标（HCQI）规划概念框架

七 欧洲共同体健康指标方案

欧洲核心健康指标（ECHI）的主要目的是对欧盟卫生状况和发展趋势、评价卫生政策实施情况以及不同国家卫生状况比较等。欧洲核心健康指标，通常又称为欧盟健康指标，是欧盟成员国和欧盟委员会长期合作开发的健康指标集。欧盟资助三个阶段的健康项目（1998—2001年、2002—2004年、2005—2008年），初步建立了ECHCI健康指标、一套可比较的健康指标体系和知识系统，用于监测整个欧盟的健康水平。2008—2013年实施健康领域社区行动项目，欧盟资助联合行动（JA）研究欧洲共同体健康指标监测（ECHIM）。ECHIM的主要目的是对ECHI健康指标集进行扩展，同时在成员国进行实验，建立一个可持续的健康指标体系，用于支持欧盟的健康战略。这项工作与会员国、欧盟委员会、欧盟统计局、世卫组织、经合组织等国际组织进行了密切协作。2012 年 6 月，建立了核心指标集，88 个健康核心指标覆盖了欧盟健康战略白皮书五个战略领域的 13 个目标。其中，部分指标还需要进一步细化（如性别、经济状况和医学原因）。2013 年，欧盟健康信息专家委员会将 ECHI 重新命名为欧盟核心健康指标（European Core Health Indicators）。

ECHI 框架建立在欧盟健康监测计划基础之上，框架包含四个主要方面：人口和社会经济特征、健康状况、影响因素和卫生干预、卫生服务。同时覆盖了欧盟各国的卫生优先发展领域和战略目标，具体包括卫生服务与保健（卫生保健系统可持续性；卫生系统绩效、质量、效率、患者安全；卫生资源和费用）、人口老龄化（健康老龄化和人口年龄、母婴健康、儿童健康）、健康决定因素（健康不平等、健康风险预防和生活行为）、疾病和精神卫生（非传染性疾病和慢性病；疾病负担、健康威胁和传染病；精神卫生）、卫生政策（包括健康的所有政策，如环境卫生和职业卫生等）。

欧盟健康指标的选取使用以下四个标准：第一，综合性。包括公共卫生领域的所有方面。第二，基于前期工作。利用欧洲统计局和其他委员会等主要数据提供方的国际机构研究成果，同时尽可能多地采纳经济合作与发展组织和世界卫生组织欧洲区域所确定的指标和变量标准。第三，满足用户的需求。指标集需要覆盖委员会和成员国公共卫生政策的主要方面。第四，创新性。数据集不仅仅是为数据收集，还必须明确其收集的必要性。对于某些指标的选择，还必须考虑以下问题：具体领域指标选择的科学原则；满足科学方法和具体指标（如有效性、及时性、敏感性和可比性）；考虑现有统计数据和指标，同时要关注数据需要和领域发展。2012 年最新版包含 88 个核心指标。其中 50 个指标具有可获得的数据源和可比较性。欧盟建立了指标的元数据，包括指标名称、定义、计算、领域、数据来源、数据可得性、数据周期、基本原理、评论、参考资料和需要做的工作等字段，并对每个指标进行详细的描述。该框架指标主要用于卫生系统健康监测和评价，同时关注重点优先领域，但是，并没有厘清各个模块和指标之间的维度，不适用于综合评价和比较。

八　美国联邦基金国家卫生系统绩效比较框架

国际上不同国家间卫生系统结果测量和比较存在局限。当调查包含共同的主题时，跨国的比较便成为可能。跨国家的全球性患者和医务人员调查为卫生保健系统的比较和评价提供了新思路和方法。自1998年起，联邦基金就开始支持国际性的调查，包括患者、医务人员以及卫生保健系统。重点关注质量、卫生服务可及和费用。联邦基金调查为卫生系统重要维度的评价提供了重要的支持。目前已经出版多个版本的美国卫生保健系统绩效国际比较系列报告。

2014年，联邦基金国际卫生保健系统比较报告共包含80个指标，参考美国医学院和美国国家卫生系统评价报告，分为五个维度：质量、可及、效率、公平和健康状态。质量指标44个，分为效果（13个）、安全（7个）、协调（13个）和患者为中心（11个）四个子维度。可及性指标12个，包括费用可及性（5个）和及时性（7个）。效率指标11个。公平性比较指标10个。健康状况指标3个，来自WHO和OECD。

指标数据主要来自联邦基金的国际调查：2011年患者调查、2012年卫生人员调查和2013年一般人群调查。此外，还有部分费用和结果指标来自WHO、OECD等国际组织。排名方法是：每个维度内指标的排名决定维度排名，然后所有维度的排名综合决定国家卫生保健系统排名。尽管每个国家卫生系统有其特殊性，但是，它们都面临着同样的挑战：费用和质量。通过对国际性的患者和医务人员调查，能够反映当前医患双方最关注的问题，同时能够相互学习，提高国家的卫生保健系统。跨国调查和关注质量是该指标体系的核心所在。与欧洲共同体健康指标方案相似，两个体系都是对不同国家的卫生系统指标进行监测和比较，但是，欧共体关注宏观健康结果，而联邦基金则更加关注卫生保健系统的服务过程。

第三节 卫生系统国家评价框架

国家卫生系统绩效评价框架研究方面，英国[①]、澳大利亚[②]、加拿大[③]、荷兰[④]、美国[⑤]、比利时、新西兰、葡萄牙、土耳其、亚美尼亚、格鲁吉亚、爱沙尼亚、南非、墨西哥、印度尼西亚、乌干达等国家均建立了卫生系统绩效评价框架或监测框架，用于卫生系统绩效或者卫生改革效果的监测或者评价，以及用于监测和评价国家卫生系统的运行状况，最终达到卫生系统加强和健康促进的目标。但是，框架因其国家卫生系统、经济、文化和价值观的差异，不同国家卫生绩效评价框架存在较大差异。因此，证明了不同国家卫生绩效的评价具有个性，卫生系统绩效评价典型国家选择和总结具有重要意义。

一 英国

1999 年，英国政府基于平衡计分卡理论建立了 NHS 绩效评价框架，旨在通过对卫生系统绩效进行评价，促进 NHS 提供快速、高质量、更优质连续的健康服务，以减少不平等，更好地确保公众健康（见图 2 - 6）。NHS 评价框架包括六个绩效领域，它们共同构成了 NHS 评估卫生机构绩效的平衡视角：健康改善、公平可及、有效卫生服务、效率、患者为本和健康结果。六个评价维度的相互依存，共同构成了以健康促进为目标的卫生系统绩效评价逻辑框架：从健康改善

---

① Chang, L., Lin, S. W. and Northcott, D. N., "The Nhs Performance Assessment Framework: A 'Balanced Scorecard' Approach?", *Journal of Management in Medicine*, Vol. 16, No. 5, 2002, pp. 345 –358.

② 裴丽昆：《澳大利亚卫生系统绩效评价框架》，《中华医院管理杂志》2004 年第 8 期。

③ 李秋芳：《世界主要国家卫生绩效对比分析》，《医学研究通讯》2005 年第 7 期。

④ Ten, A. A., Arah, O. A., Geelhoed, J., Custers, T., Delnoij, D. M. and Klazinga, N. S., "Developing a National Performance Indicator Framework for the Dutch Health System", *Int J Qual Health Care*, Vol. 16 Suppl 1, 2004, pp. i65 – i71.

⑤ 孙纽云、梁铭会：《美国医疗服务绩效评价体系的循证研究及对我国的启示》，《中国循证医学杂志》2012 年第 4 期。

开始，为了改善健康，必须保证每个人的卫生服务需要，获得适当和有效的保健，这些卫生保健必须是高效率的，同时尽可能的敏感和方便，最后才会产生良好的临床结果，最终达到改善健康的目的。在该框架指导下，结合国家政策和发展规划，通过咨询和实验，确定高质量的指标，其定位范围极其宽泛，如精神健康、癌症治疗、等待记录、家庭医生的可及性、全民健康、员工安置等，并且每年出台和调整相对更为细化的指标（2002 年版共 51 个指标），包含更加具体的内容，以评估国家卫生服务体系的绩效优劣。此外，在国家卫生服务体系 PCTs 评价框架方面，主要包括临床的有效性和结果、效率、病人或护理者经历、能力四个方面，2002 年版共 28 个指标。

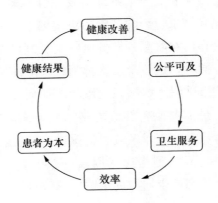

图 2 − 6　英国卫生系统绩效评价模型

框架基于平衡计分卡理论构建，利益相关者的目标必须明确。NHS 是一个公立的卫生系统，因此，政府最关心的是公众健康、卫生服务的公平和质量，以及资源的利用效率。所以，框架的最终目标是健康改善（结果），而健康改善必须通过服务提供等（过程）来进行。因此，框架选择了政府优先发展领域作为过程维度：健康公平、患者需要、服务质量、效率等。卫生领域的利益相关者除了政府，还有患者和服务提供者。因此，除了政府关心的维度，其他利益相关者的维度也必须考虑。国家的目标包括：健康改善、卫生服务结果、服务公平可及、满足患者服务需要和效率等。患者可能更加关心患者和家属的体验和健康结果。同时，患者也是纳税人，因此也关心政府所关心的维度。而服务提供者更关心卫生服务结果。因此，框架的每一个维度都代表了利益相关者的目标，但不同利益相关者的指标可能放在同一维度，如健康改善是政府和患者的共同愿望。英国政府将该框架作为一个战略管理工具，通过健康改善五个相关维度的加强，能够改善公众健康。尽管健康改善不仅仅是这五个方面，但是已经有相关研究证明这五个方面对健康促进具有重要意义。

二　澳大利亚

2001 年，澳大利亚绩效评价委员会（NHPC）以健康决定因素模型为基础，提出了澳大利亚卫生系统绩效评价框架（见表 2 - 2）。该框架包括健康状况和结果、影响健康的决定因素和卫生系统绩效三个层次。它们之间存在内在联系，即健康状况受到健康决定因素和卫生系统绩效的影响。同时，这三个层次都围绕公平性展开。

健康状况和结果试图了解国民健康状况如何，每个人是否都享有同等的健康权利，最需要改善健康的是哪些方面。它包括健康状况、身体功能、期望寿命和健康以及死亡情况四个维度。

影响健康的决定因素是指这些因素的改变是否能够改善健康状况，是否对每一个人都产生同样的影响，这些因素的变化发生在哪些方面，针对哪些人群。它包含环境因素、社会经济因素、社区特征、健康行为和个体相关因素五个方面的内容。

卫生系统绩效试图测量为了改善全澳大利亚国民的健康状况，卫生系统提供高质量医疗卫生服务的表现程度如何，每一个人是否都享受到了同等的服务。它包含九个方面的内容。有效性：达到所期望的结果的保健、干预或行动的效果；适宜性：根据顾客需要，以及设定的标准所提供的保健或干预行动的适宜程度；效率：最有效地使用资源，达到所期望的结果；反应性：提供尊重个人和以顾客为中心的服务，包括尊严、隐私、服务的选择权、服务的及时性、医疗卫生机构的基本设施和环境、社会支持网络的可及性，以及对服务提供者的选择；可及性：在不考虑其收入、居住地和文化背景的情况下，人们在

表 2 - 2　　　　　　　　　　澳大利亚卫生系统绩效评价框架

健康状况和结果			
国民健康水平如何，每个人是否都享有同等的健康权利，最需要改善健康的是哪些方面			
健康状况	身体机能	期望寿命和健康	死亡情况
疾病、伤害、功能失调等健康相关问题的发生率	机体、结构和功能的调整（功能不全）；活动（活动受限）和参与（参与限制）	体格、精神、社会适应等指标，以及其他如无失能期望寿命等指标	分年龄组和特定人群的死亡率

影响健康的决定因素				
这些因素的改变是否能够改善健康状况，是否对每一个人都产生同样的影响，这些因素的变化发生在哪些方面，针对哪些人群				
环境因素	社会经济因素	社区特征	健康行为	个体相关因素
物理、化学和生物因素，例如，由于化学污染和水处理所导致的空气、水、食物和土壤质量的变质	如教育、就业、人均卫生费用、每周平均收入情况	社区和家庭特征，如人口密度、年龄分布、健康文化知识、住房、社区支持服务和交通设施	认知、信仰、知识和行为、饮食习惯、生理活动、酗酒和吸烟	与遗传相关的疾病和其他因素导致的易感性，如血压、胆固醇水平和体重

卫生系统绩效		
为了改善全澳大利亚人民的健康状况，卫生系统提供高质量医疗卫生服务的表现程度如何，每一个人是否都享受到了同等的服务		
有效性	适宜性	效率
达到所期望的结果的保健、干预或行动的效果	根据顾客需要，以及设定的标准所提供的保健或干预行动的适宜程度	最有效地使用资源，达到所期望的结果
反应性	可及性	安全性
提供尊重个人和以顾客为中心的服务，包括尊严、隐私、服务的选择权、服务的及时性、医疗卫生机构的基本设施和环境、社会支持网络的可及性，以及对服务提供者的选择	在不考虑其收入、居住地和文化背景的情况下，人们在适当的地点和时间获取医疗卫生服务的能力	避免或减少由所提供的医疗卫生服务所造成的直接或潜在的伤害
连续性	能力	可持续性
不同时间各种服务项目、医疗卫生人员、医疗卫生机构之间提供不中断的、协作的保健或服务	个人或服务项目所提供的以技能和知识为基础的医疗卫生服务的能力	系统或组织机构的人力、物力，创新和对突发需要做出及时反应（科研、监控）的能力

适当的地点和时间获取医疗卫生服务的能力；安全性：避免或减少由所提供的医疗卫生服务所造成的直接或潜在的伤害；连续性：不同时间各种服务项目、医疗卫生人员、医疗卫生机构之间提供不中断的、协作的保健或服务；能力：个人或服务项目所提供的以技能和知识为基础的医疗卫生服务的能力；可持续性：系统或组织机构的人力、物力，创新和对突发需要做出及时反应（科研、监控）的能力。澳大利亚卫生系统绩效评价框架已经成为一种对卫生系统绩效进行评价，以及了解和分析卫生系统绩效状况的有效工具。它的目的是为卫生系统的发展和完善不断地设定更高的标准，并为改进卫生系统绩效提供所需的信息。

澳大利亚卫生系统绩效评价框架体现和强调的是整个卫生系统的绩效，涵盖了澳大利亚医疗卫生领域中最重要的四个方面的内容：人口健康项目、初级卫生保健、医疗服务和保健的连续性服务。该框架针对这四个方面，结合国家的重点项目和领域制定了一系列评价卫生服务的投入、产出和结果的指标。

国家绩效指标的制定和选用本着利用现有数据和发展国家卫生信息系统的原则。澳大利亚卫生系统绩效评价工作自 2001 年开始，每两年开展一次。在具体评价时，NHPC 根据绩效评价指标体系框架的推荐，选择具体指标。所采用的选择标准包括以下三个方面。（1）单项指标选择标准：①重要性。指标反映了公共卫生状况或卫生服务系统的一个重要层面。②可及性。指标在全人口和不同人群中都有效，具有可信性。在不同地区、不同经济地位的人口中均能比较准确地测量出指标值。③易读性。指标的使用者能够理解并且知道如何去做。④适用性。指标具有在不同层面上均适用的特征。比如在全国、州、地区、社区等不同层级的政府，公立和私立医院等不同组织类型的机构，个体和群体等层面上都易于理解和运用。⑤相关性。针对该指标的测量结果，能够采取有效可行的措施进行改善。⑥有效性。如果相关的干预或医疗活动已经开展，那么该活动的一些可衡量的结果（相应的指标）应该能够在一定水平上反映出健康水平的改善。⑦成本效益。用来计算该指标的资料应该容易获取，收集、分析过程所耗费的资金比较合理。⑧一致性。该指标与全国已有统计指标的定义保持一致。（2）建立指标体系参考标准：①所选择的指标体系能够比较全面地覆盖卫生问题。②各指标能与代表卫生系统绩效框架其他各部分的指标取得平衡。③利用该指标体系能够发现问题并且对其做出反应。④利用该指标体系有助于卫生系统绩效的改进。⑤能够在系统运作良好和需要改进的地方提供反馈信息。（3）其他标准：①便于卫生机构层面使用该指标来进行对比或确定基准化水准。②尽可能利用已有指标，与已有统计体系保持一致。

三　加拿大

1998 年，有 500 多个健康管理人员、科研人员、医护人员、政府官员、卫生宣传团体和消费者共同确定加拿大健康信息的需求，制定卫生指标框架。主要目的是获得更好的信息来跟踪当前和新出现的健康问题；制定常用数据标准方面的数据和结果共享；消除碎片化数据；提高数据利用价值；更广泛地传播健康信息以达到促进加拿大人群健康和加强卫生系统绩效的目的。通过健康资讯路线图计划和健康指标项目，加拿大卫生信息系统取得了实质性进步。加拿大健康信息系统能够提供更多的健康信息，同时各省和地方政府能够更好地了解卫生系统运行状况和人群健康状况。

加拿大健康指标项目是健康资讯路线图计划健康指标框架的一部分（见图 2-7）。其目的主要回答以下问题：加拿大人健康状况如何？加拿大卫生系统绩效如何？该框架基于人类健康模型，主要包括健康状况、健康非医学决定因素、卫生系统绩效以及社区和卫生系统特点四个维度。后者两个维度通过测量每个区域卫生服务系统的性能和社区及/或卫生系统的特点来反映卫生系统绩效情况。

卫生系统绩效维度包括可接受性、可及性、适宜性、能力、可持续性、效果、效率和安全性八个领域。目前，这些领域除可接受性、能力和可持续性外，其余各项都有指标支撑。在社区和其他类型的卫生服务中，其指标主要分为社区、卫生系统和资源三类。在操作方面，该框架由加拿大卫生信息网络通过跟踪健康决定因素和地区、省、国家卫生服务来推动。

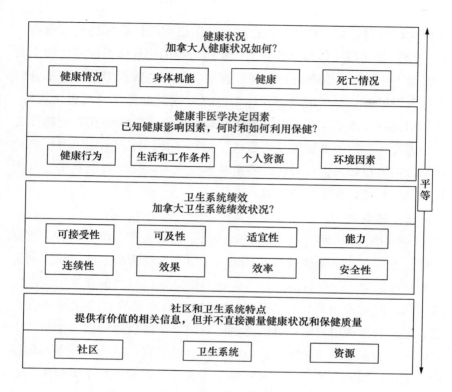

图 2-7 加拿大健康指标框架

1999 年，全国人群健康指标共识会议是咨询和优选健康指标的开始。通过利用加拿大卫生信息研究所（CIHI）和加拿大统计局健康指标框架，确定卫生系统领域的重要维度，然后选择核心指标。利益相关者根据优先发展领域进行指标制定和选择。在讨论过程中，专家咨询组和各省或者地区咨询组为指标制定提供技术和方法支持。整个项目和指标的选择过程包括发展指标集（1999 年）；对优先主题进行深入分析（2004 年）；通过网上申请获取指标结果（2009 年）。在 2009年共识会上，确定了六个优先领域，分别是健康问题社会决定因素、心理健康、卫生保健结果、儿童和青年健康、健康环境和土著居民健康。2013 年的健康指标报告中，增加了反映不平等的指标差异率和潜在改善率，通过社会经济地位——收入的五等分，反映每个指标的不平等性。加拿大卫生信息研究所和加拿大统计局健康指标公布在网站上，公众可以获取相关指标定义及其数据。具体包括指标的定义、计算、意义、来源等。

四　荷兰

荷兰是世界上第一批应用综合工具，从质量、可及和可负担三个角度对卫生系统绩效进行综合评价的国家。荷兰于 2002 年开始制定卫生系统绩效评价框架；2006 年，荷兰卫生系统绩效监测评价工具第一版《荷兰卫生系统绩效评价报告》（Dutch Health Care Performance Report，DHCPR）发布，该报告包含 125 个指标，覆盖了质量、可及和成本三个方面。DHCPR 的主要目标是提供政策相关信息，支持优先领域制定和政策评价；利用卫生系统绩效评价指标，提供一个荷兰卫生系统绩效的全貌；发现卫生系统绩效可能存在的知识和信息空白。

荷兰卫生系统绩效评价框架利用 Lalonde 模型和平衡计分卡方法制定。Lalonde 健康模型认为，影响健康的因素有生物遗传、环境因素（自然、社会、工作、政策和经济因素等）、生活方式和卫生保健四个方面。在卫生保健维度，可以通过消费者角度与平衡计分卡进行连接，从而构建卫生服务系统和人群健康因素关系模型（见图 2 - 8）。首先，提出质量指标的概念框架和内容，并设计了平衡计分卡，使其能够反映全国卫生服务系统的四个方面：以消费者为导向、财务、服务和学习与成长能力。然后，通过消费者维度，将人群健康模型和卫生服务系统连接，使人群健康和卫生系统管理之间的关系明朗化，便于看出各个不同方面的绩效信息。最后，利用平衡计分卡和公共卫生数据相联系，测量卫生保健系统对提高人群健康的作用（见图 2 - 9）。荷兰卫生系统包括质量、获取和成本三个目标，因此，荷兰卫生系统绩效评价框架的三个一级维度与其保持一致。

（1）质量定义：IOM 将质量定义为："在正确的时间，使用正确的方式，对正确的人，做正确的事情，达到最好的可能的结果。"研究认为，有效性、安全性、及时性和反应性是重要维度。有效性是预防、治疗和保健等卫生保健服务所达到目标的程度，反映真实的卫生干预达到的效果。安全性是患者在接受医疗服务过程中没有受到意外

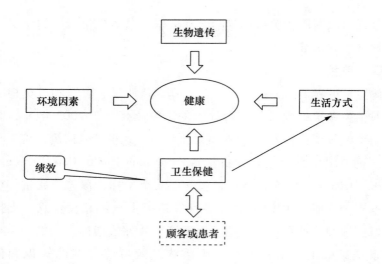

图 2 - 8　卫生服务系统和人群健康因素关系模型

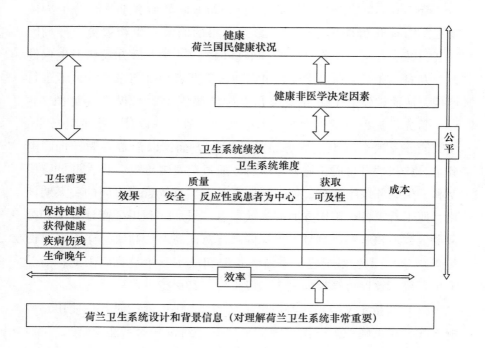

图 2 - 9　荷兰卫生系统绩效评价框架

或者医源性的伤害。患者为中心是患者和医务人员共同参与卫生保健活动达到其期望的目的。认证是第三方机构对医疗机构质量进行判断和认证。创新主要包括诊断技术和治疗方法等创新。

（2）可及定义："公众能够及时地获取需要的卫生保健，获取过程中没有任何障碍。"研究认为，自由选择、等待时间、卫生保健对卫生需要和需求的响应程度、卫生费用和地理距离都是影响可及性的重要因素。自由选择是指公众选择医疗保险和医疗服务提供者的自由程度，自由选择一定程度上反映了卫生服务的可及性。等待时间反映医疗资源的稀缺性，同时等待时间还可能影响患者的健康和满意度，甚至资源利用的效率。根据需要获取服务反映患者能够根据自身需要获取所需要的卫生服务。经济可及是卫生系统发挥作用的必要条件，反映患者的经济负担，患者以经济原因而放弃治疗对其健康是有害的。地理可及反映患者获取卫生服务的方便程度，可以通过距离、时间或者医疗机构密度衡量。人力资源是指人员是提供卫生服务的主要因素，也是政府最为关心的问题。

（3）费用定义：费用可负担性是指一个国家对卫生系统总费用的承担能力。主要是指卫生系统总费用发展趋势，占 GDP 比重、医疗机构和保健机构财务状况及其使用效率等。效率通常反映卫生投入和产出之间的关系，可以利用卫生结果和卫生投入比值进行测量。

DHCPR 目标是选择卫生系统绩效最有用的指标，最真实地反映真实的状况。指标的选择首先要考虑数据的可获得性，从目前存在的数据源进行指标选择，尽量避免新数据的收集和注册。指标选择方法是一种自上而下和自下而上的综合方法。自上而下过程中，卫生系统目标决定了指标的维度和相关指标；自下而上的过程中，数据资源和技术水平决定了数据的可用性和可靠性。因此，指标的选择过程是一个理论和实践相互融合的过程。在融合过程中，指标随着新的科学见解出现，政策优先领域变化，公众关注话题不变化，卫生系统某些方面监测需要的变化而变化。目前已经发布三个版本（见表 2－3）。2006 年，荷兰卫生系统绩效监测评价工具第一版发布即《荷兰卫生系统绩效评价报告》，涉及 15 个维度，共 125 个指标，覆盖了质量、可及和成本或效率三个方面。2008 年第二版，涉及 13 个维度，共

110 个指标。2010 年第三版，涉及 15 个维度，共 125 个指标。

表 2 - 3 荷兰卫生系统绩效评价报告框架维度

目标	维度		
	2006 年	2008 年	2010 年
质量	效果、安全、患者为中心、信任和认证、创新	效果、安全、创新	效果、安全、协调性、反应性
可及	自由选择、及时、社交障碍、资金障碍、地理障碍、人员	自由选择、及时、社交障碍、资金障碍、地理障碍、服务和人员可利用	自由选择、及时、经济可及、地理可及、人员可利用、根据需要获取
成本或效率	卫生总费用、医疗保健市场定位、劳动生产率、医疗保健机构财务状况	卫生总费用、医疗保健机构和保险机构财务状况、劳动成产率	卫生总费用、效率、医疗保健机构和保险机构财务状况

五 美国

美国是一个分散的卫生系统，国家层面有很多正在发展的人群健康促进和卫生系统绩效评价活动，如人口健康促进框架、国家卫生系统完善框架、国家卫生质量报告以及两个广泛应用的非国家绩效报告活动——《卫生规划研究的消费者评估》（CAHPS）和《卫生服务提供者的数据信息集》（HEDIS）。其中，国家卫生质量报告作为卫生保健系统的评价工具，应用和影响最为广泛。

1999 年，美国通过《卫生保健与质量法》，美国国会要求美国卫生保健研究与质量局（AHRQ）开发一项关于美国医疗质量年度变化的报告。卫生保健研究与质量局（AHRQ）和医学研究所（IOM）合作制定了《国家卫生质量报告》（NHQR）和《国家卫生不平等报告框架》。2001 年，IOM 出版了《全国卫生保健质量畅想报告》。该报告的卫生质量概念报告模型可以描述为一个矩阵，包含保健维度（安全性、有效性、及时、以患者为中心和公平）和患者需要（保持健康、获得健康、疾病或伤残、等待死亡）。公平维度没有明显地体现在框架中，但是，公平性蕴含在每个维度中，通过人群特征、保险类型等分类，可以分解每一个指标，进而进行公平性测量。2002 年，IOM 出版了《国家卫生保健公平报告指南》，深入讨论了国家卫生保健质量公平性测量。第一份 NHQR 于 2003 年发布，概述了美国全国性医疗保健服务质量进展。此后，为开发最重要、最科学的测量指标，NHQR 不断完善衡量指标和方法。

美国卫生保健质量报告的目标是作为医疗质量的"晴雨表"，监测医疗质量提高；作为健康人口等现有报告的补充，重点关注卫生服务提供系统的医疗质量；为不同层次的机构和人群提供详细的绩效报告资料。通过卫生质量报告发布，增强质量意识；监测政策和活动产生的影响；监测卫生系统目标的实现。此外，报告还应该更加灵活，能够回答卫生保健领域的一些关键问题，满足不同人群的需要。报告框架开发分为四步：开发一个概念框架、制定指标选择标准、制定数据源选择标准和开发以患者为中心的报告指标。

NHQR 框架采用 IOM 卫生质量概念模型（见表 2 - 4）。第一个维度为质量维度，反映了卫生质量的内涵，包括有效性、安全性、及时性和患者为中心。卫生质量定义：提供给个人或者人群的卫生服务能够达到目前专业知识所期望的卫生结果的程度。有效性：基于科学知识提供的服务能够使患者受益，同时不提供患者不受益的服务。安全性：提供保健的过程中避免伤害患者。提高质量是在提供卫生服务过程中避免、预防和改善副作用与伤害。患者为中心：在患者、家属和医务人员之间建立伙伴关系，保证尊重患者的需要和偏好，并且有知识来支持他们参与整个医疗的决策过程。及时性：患者得到需要的服务，同时将不必要的延迟降到最低。第二个维度反映了消费者的卫生服务需要和寻求保健的原因。它从患者需要的角度包含消费者整个生命周期的卫生服务需要：保持健康、恢复健康、疾病伤残和生命结束。从临床医生角度分别为预防保健、急症护理、慢性病护理和临终护理。除质量维度和患者需要维度外，框架还蕴含公平维度，贯穿整个框架。同时，更深入的分析将反映在公平性报告中。公平主要是指由于人口特征造成的不公平现象，不包括与健康状况存在固有联系的不公平。这里所说的公平是水平公平，即具有相同卫生需要和状况的不同社会状态的人应该具有相同的服务质量。

两个不同维度成分的结合构成了国家卫生保健质量报告矩阵（见表2-4）。这个矩阵能够帮助人们更好地理解不同方面之间的关系，但并不是每个方面都与质量相关，并不是每个部分对于所有的人都具有相同的重要性。健康状况和人口特征相关的公平将出现在每一个单元中。框架仅仅涉及卫生质量，并没有包含效率维度，因为他们认为效率在整个卫生系统中并不是很重要。

表2-4　　　　　　　　　　IOM卫生质量概念框架

卫生需要	有效性	安全性	及时性	患者为中心
保持健康				
获得健康				
疾病或伤残				
等待死亡				

工作组根据健康全民2010年的优先领域，制定了一个临时的优先领域，用于指标的选取。工作组制定征集办法，并发送到相关联邦机构。IOM则补充了私立机构征集办法。大约征集了600个相关指标。工作组将候选指标归类到框架的相应部分，每一个分类的指标主要依据以下两个原则进行选择：（1）指标选择尽量与目前存在的指标集分类保持一致；（2）利用IOM的指标选择标准对指标进行评价，包括重要性、科学性和可行性。初步选择了140个指标。AHRQ要求利益相关者提供相关指标数据，并进行征求意见，包括国家生命与健康统计委员会、卫生保健测量技术专家，以及其他关键技术咨询团体。确保整个框架的均衡性、全面性和稳定性。AHRQ根据得到的数据，通过分析，最终确定第一版NHQR框架指标。

指标选择过程：（1）确定测量领域：检查国家卫生保健质量数据集的架构识别测量的类别；评估特定领域类别内的测量；审查医疗卫生服务质量目标或标准相关领域。（2）确定候选指标：检查现有数据库；医学研究所委员会提出抽样措施；从提供者和病人团体征求意见；为未来的发展找出差距领域；定义可用的指标池。（3）评价指标：检查指标证据；应用预定义选择标准选择个别指标。（4）确定指标集：评估潜在指标集；定义汇总指标权重，公众审查指标；最终确定指标集。（5）测试和评价指标集：定期审查包括在数据集中的指标；检查提供必要的数据源；必要地更新和变化指标。AHRQ 提出了10 个标准，用于指标的筛选，整体上可以分为重要性、科学性和可行性三类。（1）重要性：这个问题对健康的影响是什么？政策制定者和消费者是否关心这个问题？卫生系统是否能够解决这方面的问题？（2）科学性：这个指标是否真正能够测量它所想要测量的内容？这个指标在不同的人群和环境下是否具有稳定的结果？是否有科学的证据支持这个指标？（3）可行性：这个指标是否在应用？是否能够收集到符合标准和信息数据？收集这个数据的成本是多少？是否能够比较不同人群的差异？（如健康状况、人群社会学特征或者地区）此外，整个指标体系应该是平衡、全面和健壮。指标集必须能够：测量和反映好和坏；刻画卫生服务提供质量的整体状态，涵盖整个框架的所有领域；相对稳定和健壮，不受非质量因素的影响。

数据源选择标准：可信性和有效性、国家水平和州水平、可用性、一致性（不同时间和地点）和时效性，支持不同人群和不同情况分析、公开可获取性。为了支持整个框架，数据源的选择应该具有广泛性和全面性。

国家卫生保健质量报告设计：报告应该针对不同用户设计不同的版本，如政策人员、消费者、购买者、提供者和研究人员等。

第四节　中国卫生系统评价框架

我国自 20 世纪 90 年代以后，也开始了绩效评价方面的工作和尝试。2000 年和 2001 年，胡善联、任苒等[①]介绍了《2000 年世界卫生

---

① 胡善联：《评价卫生系统绩效的新框架——介绍 2000 年世界卫生报告》，《卫生经济研究》2000 年第 7 期。

报告》提出的评价卫生系统绩效的新框架，并认为给我国带来了新的启示，有助于改善我国的卫生系统。2002 年，杨芬、段纪俊①分析了世界卫生系统的现状，认为提高卫生系统绩效就意味着改进卫生系统的四项职能，即提供卫生服务职能、卫生资源的平衡分配、筹措医疗费用、监督管理。2003 年，马进、孔巍、刘铭②对我国卫生服务系统绩效及影响卫生服务系统绩效的因素进行了系统分析，指出我国现阶段卫生系统绩效整体不理想的现状，并提出了一些改善我国卫生服务系统绩效的对策。2005 年，李秋芬③对世界主要国家的卫生绩效进行了对比分析。2006 年，徐勇勇、刘丹红等④在研究国家卫生信息标准基础框架的基础上，根据国际可比性和我国的实用性，提出了由八个KPI 组成的国家卫生系统绩效评价指标概念框架。2007 年，保宏翔⑤对采用 WHO、OECD 及其他一些国家卫生系统绩效研究的先进做法，以中国、英国和美国三国的不同卫生体制、不同的卫生指标研究的方式方法等为背景，比较卫生绩效（质量）框架及可测量的卫生统计指标，分析中国、英国和美国三国卫生系统绩效间的差异及我国在这方面的差距。2008 年，刘岳、张亮⑥介绍了英国、澳大利亚、世界卫生组织等国际上较有代表性的几种卫生系统绩效评价的理论框架，认为虽然绩效评价在各国之间有所不同，但都比较重视公平、效率、效果和卫生服务质量四个评价维度。2009 年，马晓静、王小万⑦对国际组织及部分典型 OECD 国家卫生服务系统绩效评价框架体系进行概述，

① 杨芬、段纪俊：《世界卫生系统绩效现状及其改进建议》，《国际医药卫生导报》2002 年第 12 期。

② 马进、孔巍、刘铭：《我国卫生服务系统绩效分析》，《中国卫生经济》2003 年第 12 期。

③ 李秋芳：《世界主要国家卫生绩效对比分析》，《医学研究通讯》2005 年第 7 期。

④ 徐勇勇、刘丹红、王霞、万毅、刘亚玲、饶克勤：《国家卫生系统绩效测量与统计指标的概念框架》，《中国卫生统计》2006 年第 5 期。

⑤ 保宏翔：《国家卫生系统绩效统计指标的评价与对比研究》，硕士学位论文，第四军医大学，2007 年。

⑥ 刘岳、张亮：《卫生系统绩效评价理论框架的研究进展》，《医学与社会》2008 年第 8 期。

⑦ 马晓静、王小万：《国际卫生服务系统绩效评价框架与趋势比较研究》，《中国卫生政策研究》2009 年第 7 期。

并从体制和运行机制方面对其进行比较分析；刘岳[1]构建了中国中西部县域卫生系统评价指标体系，探讨县域卫生系统绩效评价工具和机制。2010 年，为纪念世界卫生组织《2000 年世界卫生报告》发布十周年，雷海潮[2]讨论了该报告的学术贡献和政策价值，并分析了报告与中国医药卫生体制改革的关联。2011 年，蒋雯静[3]利用因子分析法和聚类分析法对我国各省及直辖市卫生系统绩效进行评价研究，但是，没有理论探讨。同时，部分学者还对 WHO 卫生系统评价指标内涵进行解读，并对我国部分省市的卫生系统的反应性、筹资公平性以及健康期望寿命等指标进行了实证研究。刘远立[4]在 *Lancet* 上撰文，认为过去十五年间，由世界卫生组织、经济合作与发展组织、世界银行以及其他一些组织发起的活动已经引起全球范围内测量国家间以及国家内卫生系统绩效的兴趣。尽管对于卫生系统的定义仍然没有统一，但是，大家在测量卫生系统绩效的两个基本方法上达成了共识：测量卫生系统的服务覆盖率和测量卫生服务的可负担性。

卫生部委托统计信息中心制订了《医药卫生体制改革监测与评价方案》[5]，并在卫生信息系统比较健全的上海市和湖北省开展试点研究工作。医改的监测评价体系包括：卫生部门年度医改工作进展监测评估报告，每年两次的典型案例研究，3—5 年 1 次、共含 18 项指标的医改绩效评价。医改绩效评价体系初步确定了 6 类、18 个指标，其中可及性提高指标 3 个：医疗保险参保率、家庭卫生支出占收入的比重、20 分钟内可到医疗机构的住户比例；质量改善指标 4 个：高血压病人管理率、孕产妇产前检查率、乙肝疫苗及时接种率、基层卫生机

---

① 刘岳：《中国中、西部县域卫生系统绩效及其评价研究》，博士学位论文，华中科技大学，2009 年。

② 雷海潮：《卫生体系研究的里程碑——纪念世界卫生组织 2000 年报告发布十周年》，《中国卫生政策研究》2010 年第 11 期。

③ 蒋雯静：《我国各省及直辖市卫生系统绩效评价的研究》，硕士学位论文，中南大学，2011 年。

④ Liu, Y., Rao, K., Wu, J. and Gakidou, E., "Health System Reform in China：China's Health System Performance", *Lancet*, Vol. 372, No. 9653, 2008, pp. 1914 – 1923.

⑤ 徐玲：《医改绩效的监测评价》，《中国卫生》2010 年第 1 期。

构输液率；费用指标两个：医院次均住院费用、基层机构次均就诊费用；健康改善指标 4 个：孕产妇死亡率、婴儿死亡率、肺结核报告发病率、高血压—脑卒中死亡率；满意度指标两个：医疗服务综合满意度、居民满意度；风险保护指标 3 个：个人卫生支出占卫生总费用的比重、灾难性卫生支出发生率、因就医花费致贫率。这些指标中只有针对医改进展情况的居民满意度一项没有基线数据，因此，要求各地1—2 年要开展 1 次，以便及时了解群众对医改的看法和满意度。同时，及时了解和掌握各地贯彻医改方案的进展及任务落实情况，根据5 项重点改革、23 个政策措施和任务设计了"医药卫生体制改革近期重点工作进度监测表"。其中，加快推进基本医疗保障制度建设有 9项；建立国家基本药物制度有 11 项；健全基层医疗卫生服务体系有49 项；促进基本公共卫生服务均等化有 33 项；推进公立医院改革试点有 42 项；组织领导与保障措施有 11 项，总计 155 个监测项目。

此外，2011 年 1 月 31 日，国务院深化医药卫生体制改革领导小组办公室发布《关于开展〈医药卫生体制改革近期重点实施方案（2009—2011 年）〉中期评估工作的通知》，并制定了《医药卫生体制改革近期重点实施方案（2009—2011 年）》中期评估核心指标体系。分为改革进展（17 项）和改革成效（9 项）两大部分，共 26 项量化指标。其中改革进展包括加快推进基本医疗保障制度建设（4 项），初步建立国家基本药物制度（3 项），健全基层医疗卫生服务体系（4项），促进基本公共卫生服务逐步均等化（3 项），推进公立医院改革试点（暂不列量化指标）和加强医改执行能力建设（3 项）。改革成效包括老百姓得实惠（4 项）、体制机制建设（4 项）和满意度（两项）。[1]

目前，国内对卫生绩效评价的研究仍以对某一领域卫生服务的绩效评价和某一类机构的绩效评价为主，例如，国家公共卫生服务绩效评价、初级卫生保健机构绩效评价和对医院的绩效评价。这些绩效评

---

[1] 《国务院印发关于开展〈医药卫生体制改革近期重点实施方案（2009—2011 年）〉中期评估工作的通知》（国发〔2009〕12 号），《中华人民共和国卫生部公报》2009 年第 5期。

价一般建立在服务对象或服务范围固定或有限、成本可计算、服务可量化的基础上。同时，我国监测与评价主要针对卫生改革重点任务进行监测和评价，并没有从卫生系统的角度进行全面和稳定的评价。此外，我国卫生系统绩效评价过程中尚未从理论和实践相结合的角度制定概念框架和评价体系，也没有稳定和周期性的卫生系统绩效报告。所以，我国卫生系统绩效评价和报告工作理论研究和实践尚处于初级阶段。

本章小结

过去十五年间，由世界卫生组织（WHO）、经济合作与发展组织（OECD）、世界银行以及其他一些组织发起的活动已经引起全球范围内测量国家间以及国家内卫生系统绩效的兴趣。尽管对于卫生系统的定义仍然没有统一，但是，大家在测量卫生系统绩效的两个基本方法上基本达成共识：

第一，测量卫生系统的服务覆盖率。任何卫生系统的目标都是提高健康，这一点已经获得公认。不过，既然健康是由多种因素决定的，甚至包括环境污染等非卫生服务因素，我们就不能把健康状况的改变仅仅归结于卫生系统的绩效。因此，卫生系统绩效测量的核心就应该放在健康干预措施的提供上，因为向有需要的个体提供有针对性的干预措施是一种关键途径。通过这种途径，卫生系统可以提高人群健康并减少健康不公平性。Shengelia 等认为，更加全面的卫生服务评价可以通过测量服务覆盖率来进行，同时，他们将覆盖率定义为：有需要的人群获得相应服务的概率，而有效覆盖率则把所提供的干预措施的质量也考虑在内，以此来测量每种健康干预可能获得的健康收益。

第二，测量卫生服务的可负担性。除了改善健康状况，卫生系统的另一个重要目标就是减少获得卫生服务时的经济障碍，特别要保护家庭免于发生灾难性医疗支出。在已有的研究报道中，测量由于自费所造成的财政困难有不同方法：（1）测量致贫困化程度。如果在自费支付卫生服务费用后，家庭收入水平落到贫困线之下，那么这个家庭就被定义为"因病致贫"。（2）测量"灾难性医疗支出"。如果一个家庭自费医疗支出达到或超过家庭购买力（可支配收入减去食品支出）的30%—40%或者达到家庭收入的10%，那么这个家庭就被定义为发生了灾难性支出。

综上所述，卫生体制：目前主要存在三种类型：第一种是以美国为代表的商业健康保险体制，购买者可以直接影响单位成本和卫生费用水平；第二种是以德国和荷兰为代表的社会医疗保险体制；第三种是以英国为代表的国民卫生体制。

绩效框架：不同的卫生体制，其绩效框架体系及相关问题也存在一定的差别。英国、加拿大、澳大利亚和荷兰较为相似，实施国家统一的绩效框架，而美国卫生体制市场化程度较高，其绩效框架并不统一。从框架的概念基础来看，英国和荷兰主要以平衡计分卡方法为基础设计绩效框架，而澳大利亚和加拿大框架更倾向于采用信息化、健康决定因素模型来设计，美国主要采用人口健康模型和以病人为导向的绩效报告来反映。

驱动机制：从改进绩效的驱动机制来看，英国和加拿大的驱动机制主要是建立在高度的国家宏观控制基础之上，同时加以适度的市场机制协调；澳大利亚是市场驱动和国家调控共同来推动绩效的改进；美国则主要依靠市场自发调控，消费者自由选择来推动绩效的改进；荷兰正在进行市场化改革，其驱动机制处于市场和国家调控相结合的过程。

质量改进：从对医疗质量的改进方面来看，五个国家都将提高医疗质量放在绩效框架体系的重要位置，但各国侧重点有所不同。英国将质量指标作为优先选择的标准；加拿大将质量改进融入服务提高的全过程；澳大利亚根据医疗质量定义系统绩效；美国市场化程度较浓，国家层面侧重于公共卫生领域的质量改进；荷兰强调全面质量的控制。

目标关联性：从与系统绩效目标的关联性来看，各国绩效框架体系都紧扣系统目标。

　　管理目标：从管理目标来看，各国由于卫生服务体制差异，其管理制度也有所不同。英国主要采用统一标准共同管理；加拿大和澳大利亚都采用较为灵活的方式，进行管理整合；美国主要通过一些管理手段来弥补市场的失灵。不同国家绩效评价指标的选择是不同的，如发达国家更注重卫生质量、公平和满意度，而发展中国家更加重视基本卫生服务建设。

第三章　国际视角下的卫生系统绩效评价

目前，国际上影响较大的国家卫生系统绩效国际比较评价框架主要有 WHO 卫生系统绩效评价框架、WHO 卫生系统绩效模块框架、WB 卫生系统绩效控制旋钮框架、WHO 国际卫生伙伴关系和相关举措组织框架（IHP）、OECD 卫生系统绩效评价框架和卫生保健质量指标规划概念框架、欧盟卫生质量评价框架和联邦基金卫生系统绩效评价框架等。本章主要利用理想类型思想和比较分析方法，构建国际比较框架的关键路径模型，系统地比较国家卫生系统绩效国际比较框架，研究其构建过程和评价框架的理论、方法和规律特点。通过本章研究，对国际比较框架的构建过程及其特点有一个系统的了解。

第一节　框架构建关键路径模型

国家卫生系统绩效国际比较框架，主要研究卫生系统的理论或者概念框架，包括卫生系统定义边界、目标、构成和功能，并在此基础上提出卫生系统绩效评价的一般框架，用于不同国家卫生系统绩效比较或者指导某国的卫生系统绩效评价或加强。其特点是从卫生系统概念和理论出发，从最根本的角度提出卫生系统概念框架，然后在此基础上，根据卫生系统的目标和构成，厘清构成和目标之间的关系，最终制定相应的卫生系统监测或者评价框架或评级指标。

通过对不同国家卫生系统绩效比较框架的比较和理想类型的抽象，以概念为导向的卫生系统绩效评价框架的制定构建过程需要经历评价框架构建目的、卫生系统边界定义、卫生系统目标、卫生系统结构或功能和卫生系统框架维度确定五个关键步骤。具体指标的选择受到数据质量和指标水平等诸多因素影响。因此，在具体应用过程中应根据具体情况进行选择。

卫生系统绩效评价框架构建目的的确定是评价框架制定的起点，将直接影响整个框架的制定过程。一个卫生系统绩效评价框架的制定主要目的可能包括卫生系统绩效的状态描述、效果监测、系统诊断、改革评价和系统加强等。不同的目的将决定卫生系统绩效评价框架的功能并影响最终结构。因此，框架目标确定的主要任务就是需求分析，确定评价框架需要起到的作用和达到的目的。

卫生系统边界的确定主要目的是界定评价的范围，边界的确定将影响整个框架的评价内容和维度。如可以从卫生系统的组成、功能及其之间的联系等不同角度进行定义，产生广义卫生系统和狭义卫生保健系统等不同的系统结构，最终影响到评价框架的内容和最终维度。因此，卫生系统边界的确定主要目的是确定卫生系统的范围，进而确定评价框架的范围。

卫生系统目标的确定将决定卫生系统绩效评价框架的最终目的维度和整个体系导向，同时将影响到中间目标的确定，进而影响整个框架的结构。如将健康促进作为卫生系统的最终目标之一，那么影响人群健康的所有影响因素应该被考虑或纳入整个框架的分析之中，中间过程和基本结构必须服务于最终目标。因此，卫生系统最终目标的确定对整个框架的导向起着关键作用，目的的确定实际上是卫生系统目的和作用的探讨。

卫生系统结构分析将决定评价框架的最终结构组成和作用机制。卫生系统结构内容的确定依赖于卫生系统边界的定义，广义的卫生系统结构不仅包含卫生保健系统，而且包括影响人群健康的所有相关组织、个人和活动。而狭义的卫生系统结构仅仅包含卫生保健系统的内容。卫生系统结构关系的确定依赖于卫生系统最终目标和最终目标实现的机制。因此，卫生系统结构分析的主要目的是进一步确定评价框架的内容及其各部分之间的关系。

卫生系统绩效评价框架维度的确定是对卫生系统结构和目标的整

合与细化，将结构和目标整合，并转化为具体的评价维度，最终确定评价框架。然后根据具体的维度，填充相应指标，得到最终的评价框架体系。

国家卫生系统绩效评价国际比较框架的制定必须关注框架制定目的，卫生系统定义、目标和结构，然后整合和深化为最终的评价框架五个步骤。因此，接下来，将通过五个关键步骤和过程的比较，总结每个步骤中的具体内容、特点及其之间的联系，从理论内容和构建过程研究国家卫生绩效评价框架的制定规律。

第二节 主流框架关键过程比较

一 框架构建背景

WHO《2000 年世界卫生报告》首次明确提出了卫生系统的定义及其边界，并将卫生系统绩效引入到卫生系统的评价，基于卫生系统目标，构建了卫生系统的绩效评价框架，同时，对成员国卫生系统绩效进行了评价和排名，引起了世界的广泛关注，各国纷纷从系统的角度对其卫生系统进行研究。

WHO 围绕《2000 年世界卫生报告》提出的卫生系统的三大目标，提出了系统模块框架，目的是从卫生系统关键模块对卫生系统进行评价，即通过加强卫生系统，改善人群健康结果。卫生系统模块框架不仅能够帮助理解卫生系统构成，而且为各国进行卫生系统的绩效监测、评价和加强提供了方向。尽管该框架并没有覆盖卫生系统的所有领域，但是，它包含对卫生系统目标影响最为核心的六个领域。这个框架清晰地划分了卫生系统的不同部分和边界，有利于监测和评价卫生系统不同部分的进展及绩效。

WB 从卫生系统加强的角度出发，将卫生系统运行过程中的五个重要机制作为卫生系统加强的抓手，构建了卫生系统绩效评价框架，目的是从机制角度对卫生系统进行评价、干预和加强。

IHP 提出了一个更为普适的卫生系统评价框架，这个框架包括投入或过程、产出、结果和影响四个阶段，每个阶段都与前后阶段相互联系与佐证。系统的投入、过程和产出反映了卫生系统的能力；产出、结果和影响反映了投入产生的效果及卫生系统的绩效。框架从短期和长期建议了数据收集的来源。框架提出了卫生系统整个过程中数据的质量保证、整合和分析是国家能力的重要体现。最后，框架强调了监测评价结果的传播、交流和应用的重要性。这个框架的主要用途包括监测卫生项目投入、过程和结果，用于卫生系统管理和决策；卫生系统绩效评价，支持国家决策；评价改革方法优劣。其最大的贡献就是将整个卫生系统过程的指标联系起来，后一个阶段的结果反映了前一个阶段的状况。

OECD 根据其于 1960 年在巴黎签订的公约，各个国家分享市场经济原则，多元民主，尊重人权。30 个 OECD 国家认为，"好的健康状况是人类最基本的权利，作为市民、家庭成员、工作人员和消费者"。该组织规定，现代的卫生系统，通过技术进步支持，对于健康促进和疾病治疗，或者管理非常重要。但这样的收获是有代价的。卫生系统不断增长的需求，增加了消费者的期望，人口老龄化，考虑到日益增长的医疗事故和卫生费用，不断膨胀的公共费用，促使很多国家开始进行绩效测量和管理框架开发，监测国家的公平、质量和效率。与此同时，为了能够进行国际比较、报告和循证决策，OECD 国家提出了一个概念框架，吸纳了 WHO 绩效评价框架的很多方面。这个框架没有设定每个系统目标的权重，关注卫生系统绩效，但不关注公共卫生广泛的问题。

2001 年，卫生保健质量指标计划（HCQI）启动，目的是建立一个卫生质量评价框架和指标集，用于不同国家间卫生质量的评价和比较。项目分为两个阶段：第一阶段通过对 17 个卫生质量指标的分析，确定指标选择的标准及其重要性。第二阶段确定指标领域并进行指标选择。通过原始质量指标分析，最终确定指标选择标准为重要性、科学性和可行性。通过专家讨论，考虑到疾病负担影响、卫生服务领域发展和国家优先领域制定，认为卫生质量评价应该专注于心脏监护、精神健康、糖尿病、患者的安全和护理，以及预防或健康促进五个领域。最后，通过广泛的指标选择，最终确定了五个领域的评价指标。

欧盟各国的卫生系统和卫生状况差异很大。因此，卫生状况和趋势以及改革情况的监测，需要一个通用的框架、指标体系和共同的报告机制。欧洲核心健康指标（ECHI）的主要目的就是对欧盟卫生状况和发展趋势、评价卫生政策实施情况以及不同国家卫生状况比较等。ECHI 通常又称为欧盟健康指标，是欧盟成员国和欧盟委员会长期合作开发的健康指标集。欧盟资助的三个阶段的健康项目（1998—2001 年、2002—2004 年和 2005—2008 年），初步建立了 ECHI 健康指标即一套可比较的健康指标体系和知识系统，用于监测整个欧盟的健康水平。2008—2013 年实施健康领域社区行动项目，欧盟资助联合行动（JA）研究欧洲共同体健康指标监测（ECHIM）。ECHIM 的主要目的就是对 ECHI 健康指标集进行扩展，同时在成员国进行实验，建立一个可持续的健康指标体系，用于支持欧盟的健康战略。这项工作与会员国、欧盟委员会、欧盟统计局、世界卫生组织、经济合作与发展组织等国际组织进行了密切协作。2012 年 6 月，建立了核心指标集，88 个健康核心指标覆盖了欧盟健康战略白皮书五个战略领域的 13 个目标。其中部分指标还需要进一步细化（如性别、经济状况、医学原因）。2013 年，欧盟健康信息专家委员会将 ECHI 重新命名为欧盟核心健康指标。

21 世纪以来，美国意识到自己卫生保健系统与其他国家卫生保健产出等方面存在巨大的差距，因此，"美国拥有世界上最好的卫生保健系统"这句话并不完全真实。为了降低费用，提高结果，美国必须向其他国家和地区高效的卫生保健系统学习。但是，国际上不同国家间卫生系统结果测量和比较存在局限。当调查包含共同的主题时，跨国的比较便成为可能。跨国家的全球性患者和医务人员调查为卫生保健系统的比较和评价提供了新思路及方法。自 1998 年起，联邦基金就开始支持国际性的调查，包括患者、医务人员以及卫生保健系统。重点关注卫生服务质量、可及和费用。联邦基金调查为卫生系统重要维度的评价提供了重要的支持。

二　框架构建目的

卫生系统绩效评价框架构建首先需要有明确框架构建的目的及其所能够发挥的功能。尽管其主要目的都是对卫生系统进行评价，但是，其评价的角度和具体作用各不相同（见表 3 - 1）。WHO 卫生系统绩效评价框架和 OECD 卫生系统绩效评价框架框架主要目的是进行卫生系统评价和比较；卫生保健质量指标（HCQI）规划概念框架和联邦基金卫生系统绩效评价框架主要目的是对卫生保健系统绩效进行评价和比较；WHO 卫生系统绩效模块框架、世界银行卫生系统绩效控制旋钮框架和 WHO 国际卫生伙伴关系和相关举措组织框架主要目的是对卫生系统改革或干预政策进行评价，同时能够对卫生系统绩效进行监测和评价；欧盟核心健康指标框架主要目的是对欧盟国家健康状况进行监测、评价和比较。所有框架构建的目的都强调卫生系统或卫生保健系统绩效的比较。但是，不同的框架又具有不同特点和功能，包括系统监测、绩效评价、改革评价和系统加强等。

表 3 - 1　　　　　　　　　评价框架构建目的和类型比较

框架	目的	卫生系统	卫生保健系统	框架类型
WHO(2000)	卫生系统绩效测量和评价；不同国家卫生系统绩效比较和排名	★		分析型
WHO(2007)	卫生系统加强评价；理解卫生系统组成、目标和加强方式	★		决定型
WB	卫生系统改革评价；管理者能够通过控制把手达到卫生系统目标；建立起干预、结果和目标之间的关系	★		决定型
IHP	卫生系统改革评价；国际卫生行动效果评价；国家卫生行动效果评价；监测卫生项目投入、过程和结果，用于卫生系统管理和决策	★		决定型
OECD(2001)	卫生系统绩效测量和评价；OECD 国家卫生系统绩效比较		★	分析型

续表

框架	目的	卫生系统	卫生保健系统	框架类型
OECD（2006）	卫生保健系统绩效测量和评价；建立一套可以用于 OECD 国家进行卫生保健系统质量研究和比较的指标集		★	分析型
ECHI	卫生系统健康指标框架；欧盟国家健康状况和趋势监测；卫生政策实施效果评价；欧盟不同国家间卫生状况比较	★		分析型
CF	卫生保健系统绩效测量和评价；不同国家卫生保健系统绩效比较和排名		★	分析型

注：WHO（2000）：WHO 卫生系统绩效评价框架；WHO（2007）：WHO 卫生系统绩效模块框架；WB：世界银行卫生系统绩效控制旋钮框架；IHP：WHO 国际卫生伙伴关系和相关举措组织框架；OECD（2001）：OECD 卫生系统绩效评价框架；OECD（2006）：卫生保健质量指标（HCQI）规划概念框架；ECHI：欧盟核心健康指标框架；CF：联邦基金卫生系统绩效评价框架。

　　根据框架的目的和功能的不同，可以将这些框架进一步分为描述型、分析型和决定型等不同的卫生系统绩效评价框架（见表 3 - 1）。描述型框架仅对卫生系统绩效基本情况进行描述，如筹资、人力和服务状况、卫生项目运行状况和利益相关者情况等。但是，并不阐述卫生系统如何运行，无法进行卫生系统优劣比较。分析型框架不仅描述卫生系统基本组成情况，而且能够阐述卫生系统不同模块之间的复杂关系及其运行机制。但是，分析型框架无法确定卫生政策、干预和改革的效果，同时无法揭示不同部分之间的关系和发挥的作用，如 WHO 卫生系统绩效评价框架和 OECD 卫生系统绩效评价框架等。决定型框架与分析型框架唯一的不同就是能够确定每个组成部分所发挥的作用，以及政策和干预如何影响整个卫生系统绩效，如 WHO 卫生系统绩效模块框架、世界银行卫生系统绩效控制旋钮框架和 WHO 国际卫生伙伴关系和相关举措组织框架等。

三　卫生系统边界

　　卫生系统定义及其边界的确定是国际卫生系统绩效评价框架构建

过程中的另一个重要问题。因此，卫生系统定义及其边界确定直接影响到整个评价结果。目前，国际上主流国家卫生系统绩效比较框架对卫生系统边界定义主要分为广义的卫生系统，包括卫生保健系统及其影响健康的相关因素，如 WHO 卫生系统绩效评价框架、WHO 卫生系统模块框架、世界银行卫生系统绩效控制旋钮框架和 WHO 国际卫生伙伴关系和相关举措组织框架等。狭义的卫生保健系统，主要是指医疗服务，如 OECD 卫生系统绩效评价框架、卫生保健质量指标（HCQI）规划概念框架和联邦基金卫生系统绩效评价框架（见表3-2）。

表 3 - 2　　　　　　　　　卫生系统定义和边界比较

框架	定义边界
WHO（2000，2007）	卫生行动：卫生系统是涉及卫生行动的所有组织、机构及资源。凡是对个人卫生保健服务、公共卫生服务以及其他非卫生部门与改善人民健康有关的行动，均可称为卫生行动。因此，凡是以改善健康为目的的所有行动均属于卫生系统
WB	卫生关系：卫生系统各组成部分及其之间相互作用与卫生系统目标之间形成的一系列关系
IHP	卫生系统：广义卫生系统定义，具体定义不明确
OECD（2001）	卫生保健系统：强调卫生保健系统，不包括公共卫生行动和更广泛的影响因素
OECD（2006）	卫生系统：包括影响健康的所有活动和组成部分。卫生保健：公共卫生和医疗服务功能的整合
ECHI	卫生系统：广义卫生系统定义，具体定义不明确
CF	卫生保健：实现卫生系统目标过程中卫生服务的筹资、管理和服务提供方式，包括人力、机构和管理之间相互作用实现目标，同时包括这些关系相互作用的过程和结构

从定义的角度看，广义卫生系统定义更加复杂和接近真实的卫生系统。2000 年，WHO 从卫生行动和健康改善角度提出了广义的卫生系统定义，认为卫生系统包括所有改善人民健康状况的组织、机构和

资源。2007 年，WHO 更加详细地制定了这些内容，包括卫生管理、卫生筹资、人力资源、基本药物、信息系统和服务提供六个模块。WB 则从卫生关系角度定义了卫生系统边界，认为卫生系统是各组成部分及其之间相互作用与卫生系统目标之间形成的一系列关系。WHO 国际卫生伙伴关系和相关举措组织框架包含卫生系统的整个过程，而欧盟核心健康指标框架强调健康的结果指标。狭义的卫生系统绩效评价框架对于卫生系统的定义等同于卫生保健系统，认为卫生系统的评价可以通过卫生保健系统的绩效评价来反映。前者侧重于从健康结果的影响因素反推整个卫生系统的相关因素；后者将卫生系统评价简化为卫生保健系统的评价，强调卫生保健系统的重要作用，实质是理想类型方法思想的体现。

目前卫生系统仍然没有一个统一的定义，因为卫生系统定义的难点在于健康结果的影响因素广泛，不仅仅局限于医疗服务系统。许多卫生政策制定者无法控制的因素同样影响着人群的健康状况。因此，产生了广义的卫生系统和狭义的卫生保健系统。广义的卫生系统包含卫生保健系统及其所有影响健康的因素，而狭义的卫生保健系统一般仅指医疗保健系统。广义的定义从一个更加全面的角度考虑影响健康的所有因素，以及不同部门、机构和人群间的相互影响，但是，无法找到卫生系统中关键的作用因素和机构，进而无法进行问责，因为健康是多种健康影响因素共同作用的结果。狭义的定义仅限定在医疗系统。因此，很容易确定影响健康的主要领域和关键责任机构，进而制定相应的改进和干预措施，同时一些影响健康的重要非医学因素被忽略。但是，公共卫生和健康促进等相关部分的归属仍然存在较大争议。如 OECD 卫生系统绩效评价框架不包含公共卫生，而卫生保健质量指标（HCQI）规划概念框架则包含公共卫生。但是，联邦基金卫生系统绩效评价框架则不确定是否包含公共卫生和健康促进。

四 卫生系统目标

卫生系统目标对于卫生系统绩效评价框架构建具有导向性作用。通过比较分析发现，目前主流框架将卫生系统目标分为最终目标和中间目标。中间目标服务于最终目标，并对最终目标的实现起到关键作用，为卫生系统最终评价提供了重要证据和信息，起到了连接卫生系统具体投入和最终结果的桥梁作用。

　　健康状况被所有框架纳入卫生系统绩效评价框架的最终目标维度，反应性和财务风险保护同样是多数框架关注的最终目标（见表3-3）。由此可见，卫生系统健康促进的目标被普遍接受，是卫生系统评价最终的原点。同时，WHO 卫生系统绩效评价框架、WHO 卫生系统绩效模块框架、WHO 国际卫生伙伴关系和相关举措组织框架以及卫生保健质量指标（HCQI）规划概念框架将公平或效率作为卫生系统最终的目标，强调了卫生系统公平与效率的重要性。

表 3 - 3　　　　　　　　　　　　卫生系统框架目标比较

框架	中间目标	最终目标
WHO（2000）		健康状况、反应性和筹资公平
WHO（2007）	质量、安全、可及和覆盖	健康状况、反应性、风险保护和效率
WB	质量、可及和效率	健康状况、患者满意度和风险保护
IHP	质量、安全、可及、覆盖和行为	健康状况和公平、风险保护、反应性和效率
OECD（2001）		健康状况、反应性和可及性以及筹资公平和费用
OECD（2006）	质量、效果、安全、患者为中心、成本和费用和可及	健康状况、效率和公平
CF	质量、效率、可及、系统和人力创新提高	健康生命和生活质量
ECHI	—	健康状况

　　中间目标服务于最终目标，主要包括可及、覆盖、质量和安全四个中间维度，世界银行卫生系统绩效控制旋钮框架和联邦基金卫生系统绩效评价框架将效率维度纳入中间目标。IHP 强调行为，而 OECD 认为，费用是重要的中间目标。此外，WHO 卫生系统绩效评价框架、

OECD 卫生系统绩效评价框架和欧盟核心健康指标框架并没有设定中间目标，仅设定了最终目标，表明该类框架强调目标导向性，通过最终结果反映卫生系统复杂的过程。虽然 WHO 卫生系统绩效评价框架和 OECD 卫生系统绩效评价框架最终目标相似，但是，最终目标的内涵却存在差异，如筹资公平目标，WHO 仅测量分布，而 OECD 框架不仅测量贡献分布，同时还测量卫生总费用的宏观效率和微观效率。因此，除了需要关注维度，每个维度的内涵同样需要关注和深入分析。

不同框架的卫生系统目标内涵存在差异，因此，需要对每个目标的内涵进一步分析，明确各个评价框架之间的异同（见表 3 - 4）。

表 3 - 4　　　　　　　　卫生系统框架目标维度内涵比较

维度	框架	定义
健康	WHO（2000、2007）	人群整个生命周期健康，包括发病情况和早期死亡情况
	WB（2003）	无明确定义
	OECD（2001）	健康结果随着健康状况改变，主要由卫生保健、卫生系统和行动引起
	OECD（2006）	无明确定义
	CF	健康结果是卫生保健系统保持长寿、健康和有意义的生活能力
反应性	WHO（2000、2007）	尊重患者（尊严、保密性和自主性）和患者为中心（及时关注、社会支持网络的可及性、基础设施的质量和选择医护人员）
	WB （2003）	居民对于卫生服务的满意度
	OECD （2001）	无具体定义，但是围绕患者满意度，患者可及和患者就医经历
	OECD （2006）	反应性和患者为中心定义为卫生系统满足患者非医疗期望的能力，包含在卫生质量维度
	CF	无具体定义，包含在质量和可及维度
公平	WHO（2000、2007）	健康状况和反应性人群分布以及筹资公平
	WB （2003）	健康状况、居民满意度和筹资风险保护分布
	OECD （2001）	健康结果、反应性和卫生筹资与费用分布
	OECD （2006）	卫生服务和卫生费用支付的人群分布公平
	CF	卫生服务质量、可及和效率分布

续表

维度	框架	定义
效率	WHO（2000、2007）	现有卫生资源条件下卫生服务目标实现程度
	WB（2003）	技术效率（生产效率），即单位成本最大产出；配置效率，通过现有资源有效配置达到最大产出
	OECD（2001）	微观经济效率，卫生系统实际单位成本产出与最优单位成本产出之比；宏观经济效率，所有卫生费用产生的健康收益，又称为配置效率
	OECD（2006）	微观经济效率，单位成本收益；宏观经济效率，找到卫生总费用的最佳水平
	CF	卫生服务提供和保险管理，正确的时间提供正确的服务，新的创新能够从效果和价值进行评价
质量	WHO（2000、2007）	健康状况和反应性水平
	WB（2003）	临床质量，包括人力投入（技能和决策）、非人力投入（设备和供给）和服务提供（人力和非人力资源结合）；服务质量，包括生活服务（食物和清洁）、便利性（交通时间、等待时间和服务时间）和服务态度（礼貌、情感支持和受到尊重）
	OECD（2001）	健康产出和反应性水平
	OECD（2006）	有效、安全和患者为中心的服务
	CF	有效、安全、连续和患者为中心的服务
可及	WHO（2000、2007）	反应性一部分
	WB（2003）	物质可及性包括人财物的相对人群的分布密度；服务可及性是指获得服务的方便程度
	OECD（2001）	反应性一部分
	OECD（2006）	患者获取服务的难易程度
	CF	卫生服务全民覆盖程度和可支付能力

　　健康状态内涵具有悠久的历史，WHO 于 1946 年将其写进法律，但是，在不同的框架里，其内涵略有差异。WHO 认为，健康状态是人群整个生命周期的疾病和死亡状况，同时包括因为疾病造成的功能损失。OECD 对于健康状况的定义是基于卫生保健结果，重点关注疾病和死亡状况。CF 更加强调人群健康的完好状态和身体功能状况。

因此，健康测量应该包括人体功能的完好状态、身体功能、疾病损伤和死亡状况等多个方面。

反应性定义由 WHO 提出，包括对人的尊重和以顾客为中心两大部分。对人的尊重包括尊严、保密性、自主性和交流；以顾客为中心包括及时关注社会、支持网络、基础设施的质量和选择医护人员。WB 利用满意度反映患者对卫生系统的主观满意状况，但是，反应性和满意度在反映的内容和基于的思想上存在差异，反应性强调的是非医学结果的经历感受和合理期望得到满足的程度，因此具有更好的可比性。OCED 关于反应性的定义与 WHO 基本一致，但同时包含医疗质量的相关内容，从而在一定程度上包含反应性和满意度方面的内容。

公平性通常被认为是绩效在不同人群中的分布状况。但是，在不同的框架中进行公平测量的维度不相同，并不是所有的维度均进行人群分布公平性的测量。WHO、WB 和 OCED 卫生系统绩效评价框架在健康状况、反应性或满意度和筹资风险保护均进行了分布测量。OCED 卫生保健质量指标（HCQI）规划概念框架在卫生服务和卫生费用水平进行了公平测量。CF 对卫生服务质量、可及和效率进行了公平的测量。

效率方面，所有框架都遵循传统的生产力经济原理，单位收益最大化，但每个框架的具体应用各不相同。WB 和 OECD 定义的效率包括技术效率和配置效率。WHO 将效率定义为目前的绩效水平达到最优绩效水平的百分比。CF 对于效率的定义更强调有效卫生服务：通过有效的技术，提供合适的服务，同时避免浪费。技术效率和配置效率的应用最为普遍，同时更加符合经济学原理。WHO 定义更加强调目标实现程度，CF 更加强调有效服务基础上的资源不浪费。

质量的内涵在广义卫生系统定义中表现为最终目标的健康水平和反应性水平，如 WHO 和 OECD。在狭义的卫生保健系统中，定义为卫生保健系统的服务质量，具体内涵包括有效性、安全性和患者为中心等。WB 则将其定义为临床质量和服务质量。服务质量和患者为中心均包含在反应性中。因此，关于质量的具体表述不同，但是，其反映的内涵基本一致。

可及是反映提供或者获取卫生服务的难易程度。WHO 和 OECD 等目标导向的框架反映在卫生系统反应性中。其他框架则反映为独立的维度，反映为资源的分布和服务的获取程度。

五　卫生系统结构

卫生系统框架对于描绘卫生系统如何达到目标至关重要。通过卫生系统结构概念化，能够帮助卫生系统利益相关者理解卫生系统结构如何影响卫生系统目标的实现。不仅能够对不同卫生系统进行比较（不同的卫生系统结构如何影响卫生系统绩效），而且能够评价卫生系统随时间的变化所带来的影响（卫生系统结构的变化对卫生系统的影响）。

卫生系统结构描述方式各不相同，包括功能、模块、控制把手、层级、组件过程和卫生保健目标等。不同的描述方式存在交互和重叠，但是，卫生系统应包括管理、筹资、服务、资源和健康影响因素等（见表 3 - 5）。

表 3 - 5　　　　　　　　　卫生系统结构框架比较

框架	结构
WHO（2000）	功能结构：（1）管理；（2）筹资；（3）服务提供；（4）资源筹措
WHO（2007）	模块结构：（1）服务提供；（2）卫生人力；（3）卫生信息；（4）医疗产品、疫苗和技术；（5）卫生筹资；（6）领导或管理
WB	控制把手：（1）卫生筹资；（2）支付方式；（3）组织管理；（4）政府规制；（5）行为
IHP	卫生系统组件：（1）投入和过程；（2）产出；（3）结果；（4）影响
OECD（2001）	无卫生系统结构定义
OECD（2006）	层级结构：（1）第一层健康；（2）第二层非医学健康影响因素；（3）第三层卫生系统绩效；（4）第四层卫生系统设计和背景
ECHI	无卫生系统结构定义
CF	卫生保健系统目标：（1）质量；（2）效果；（3）可及；（4）卫生系统和人力资源创新与提高

　　WHO卫生系统绩效评价框架认为，卫生系统应该具备管理、筹资、服务提供和资源筹措四个核心功能。[①]（1）管理。在《2000年世界卫生报告》中，"管理"一词采用了新的名词，它的含义超过了立法，具有广义管理的概念。它包括制定公正的游戏规则及提供整个卫生系统的战略方向，倡导各部门对卫生工作带来有影响性的政策。其核心问题是争论未来政府的作用。因为很多改革都在寻求改变政府的作用，卫生部门应该转变职能，从提供卫生服务转向引导卫生系统改善工作绩效。在四个功能中，管理是最重要的，它可以影响其他三个功能。（2）筹资。适宜的筹资方式可以促使卫生系统的持续发展。目前许多国家还没有建立起团结为基础的、防止财务风险的医疗保障制度，使病人得到健康人的帮助，穷人得到富人的帮助。越来越多的证据证明穷人自付医疗费用比例特别高，进一步造成因病致贫。主要挑战应该是通过公共筹资或强制性筹资方式建立统筹基金，通过建立预付性质的医疗保障制度来防止因病造成的财务风险。（3）服务提供。卫生系统的另一个功能是改善个人卫生服务及公共卫生服务的质量（品质）。特别是公共卫生服务的提供，更是政府的职能。至于个人卫生服务的提供，很多国家的经验证明日趋多元化，通过竞争提高效率；通过有效的服务网络来协调。随着私人部门服务提供的增加，促使公共部门加强管理，改善工作绩效。（4）资源筹措。关键问题是如何使投入与卫生系统的要求相匹配，如人力资源需要合理配置，不能因此加剧健康服务的不公平。同样，对机构及技术的投资也应根据国家的重点来优先配置，使卫生系统能够提供卫生服务。

　　WHO卫生系统绩效模块框架进一步提出卫生系统模块结构模型，认为卫生系统由领导或管理、卫生筹资、卫生人力、医疗产品、疫苗和技术、卫生信息和服务提供六个模块组成，并提出了一个良好卫生系统应该达到的标准。[②]（1）服务提供：利用最少的资源，随时随地

---

　　① WHO, "The World Health Report 2000: Health Systems: Improving Performance", 2015 – 02 – 28: 43: 00.

　　② WHO, 2007, "Everybody's Business: Strengthening Health Systems to Improve Health Outcomes: Who's Framework for Action", World Health Organization, Geneva.

为需要卫生的个人和非个人提供安全、有效和高质量的卫生服务。（2）卫生人力：在现有的卫生资源情况下，反应迅速、公平和有效的方式达到最好的卫生产出。（3）卫生信息：产生、分析、传播和利用可靠及时的卫生信息，包括健康状况、决定因素和卫生系统绩效。（4）医疗产品、疫苗和技术：公平获取质量、安全、有效和成本效益的医疗产品、疫苗和技术，并且科学合理地利用。（5）卫生筹资：筹资足够的健康基金，保证人群获得需要的卫生服务，避免灾难性卫生支出和因病致贫的发生。（6）领导或管理：制定战略政策框架并进行有效的监管，联合构建合适的监管和激励机制，关注卫生系统设计和问责。

世界银行卫生系统绩效控制旋钮框架认为，卫生系统由卫生筹资、支付方式、组织管理、政府规制和行为等一系列关系构成。[①]（1）卫生筹资：筹资的构成包括筹资方法、资金分配以及资金安排制度等机制，卫生筹资反映了资金的收集和使用过程。（2）支付方式：支付方式是指资金支付给个人和组织的方法，支付方式是卫生服务提供和使用的重要激励手段。（3）组织管理：管理者用于管理卫生市场卫生服务提供者的角色、功能和运行的机制。（4）政府规制：政府通过强制性手段，如法律和法规等方式，规制组织和个人的方法与手段。（5）行为：包括需方和供方行为，它们不仅影响个人健康，而且决定了整个卫生系统的绩效。

WHO 国际卫生伙伴关系和相关举措组织框架从更加宏观的角度将卫生系统划分为投入和过程、产出、结果和影响，每个过程由不同的卫生组件构成。（1）投入和过程：国内外资金、政策规划和统一实践投入。（2）产出：卫生改革和干预的预期产出。（3）结果：能够促进健康结果的预期卫生产出，如覆盖和反应性。（4）影响：最终期望产生的健康促进的结果，如健康提高。

OECD 从健康模型角度将卫生系统划分为健康、非医学健康影响因素、卫生保健系统绩效以及卫生系统设计和特点四个层次，共同组

---

① Hsiao, W. C., 2003, "What is a Health System? Why Should we Care?", Harvard School of Public Health, Cambridge, Massachussetts.

成了卫生系统。（1）第一层健康：广义的健康受到医学因素和非医学因素影响。（2）第二层非医学健康影响因素：广泛的非医学健康影响因素。（3）第三层卫生系统绩效：卫生保健系统的投入、过程和结果的公平与效率。可能影响卫生保健健康决定因素。该层可以通过初级卫生保健、预防和健康促进影响第二层。（4）第四层卫生系统设计和背景：国家卫生系统政策和服务特点，影响整个卫生系统的成本、费用和服务利用方式，评价卫生系统绩效过程中必须考虑。

CF 将卫生系统简化为卫生保健系统，并提出了卫生保健系统的目标：质量、效果、可及，以及卫生系统和人力资源创新与提高。（1）质量：提供合适、安全、协调、反应性和及时的卫生服务。（2）效果：卫生服务提供正确的时间和措施，通过有效的服务和保险系统，有效和有价值的技术、设备、产品和实验室检测。整个过程能够进行介绍、监督、重测和评价。（3）可及：政府和个人能够负担的卫生服务，同时能够根据需要公平地获取卫生服务，并且支付最好的费用。（4）卫生系统和人力资源创新与提高：卫生系统能够应对变化，大量投入创新，能够在研究和教育过程中信息透明和问责，卫生服务专业人员能够平衡自制和文化提高。

卫生系统构成确定的影响因素有两个：一个是卫生系统的边界确定，另一个是卫生系统的目标。当卫生系统定义为广义卫生系统时，通常包含影响健康广泛的影响因素，如 WHO、WB 和 IHP 等。而狭义的卫生系统定义不包括非医学健康影响因素，或者无法将其确定在正确的位置，如 CF 框架。但是，在进行国际卫生系统绩效评价过程中，非医学等健康影响因素应该考虑在内，如 OECD 卫生保健质量指标（HCQI）规划概念框架尽管只强调卫生保健系统评价，但是，在考虑评价过程中将其放在广义的卫生系统框架中进行考虑。

六　卫生系统评价框架

通过总结归纳，按照卫生系统加强的流程，卫生系统自上而下可划分为四个层次，每个层次又可以划分成不同的组成部分（见表 3 - 6）。通过对比发现，卫生系统框架的目标基本相同，组成模块也相互重叠。其中过程或机制是最受关注的部分，反映了卫生系统的作用和努力程度，它们在卫生系统的绩效方面起着至关重要的作用，直接影响着卫生系统中间目标的实现，进而影响卫生系统的最终目标能否实现。

表 3 - 6　　　　　　国际卫生系统比较框架维度比较

流程	组成	WHO(2000)	WHO(2007)	WB	IHP	OECD(2001)	OECD(2006)	ECHI	CF
最终目标	健康改善	★	★	★	★	★	★	★	★
	反应性	★	★		★	★			
	筹资风险保护	★	★	★	★	★			
	满意度			★					
中间目标	公平	★	★	★	★	★	★		★
	效率	★	★	★	★	★	★		
	质量		★	★	★		★		★
	效果						★		★
	安全		★		★		★		★
	患者为中心						★		
	可及		★	★	★	★	★		★
	费用					★	★		★
	覆盖		★		★				
	连续								★
	协调								★
	及时								★
过程或机制	卫生筹资				★				
	支付方式改革				★				
	组织管理				★				
	规制监督				★				
	行为干预			★	★				
组成模块	政府管理	★	★		★				
	卫生费用	★	★		★				
	卫生服务	★	★		★				
	资源（人力和设施）	★	★		★				
	信息和技术		★		★				

注：灰色底纹标示原本在最终目标中。

最终目标：各个国家卫生系统的长远目标高度一致，与《2000年世界卫生报告》提出的卫生系统目标相一致，主要为健康改善、筹资风险保护、反应性和满意度。

中间目标层：是卫生系统实现最高目标过程中需要考虑的原则和关注的阶段性目标，如公平、效率、质量、效果、安全、覆盖、可及等。它们是实现目标层的基础，同时是控制层和结构层建设的指导原则。

过程或机制：是改善卫生绩效的把手，是卫生系统加强的重要方式，主要包括卫生筹资、支付方式改革、组织管理、规制监督、行为干预等具体方式来改善卫生系统绩效。

组成模块：是卫生系统的基础层，是构成卫生系统的基础模块，各个模块之间既相互独立，又相互联系，共同围绕着"人"运行。是卫生系统加强过程中卫生系统可以着手的领域。

卫生系统目标和结构之间关系的建立是卫生系统绩效评价框架构建过程中最重要的问题。不同类型框架的卫生系统目标和结构之间关系不同。作为一个概念框架，分析型框架需要包含影响卫生系统目标的重要因素模块，而作为一个评价框架，决定型框架需要包含能够控制和改革的影响卫生系统的重要因素和模块。

本章小结

一　国家卫生系统绩效理论框架的构建

卫生系统绩效评价框架构建过程包括目的、边界、目标、构成和框架维度确定五个关键步骤，其中框架维度及其之间关系的明确是整个过程的关键和难点。国家卫生系统绩效国际比较框架的制定从卫生系统的定义出发，首选明确卫生系统的范围、目标和组成；然后通过目标和组成联系，构建卫生系统的评价框架；最后厘清各个组成模块、目标和影响因素之间的关系，根据应用目的，完善整个评价框架。具体制定过程中包含卫生系统绩效评价框架构建的目的、卫生系统定义和边界确定、卫生系统的目标及其实现影响因素确定、卫生系统构成分析和卫生系统最终评价框架的确定及完善。评价指标的确定在比较框架中不作详细讨论，因为评价指标的选择除了根据每个维度反映的内涵，其主要根据比较国家的具体情况而定。

二　卫生系统绩效评价框架的构建目的决定评价框架的结构和功能类型

卫生系统绩效评价框架根据评价目的不同，可以分为描述型框架、分析型框架和决定型框架。描述型框架可以对卫生系统状况进行描述；分析型框架可以对卫生系统绩效进行评价和分析不同模块之间的作用机制；决定型框架不仅能够对卫生系统绩效进行评价，而且能够对卫生改革和具体干预进行评价，诊断卫生系统薄弱环节，支持卫生系统加强。分析型框架需要包含影响卫生系统目标的重要因素模块；而作为一个评价框架，决定型框架需要包含能够控制和改革的影响卫生系统的重要因素及模块。因此，卫生系统绩效评价框架的目的将影响卫生系统最终框架制定过程中模块选择和模块与目标之间的关系，最终决定卫生系统绩效评价框架所能够发挥的功能。

三　卫生系统定义和边界决定卫生系统目标与结构范围及其形式

卫生系统定义和边界确定是对卫生系统内涵的讨论，其定义和边界的确定将影响到卫生系统的目标和卫生系统构成的确定。同时，定义角度和方式的不同将影响到卫生系统结构的表达和划分。根据范围的不同，卫生系统可以划分为包括所有影响人群健康影响因素的广义概念和仅包括卫生系统核心部分的卫生保健系统狭义概念。卫生系统绩效评价框架的目的是为提高卫生系统绩效提供战略建议。结构框架和作用机制能够帮助卫生决策者找到改善卫生系统绩效的薄弱点，进而提出卫生系统加强的策略。因此，只有包含卫生系统所有重要模块及其之间的作用机制，利益相关者才能知道通过哪种方式或者活动改善和提高卫生系统绩效。公共卫生干预必须被纳入卫生系统绩效评价的框架之中，因为公共卫生干预对于健康结果具有重要影响。

四　卫生系统最终目标和中间目标不尽相同，但所有维度都必须服务卫生系统健康改善的最终目标

卫生系统的目标主要包括卫生系统最根本的最终目标和达到卫

生系统最终目标起到关键作用的中间目标。卫生系统最根本的目标是改善健康，反应性和财务风险保护同样被多数卫生系统绩效评价框架纳入最终目标。中间目标起到重要的连接作用，连接着卫生系统的结构和最终目标，主要包括可及、覆盖、质量、安全、有效、患者为中心等。满意度和反应性同时出现在最终目标中，两者既相互联系又有区别，应用过程中需要进一步研究。效率和公平同时出现在中间目标和最终目标的各个维度，贯穿于卫生系统绩效评价的全过程。

五　广义的卫生系统结构模型包含狭义的卫生保健系统模型，能更真实地反映卫生系统的状况

卫生系统结构的确定受到卫生系统定义及其方式和卫生系统目标的影响。定义影响卫生系统的组成结构，即有形结构。卫生系统目标影响卫生系统组成结构和卫生系统中间目标与最终目标之间的关系，即无形结构，最终影响卫生系统结构之间的联系。根据定义不同，卫生系统的结构可以分为广义和狭义的卫生系统结构。广义的卫生系统结构包含卫生保健系统和影响人群健康其他影响因素，更接近于真实的卫生系统状况。而狭义的卫生系统结构仅包含卫生保健系统的内容，更加强调卫生保健系统在整个健康改善中的作用。

六　卫生系统框架构建的最终步骤是建立起卫生系统目标和结构之间的联系，尽可能地反映真实的卫生系统状况

卫生系统框架构建的关键步骤是卫生系统目标和结构联系最终形成评价框架。评价框架的最终形成依赖于以上五个步骤。主要任务是建立起卫生系统各个组成部分之间的联系和影响机制。评价框架构建目的的不同，对组成部分的选择和联系的建立起着重要的影响作用。卫生系统边界和定义影响卫生系统目标和结构，而结构和目标之间联系的建立是整个框架构建步骤中的核心。但目前卫生系统框架建立过程中的关系建立主要是从定性角度进行主观判断建立的，缺乏一个可操作和重复的科学方法，是目前框架建立的难点。

第四章 国家视角下的卫生系统绩效评价

本章主要通过对典型国家卫生系统绩效评价理论与实践的系统比较和研究，构建国家卫生系统绩效评价关键流程模型。并在此基础上，对典型国家卫生系统绩效评价关键步骤和评价框架体系进行比较研究。总结国家卫生系统绩效评价过程中的理论、方法和规律，并结合典型国家卫生系统的特点，分析其卫生系统评价框架的特色。通过本章的学习，读者能够对国家卫生系统绩效评价框架构建过程及其特点有一个系统的了解。

第一节 绩效评价关键流程模型

通过对典型国家卫生系统绩效评价过程系统分析发现，一个国家的卫生系统绩效评价需要关注六个关键过程，即卫生系统绩效评价参与对象确定、卫生系统绩效评价概念模型选择、国家政策背景和卫生系统现状分析、卫生系统评价框架构建、卫生系统绩效评价实施和卫生系统绩效评价激励机制六个关键步骤（见表4-1）。

表4-1　　　　　　　卫生系统绩效评价关键步骤和内容

关键步骤	关键内容
参与对象确定	利益相关者：包括公共机构、社区机构和资助机构、卫生系统决策者，服务提供者和消费者；利用数据解释各个利益集团之间的关系
概念模型选择	选择卫生系统评价的概念模型，并将卫生系统要素嵌入概念模型：包括卫生系统的健康目标、健康影响因素、卫生系统要素和角色；概念模型能够用于支持决策

关键步骤	关键内容
政策背景和卫生系统现状分析	政策和价值：国家宏观环境，包括政治、经济、技术和社会文化状况；国家卫生系统的目标、原则和优先领域；国家卫生系统的组成及其之间的关系；管理和干预对于卫生系统的影响
评价框架构建	评价框架制定：包括框架构建目的、卫生系统边界范围、卫生系统目标、卫生系统构成、卫生系统框架和评价指标。整个制定过程要与政策背景分析紧密相连，框架建立在卫生系统概念模型基础之上。指标选择需要考虑重要性、科学性和可行性，同时具有动态性和灵活性，保持与背景政策的一致性
评价实施	建立一个综合机构，负责协调各个相关部门、利益相关者和人财物等资源；建立一个灵活和成本效益高的信息管理系统；信息系统不仅可以支持卫生系统评价，同时应该支持各个机构和部门的自我评价
激励机制	绩效评价与政策和管理相结合；进行不同时间、水平、系统和机构之间的比较；尽可能地利用不同来源的数据和信息；利用资金奖励或者通报批评进行激励

卫生系统绩效评价框架的制定者必须包含卫生系统的利益相关者。因此，具有不同价值观的利益相关者应该在框架构建过程中被纳入，这将增加整个过程的敏感性、透明度，同时使他们认同整个框架并为其贡献内容。政策制定者是这些利益相关者中最重要的一个角色，因为他们是整个卫生系统的领导者和实施的决策者，他们具有监督和管理责任并且能够影响其他行业。参与者应该来自公共机构（政府、技术和管理），并且来自不同层次，包括社区、民间社会组织和基金机构，如捐赠者、卫生服务提供者和专家团队。

卫生系统绩效评价框架必须建立在明确和清晰的概念模型之上。概念模型必须包含卫生系统的健康目标、健康影响因素和主要构成模块，并且能够区分医疗保健系统和卫生系统（包括非医疗因素）及其在健康促进中的作用和地位。

国家卫生系统相关政策背景。一个国家卫生系统绩效评价框架的制定必须关注政府运行模式和卫生系统组织形式。同时需要考虑卫生系统内和系统间的联系及不同层次（国际、国家、地方政府、供应商、社区）之间的协调。具体来说，要关注一个国家的卫生体制，包括卫生系统的目标价值、管理机制、筹资和分配以及卫生服务提供和支付等。国家政策背景对于卫生系统评价指标的选择具有重要影响，尤其是卫生系统产出维度的指标的影响最为显著。

卫生系统绩效评价框架的开发需要经过明确框架构建目的、边界范围、卫生系统目标、卫生系统构成、评价框架形成和评价指标选择等步骤，与国家卫生系统绩效国家比较框架相比，整个过程需要特别关注国家的卫生系统背景和政策情况，同时，卫生系统绩效评价框架应该建立在卫生系统概念模型基础之上。首先，框架开发需要基于一个完善的概念模型，明确的目的、维度和指标。明确框架的目的非常重要，如描述、监测、评价、诊断和系统加强等。明确卫生系统的边界和国家卫生系统的边界、目标和构成。其次，将卫生系统划分成不同模块和维度，厘清不同模块和维度之间的关系。最后，根据每个维度的内涵，同时结合导向性、重要性、科学性、可行性和稳定性进行指标选择。

卫生系统绩效评价实施必须有明确的组织管理机构和数据支持系统。政府作为管理者有着非常重要的角色，负责概念框架的定义，设计数据收集机制，信息管理，开发分析设备和能力，设计激励机制和管理政策过程。由于卫生产品是公共产品，其他利益相关者和机构也应参与到评价监管过程之中。卫生管理信息系统是评价信息的重要来源，因此，要建立完善的数据收集框架和机制，保证评价数据的可及性。

卫生系统绩效评价激励机制。为了保证卫生系统绩效评价的实施，并充分发挥绩效评价的效用，绩效测量和管理周期应该被纳入卫生系统及其评价框架。同时，绩效测量结果需要与卫生系统不同层次的政策、管理、筹资和服务提供相联系，支持卫生决策。此外，为了促进结果的利用，需要对数据进行适当的分析，分析结果能够被不同的兴趣群体所获得和利用，包括技术专家、政策制定者以及那些文字能力和计算能力都有限的人。

第二节　典型国家框架关键过程比较

一　背景历程

发达国家开展卫生系统绩效评价相关工作较早，多始于20世纪90年代，同时具有明确的目标。在卫生系统绩效评价实践过程中积累了丰富的经验。

（一）英国

自1948年英国国家卫生服务体系建立以来，其卫生体系和绩效指标就已纳入国家评估框架之中，包括绩效评估、管理、职责和医疗服务质量。1997年，英国工党发布白皮书《新国家卫生服务制度》，表明其彻底改变NHS组织和提供卫生系统绩效的决心。但是，这个文件并没有提出具体目标或者较高水平的目标用于卫生系评价，而是关心中间目标，如加强NHS不同部分之间以及NHS与地方政府之间的合作。这个文件没有提出具体可评估的指标。但是，结合白皮书和其他文件能够为评估提供一个框架：（1）可及性：白皮书指出，患者候诊时间太长。1997年，英国医院候诊人数超过百万，候诊时间以月和年计算。但当时仍然没有一个能够反映延误治疗的全景图。（2）公平性：白皮书重申NHS作为一个全国性的服务，全国的患者都能够公平地获得连续、高质量、及时和可获取的服务。尽管这个目标在1997年就已经制定，但是，在整个90年代，最好地区和最差地区之间医疗服务质量及数量都存在巨大的差距。（3）效率：白皮书提出，通过严格的方法和削减官僚主义使每一英镑都能为患者保健发挥最大的作用，即技术效率。政府将在初级保健中发挥更加重要的作用。一系列的文件承诺更加关注平衡地区间的资源配置。（4）质量：白皮书承诺，"高质量保健"和"守护全民健康"。提出此背景使保健质量变化很大，1997年之前，一系列的研究发现，卫生保健并不能保证全民获得。（5）健康产出：白皮书重要的任务就是连接卫生部和地方政府，以提高全民健康，降低健康的不平等。

1999 年，在财政部和卫生部的共同协议下，英国政府建立并发布以平衡计分卡理念为基础的 NHS 绩效评价框架，旨在通过对卫生系统绩效进行评价，促进 NHS 提供快速、高质量、更优质连续的健康服务，以减少不平等，更好地确保公众健康。① 英国政府将该框架作为一个战略管理工具，通过健康改善五个相关维度的加强，能够改善公众健康。尽管健康改善并不仅仅是这五个方面，但是，已有相关研究证明这五个方面对健康促进具有重要意义。

随后，英国医疗服务年报指出，英国 NHS 在医疗服务质量和资源使用效率方面都取得了很大进步，未来两年内卫生工作重点是在全国范围内解决绩效低下的问题。长期以来，评价卫生服务绩效、识别绩效低下、提出改进措施的方法均非系统性，并且不透明和不统一。2008 年 6 月，英国卫生部制定了《国家卫生服务体系的绩效制度》。作为 NHS 卫生绩效制度的重要组成部分，2009 年 4 月，英国卫生部发布了《英国国民卫生服务体系绩效评价框架》，为 NHS 医疗机构绩效评价提供了一个动态评价工具和最低标准。战略医疗局（SHAs）和初级保健信托委员会（PCT）对绩效达不到最低标准的医疗机构采取措施。医疗服务质量委员会（CQC）在保障医疗服务质量和安全、促进服务持续改进方面具有重要职责和作用。监管委员会作为 NHS 财团信托中的独立监管机构，确保其在财务、服务绩效与管理方面符合政府规定。NHS 绩效评价框架在国家已有的指标和强制报告数据基础上建立，应用于 NHS 所有医疗机构，主要目标是通过应用绩效框架，保障持续绩效低下的医疗机构能及时采取措施改进绩效。透明性、一致性、前瞻性、适当性及注重改进性是其五大特点。②

（二）澳大利亚

20 世纪 90 年代中期，为了评价澳大利亚卫生系统的绩效，在联

---

① Chang, L., Lin, S. W. and Northcott, D. N., "The NHE Performance Assessment Framework: A 'Balanced Scorecard' Approach?", *Journal of Management in Medicine*, Vol. 16, No. 5, 2002, pp. 345 – 358.

② 孙纽云、梁铭会：《美国医疗服务绩效评价体系的循证研究及对我国的启示》，《中国循证医学杂志》2012 年第 4 期。

邦和州政府卫生部长的支持下，联邦政府和州政府共同成立了卫生部长工作组。工作组提出了一个连续的绩效评价框架。该框架主要针对医院绩效，涵盖了医疗质量、健康结果和临床指标等内容，强调了医院医疗服务的可及性、有效性、技术效率和配置效率、服务的适宜性、病人满意度、保健的连续性等，是一个以医院服务测评指标为主的绩效评价框架。

1999 年，在原来所做工作的基础上，联邦政府再次强调应采取一系列新的措施，进一步改进卫生系统的绩效。应澳大利亚卫生部长会议要求，成立了国家卫生系统绩效委员会（NHPC），负责发展和完善国家卫生系统绩效评价框架，以及制定相应的绩效指标。新的绩效框架包含的内容从原来仅仅是医院服务扩展到整个卫生系统，涵盖社区卫生服务、全科服务和公共卫生的内容，制定一系列相应的绩效指标，也成为 NHPC 卫生系统绩效评价框架的一项重点工作。

2000 年，澳大利亚政府发布了《澳大利亚卫生系统报告（2000）》，首次提出卫生系统概念模型框架，用模型的方式描述了该国卫生系统构成及各部分之间的关系。该模型认为，卫生系统由健康结果、健康影响因素和卫生系统绩效（包括投入和产出）三部分构成。卫生系统绩效直接影响健康结构，同时也可以通过健康影响因素影响健康最终结果。NHPC 认为，卫生系统绩效评价，首先，要了解影响健康的因素，包括卫生资源投入及其相关影响因素。其次，需要测算卫生系统干预措施的产出。最后，通过健康水平的改善，测算卫生系统结果。

2001 年，澳大利亚 NHPC 以健康决定因素模型为基础，提出了澳大利亚卫生系统绩效框架。[1] 该框架包括健康状况和结果、影响健康的决定因素和卫生系统绩效三个层次。[2] 在健康状况和结果层面试图了解人民健康状况如何，是否每一个人都享有同等的健康权利，最需

---

① Committee National Health Performance, "National Health Performance Framework Report", *Queensland Health*, Brisbane, 2001.

② 裴丽昆：《澳大利亚卫生系统绩效评价框架》，《中华医院管理杂志》2004 年第 8 期。

要改善的是哪些方面的问题。健康的决定因素是指这些因素的改变是
否能够改善健康状况，是否对每一个人都产生同样的影响，这些因素
的变化发生在哪些方面，针对哪些人群。卫生系统绩效试图测量为了
改善全澳大利亚国民的健康状况，卫生系统提供高质量和医疗卫生服
务的表现程度如何，每一个人是否都享受到同等的服务。澳大利亚卫
生系统绩效框架已成为一种对卫生系统绩效进行评价，以及了解和分
析卫生系统绩效状况的有效工具。它为卫生系统的发展和完善不断地
设定更高的标准，并为改进卫生系统绩效提供所需要的信息。

（三）加拿大

加拿大于 20 世纪 90 年代开始卫生系统评价框架制定工作，于
1998 年开始制定健康指标框架，主要目的是获得更好的信息来跟踪当
前和新出现的健康问题，制定常用数据标准和结果共享，消除碎片化
数据，提高数据利用价值，更广泛地传播健康信息，达到促进加拿大
人群健康和加强卫生系统绩效的目的。通过健康资讯路线图计划和健
康指标项目，加拿大卫生信息系统取得了实质性进步。加拿大健康信
息系统能够提供更多的健康信息，同时各省和地方政府能够更好地了
解卫生系统运行状况和人群健康状况。[①] 加拿大健康指标项目是健康
资讯路线图计划指标框架的一部分。[②] 其目的主要回答以下问题：加
拿大人健康如何？加拿大卫生系统绩效如何？该框架基于人类健康模
型，主要包括健康状况、健康非医学决定因素、卫生系统绩效和社区
及卫生系统的特点四个维度。后两个维度通过测量每个区域卫生服务
系统的性能和社区及卫生系统的特点来反映卫生系统绩效情况。

1999 年，加拿大卫生信息研究所（CIHI）和加拿大统计局健康
指标框架用于指标分类被国内和世界所广泛接受。在 1999 年框架的
基础上，加拿大卫生信息研究所通过专家咨询，制定了一个动态的框
架用于支持优先领域的改善。新的框架延续了 1999 年以来说领域的

---

① 李秋芳：《世界主要国家卫生绩效对比分析》，《医学研究通讯》2005 年第 7 期。

② Arah, O. A., Westert, G. P., Hurst, J. and Klazinga, N. S., "A Conceptual Framework for the Oecd Health Care Quality Indicators Project", *Int J Qual Health Care*, Vol. 18 Spril 1, 2006, pp. 5 - 13.

发展，同时结合目前用户和政府的关注重点是资金、患者安全和病人为中心。《2000 年世界卫生报告》对卫生系统及其目标进行了定义，卫生系统的目标就是促进人群健康。在新框架中，包括个人和群体的卫生服务、公共卫生服务以及卫生政策。它阐明了绩效和卫生系统不同维度之间的关系，以及这些维度与健康目标的关系。

（四）荷兰

荷兰是世界上第一批应用综合工具，从质量、可及和可负担三个角度对卫生系统绩效进行综合评价的国家。荷兰自 2002 年开始制定卫生系统绩效评价框架①，2006 年，荷兰发布《荷兰卫生系统绩效评价报告》（DHCPR），该报告包含 125 个指标，覆盖了质量、可及和成本三个方面。② DHCPR 的主要目标是提供政策相关信息，支持优先领域制定和政策评价；利用卫生系统绩效评价指标，提供一个荷兰卫生系统绩效的全貌；发现卫生系统绩效可能存在的知识和信息空白。

2006 年，卫生改革后持续增长的卫生费用引起了关于卫生系统可持续性和激进卫生改革必要性的探讨。人口的不断发展和医疗技术的创新被认为是导致卫生费用不断增长的原因。因此，高质量的必要卫生服务的可及性可能难以保证。2006 年，卫生改制的目标是提高效率，同时提供优质的卫生服务。改革的主要特征是从中央政府管理转向卫生服务提供者、健康保健和患者在市场环境中的管理竞争。在这个系统中，政府的作用成为整个监督体系中的一员，并且仅仅当竞争失灵时才进行干预。过去的几十年里，荷兰健康、福利和体育部重点关注卫生系统目标的绩效，包括可及、质量和费用。随着市场元素的引入，这些目标都没有达到。最近，卫生部重申其目标是"高质量和团结为基础的卫生系统保证荷兰人群健康"。

（五）美国

美国是一个分散的卫生系统，国家层面有很多正在发展的人群健

---

① Ten, A. A., Arah, O. A., Geelhoed, J., Custers, T., Delnoij, D. M. and Klazinga, N. S., "Developing a National Performance Indicator Framework for the Dutch Health System", *Int J Qual Health Care*, Vol. 16 Suppl 1, 2004, pp. i65 – i71.

② Westert, G. P. and Verkleij, H., "Dutch Health Care Performance Report 2006", National Institute for Public Health and the Environment, 2006.

康促进和卫生系统绩效评价活动，如人口健康促进框架、国家卫生系统完善框架、《国家卫生质量报告》以及两个广泛应用的《非国家绩效报告》活动——卫生规划研究的消费者评估（CAHPS）和卫生服务提供者的数据信息集（HEDIS）。其中，《国家卫生质量报告》作为卫生保健系统的评价工具，应用和影响最为广泛。①

1999 年，美国通过《卫生保健与质量法》，美国国会要求美国卫生保健研究与质量局开发一项关于美国医疗质量年度变化的报告。卫生保健研究与质量局和医学研究所（IOM）合作制定了《国家卫生质量报告》和《国家卫生不平等报告》框架。2001 年，IOM 出版了《全国卫生保健质量畅想报告》。② 该卫生质量概念报告模型可以描述为一个矩阵，包含保健维度（安全性、有效性、及时、以病人为中心和公平）和患者需要（保持健康、获得健康、疾病或伤残、等待死亡）。公平维度没有明显地体现在框架中，但公平地蕴含在每个维度中，通过人群特征、保险类型等分类可以分解每一个指标，进而进行公平性测量。2002 年，IOM 出版了《国家卫生保健公平报告指南》③，深入讨论了国家卫生保健质量公平性测量。第一份 NHQR 于 2003 年发布，概述美国全国性医疗保健服务质量进展。第一版 NHQR 和 NHDR 报告受到了 IOM 报告的影响，其中两个最重要的报告是 IOM 于 2001 年出版的《全国卫生保健质量畅想报告》和 IOM 于 2002 年出版的《国家卫生保健公平报告指南》，引起了人们对卫生质量和卫生不平等的重视。从 2003 年 AHRQ 发布第一版 NHQR 和 NHDR 至今已经发布了 11 版。④

美国《卫生保健质量报告》的目标是作为医疗质量的"晴雨

① 孙纽云、梁铭会：《美国医疗服务绩效评价体系的循证研究及对我国的启示》，《中国循证医学杂志》2012 年第 4 期。

② Health, I. O. M. U. and Delivery, C. ed. , *Envisioning the National Health Care Quality Report.* Washington（DC）, National Academies Press（US）, 2001.

③ Swift, E. K. ed. , *Guidance for the National Healthcare Disparities Report*, National Academies Press, 2002.

④ U. S. Department of Health and Human Services, "National Health Care Quality Report", Agency For Healthcare Research Quality, 2014.

表"，监测医疗质量提高；作为健康人口等现有报告的补充，重点关注卫生服务提供系统的医疗质量；为不同层次的机构和人群提供详细的绩效报告资料。通过《卫生保健质量报告》发布，增强质量意识；监测政策和活动产生的影响；监测卫生系统目标的实现。此外，报告应更加灵活，能够回答卫生保健领域的一些关键问题，满足不同人群的需要。报告框架开发分为开发一个概念框架、制定指标选择标准、制定数据源选择标准和开发以客户为中心的报告指标四步。

在过去的十年中，为开发最重要、最科学的测量指标，AHRQ 不断完善衡量指标和方法。[①] 2003 年，第一版报告介绍和发布。2004年，报告扩大到包括对民族进步的质量改进和差距缩小跟踪。2005年，报告提出了一套核心指标和一些新的指标组合。2006 年，量化和追踪卫生保健变化的指标方法进行了修订。2007 年，报告增加了效率一章。2008 年，报告患者安全章节扩展，AHRQ 委托 IOM 回顾过去的报告，并提出了加强未来报告和产品的相关建议。2009 年，主题聚焦于缺乏健康保险对于质量和差异的影响。增加了新的章节，包括生活方式改变、卫生保健相关传染病、患者安全文化和保健协调等方面的指标。增加了卫生服务可及。2010 年，根据 IOM 建议，增加了Highlights 独立一章，综合展现两本报告的发现，并关注 IOM 建议的优先领域。重点主题：城乡一体化保健。增加了新的章节：保健协调和卫生系统设施两章，评价框架正式加入卫生服务可及。2011 年，根据 2010 年病人保护和支付得起医疗法授权，健康和人类服务部（HHS）出版了《美国卫生保健质量改进国家战略报告》。报告提出了国家质量改进三个目标的优先领域：更好的保健、更健康的人和支付得起的保健。NQHR 和 NHDR 开始将"亮点"章节聚焦于这些领域，主题聚焦于"美国老年人卫生保健"。女同性恋、男同性恋、双性恋和变性人被纳入重点人群的卫生不平等分析。2012 年，纳入追踪《国家质量战略 2013 国会年度进展报告》（National Quality Strategy

---

① Bruno, M., Burke, S. and Ulmer, C. ed., *Future Directions for the National Healthcare Quality and Disparities Reports*, National Academies Press, 2010.

2013 Annual Progress Report to Congress) 中的指标。主题聚焦于 "卫生保健微小种族不平等"。2013 年，报告继续追踪国家质量战略报告中的指标，配合国家质量战略，为决策者、公众，以及其他利益相关者提供信息支持。2013 年，报告的主题突出了 AHRQ 的重点人群之一：残障人群，包括特殊儿童的医疗保健需求，扩展了残障人群保健质量和保健可及的分析。在卫生不平等分析中，增加了多种慢性病患者的不平等分析。

二　参与对象

政策制定者参与领导和协调卫生系统绩效评价框架制定。其他利益相关者包括各领域专家、卫生管理、绩效评价、卫生信息系统、服务提供和基金机构等。英国包括政府、财政部、卫生部和技术专家。澳大利亚国家和地方政府领导成立卫生部长工作组和国家卫生系统绩效委员会负责框架制定，包括政府人员和技术专家。加拿大卫生信息研究所、加拿大统计局、加拿大卫生部和来自国家、地区和地方不同层次的政府、社团和利益相关者 500 多人合作开发和使用该框架。荷兰卫生福利与体育部和荷兰国家公共卫生和环境研究所负责，研究人员和政策制定者等利益相关者共同参与。AHRQ 成立了卫生与人类服务部部门间工作组来确定第一版 NHQR 的测量指标集。工作组成员来自卫生保健研究和质量局、疾病预防与控制中心及其国家卫生统计中心、医疗保健和医疗救助中心、食品和药物管理局、卫生资源与服务管理局、国家健康研究所、物质滥用和精神健康服务管理局以及规划和评价部部长办公室。美国卫生与人类服务部成立了顾问委员会，负责国民健康促进与疾病预防 2020 目标。联邦机构间工作组负责健康战略的制定和实施。最终综合了来自公共卫生专家，广大联邦、州和地方政府官员以及超过 2000 家组织机构的建议，采纳了 8000 多条民众意见。政府各部门人员和领域专家是核心参与者，卫生服务利用者很少参与，仅加拿大和美国有所记载。在数据利用方面，仅加拿大和荷兰制定框架过程中基于数据证据支持。

三　概念模型

卫生系统将提高人群健康作为卫生系统目标，不同的框架制定过程中利用的方法或者模型有所差异。平衡计分卡（BSC）和 Lalonde 健康影响因素模型是卫生系统绩效评价框架制定过程中应用最多的理论和方法。英国利用平衡计分卡制定框架；澳大利亚和加拿大利用 Lalonde 模型确定健康影响因素模型；荷兰将平衡计分卡（BSC）和 Lalonde 结合应用于框架制定；美国利用健康促进系统模型和 IOM 卫生质量框架进行框架开发。澳大利亚和加拿大将测量限制在卫生系统内，而荷兰结合了 Lalonde 模型和 BSC 模型。加拿大和荷兰强调在不同卫生系统角色中健康决定因素和责任人之间的关系，而英国、美国和荷兰强调卫生服务质量。

四　政策背景

国家卫生系统绩效评价框架制定一般是在具体的政策或组织环境下针对某些问题提出的，不同的卫生系统状况和政策导向导致不同的评价体系。例如，成本控制是发达国家普遍关注的问题，如澳大利亚、加拿大和荷兰强调效率。而公平问题是卫生系统本身关注的问题，因此，各个国家均关注卫生系统的公平性。

英国是全民覆盖的国家卫生服务体制。国家负责卫生筹资、服务提供和管理，卫生筹资通过政府税收筹集，卫生服务提供由公立医疗机构提供。门诊服务主要由私立机构提供，住院服务主要由公立医院提供。建立了严格的全科医生登记制度和守门人制度。整个系统关注质量、可及、公平、效率和健康产出等维度。

澳大利亚是全民覆盖的国家卫生保险系统，目标是建立全民可及的国家卫生体系，体现了公平和可及的思想。联邦和州政府共同负责筹资和服务提供的管理，联邦和州政府通过税收筹资和支付，初级卫生服务主要由私立机构提供，住院服务主要由公立医院提供。建立分级诊疗和全科医生守门人制度，关注卫生服务公平。国家负责制定卫生系统目标和各个部门的责任。

加拿大是全民覆盖的国家卫生保险体制，主要目标是通过卫生系统加强、促进人群健康。联邦和省政府共同负责筹资和服务提供的管理。主要通过联邦政府、地方和省政府税收筹资和支付，个人支付很少一部分。门诊服务主要由私立机构提供，住院服务主要由社会医疗机构提供。整个系统更加关注公平和可及。

荷兰是政府主导的社会卫生保险体制；荷兰的卫生保健是一种将政府计划调控与市场机制相结合的方式，病人、医疗卫生机构和健康保险公司三方面相互依存，加上政府的宏观调控，形成一个立体三角结构的卫生保健体制。混合卫生筹资系统、社会筹资占主要部分。门诊服务主要由私立机构提供，住院服务主要由社会非营利医疗机构提供。政府的作用成为整个监督体系中的一员，并且仅仅当竞争失灵时才进行干预。整个系统关注卫生质量、可及和效率。

美国是私人卫生系统体制。美国卫生系统是一个多元、分散的卫生系统，大多数是私有资金（雇主为基础）。联邦医疗保险基金覆盖65岁以上的老人和残疾人，州政府医疗救助计划覆盖低收入和残疾人。许多投保人和未投保人需要自付医疗费用。卫生服务由私人营利性医疗机构提供，政府在私人保险中的管理非常有限。患者可以自由选择医疗服务机构，没有建立全国性的全科医生守门人制度。美国卫生系统关注卫生质量。

五　评价框架

卫生系统绩效评价框架制定过程与国家比较框架类似，但制定过程中需要更多地考虑国家卫生系统自身的特点。评价框架体系通常包括目标、维度、子维度和指标等，但卫生系统的划分方法有所不同。澳大利亚、加拿大和荷兰等发达国家具有相似的划分方法，很多维度都相互重叠。指标较高的维度具有类似的指标（目标），但是较低的（进程、投入）水平指标发生变化较大。投入和过程指标往往反映了不同背景下人口学、流行病学和卫生筹资结构情况。因此，国家卫生系统绩效评价的差异主要反映在过程维度，政策背景对过程的影响最大。所以，不同国家卫生系统绩效评价过程中应特别慎重地进行过程比较。而最终目标比较是不同国家卫生系统绩效评价较为明智的选择。

英国1999年的NHS评价框架旨在通过对卫生系统绩效进行评价，促进NHS提供快速、高质量、更优质连续的健康服务，以减少不平等，更好地确保公众健康，包括六个绩效领域，它们共同构成了NHS

评估卫生机构绩效的平衡视角：健康改善、公平可及、有效提供适当的卫生服务、效率、患者或患者家属感受和 NHS 卫生医疗效果。

澳大利亚框架目标是为国家和地方卫生系统绩效评价提供一个报告框架。框架包括健康状况和结果、影响健康的决定因素和卫生系统绩效三个层次，围绕公平性展开。第一版卫生系统绩效维度包括有效性、适宜性、效率、反应性、可及性、安全性、连续性、能力或可持续性八个子维度。第二版层次转变为维度，并对卫生系统绩效维度进行了合并调整，最终调整为效力、安全、反应性、连续性、可及性或效率和可持续性六个方面。指标选择考虑利用现有数据和发展国家卫生信息系统的原则：国家标准、价值取向、优先人群、政策相关、考虑用户、信度、效度、数据可得性和可报告性。

加拿大健康指标框架主要目的是获得更好的信息来跟踪当前和新出现的健康问题，以及更广泛地传播健康信息，达到促进加拿大人群健康和加强卫生系统绩效的目的。包括健康状态、健康非医学影响因素、卫生系统绩效和卫生系统及社区特征四个维度，卫生系统绩效维度包括可接受性、可及性、适宜性、能力、可持续性、有效性、效率和安全性八个子维度。卫生指标优先领域确定和指标选择由政府、专家和公众参与共同制定。

荷兰政策制定者和研究人员共同定义了 DHCPR 的主要目标支持优先领域制定和政策评价。这就需要平衡政策目标，本领域和科学动态及数据的实际应用可能性。荷兰卫生系统包括质量、可及和成本三个目标，因此，荷兰卫生系统绩效评价框架的三个一级维度与其保持一致。指标选择方法是一个自上而下和自下而上方法的综合方法。自上而下的过程中，卫生系统目标决定了指标的维度和相关指标；自下而上的过程中，数据资源和技术水平决定了数据的可用性和可靠性。因此，指标的选择过程是一个理论和实践相互融合的过程。

美国卫生绩效评价主要目的是对美国卫生服务质量变化进行监测和评价。采用 IOM 卫生质量概念模型，包含两个维度。第一个维度为质量维度，反映了卫生质量的内涵，包括有效性、安全性、及时性和患者为中心。第二个维度反映了消费者的卫生服务需要和寻求保健的原因。包含消费者整个生命周期的卫生服务需要：保持健康、恢复健康、疾病伤残和生命结束。两个不同维度成分的结合构成了国家卫生保健质量报告矩阵，公平性分布在整个矩阵之中。指标确定主要通过向各部门征集，然后根据重要性、科学性和可行性等标准进行选择，最终确定了147个指标，之后逐渐增加，目前有200多个指标。

综上所述，根据 Lalonde 健康促进模型可将影响健康的因素分为医学健康影响因素（卫生保健）和非医学健康影响因素（环境因素、社会经济、个人行为和遗传因素）。因此，典型国家卫生系统的绩效评价框架根据其评价内容可以区分为狭义的卫生保健系统绩效评价框架（如美国和荷兰）和广义的卫生系统绩效评价框架（如澳大利亚和加拿大）。典型国家卫生系统绩效评价框架维度比较如表 4 - 2 所示。

表 4 - 2　　　　典型国家卫生系统绩效评价框架维度比较

	维度	英国	澳大利亚	加拿大	荷兰	美国
健康状况	完好状态		★	★		
	健康情况		★	★		
	人体功能		★	★		
	死亡	★	★	★		
健康影响因素	环境因素		★	★		
	社会经济因素		★	★		
	社会和社区因素		★	★		
	健康行为		★	★		
	遗传因素		★			
卫生系统绩效	患者为中心或反应性或可接受性	★	★	★	★	★
	可获得性		★	★	★	★
	适用性	★	★	★	★	★
	可胜任性		★	★	★	★

维度		英国	澳大利亚	加拿大	荷兰	美国
卫生系统绩效	连续性		★	★	★	★
	效果	★	★	★	★	★
	效率	★	★	★	★	★
	安全性	★	★	★	★	★
	可持续性		★			
	及时性					★
卫生系统特征	资源			★	★	★
	人群			★		
	卫生系统			★	★	★
公平	公平	★	★	★	★	★

澳大利亚和加拿大卫生系统绩效评价框架从广义卫生系统角度对卫生系统进行了全面评价，通过卫生保健系统、非医学健康影响因素以及人群的具体健康状况进行综合评价。反映了卫生系统各个模块对于健康的影响机制，同时强调了卫生保健服务的重要作用。广义卫生系统绩效包括健康、卫生保健、非医学健康因素及其之间的所有关系，反映了以人群健康促进最终目标为导向的评价。

美国和荷兰评价框架内容主要集中于卫生保健系统绩效的评价，并不包含非医学健康影响因素评价。因此，评价的是卫生保健系统本身的情况达到目标程度的反映，包括卫生服务提供水平和分布、个人和政府所支付的卫生费用等。该类框架强调卫生保健服务对于人群健康的影响，重点关注卫生保健服务质量，但忽略了健康结果影响因素的复杂性。该类希望通过卫生保健系统评价代表整个卫生系统的绩效，反映了以卫生保健系统服务过程为导向的评价。

英国利用平衡计分卡，同时包含卫生保健系统和卫生系统最终人群健康，形成了一个卫生保健系统和人群健康促进的循环模型，同样强调了卫生保健系统的决定性作用，但仍然没有考虑健康状况的非医学影响因素等内容。

六　管理实施

卫生系统评价的实施需要由具体管理部门负责协调管理，同时数据的收集系统建设是实施过程中最关键的过程。发达国家卫生系统相对完善，例如，加拿大有一个很好的公私医疗机构联合体，主要受益于过去二十年的资金和技术投入。而低收入国家如加纳和南非卫生系统发展和资源都非常糟糕，在数据质量方面存在巨大差距。绩效评价框架的应用周期从月、季度、年与两年变化不同。

英国政府、卫生部和初级保健机构信托委员会（PCTs）、战略医疗局（SHAs）和初级保健信托委员会（PCTs）对绩效达不到最低标准的医疗机构采取措施。医疗服务质量委员会（CQC）在保障医疗服务质量和安全、促进服务持续改进方面具有重要职责和作用。监管委员会作为 NHS 财团信托中的独立监管机构，确保其在财务、服务绩效与管理方面符合政府规定。

澳大利亚卫生系统绩效评价制定前期机构包括卫生系统绩效委员会、负责资助和评价的国家机构；澳大利亚卫生保健安全和质量委员会（ACSQHC）、澳大利亚政府改革委员会、国家卫生优先行动委员会（NHPAC）、国家卫生绩效委员会（NHPC）、国家临床研究所（NICS）和国家医疗保健协议（NHCAs）均参与到评价过程之中。

加拿大建立了一个卫生信息系统网络，共同负责评价和实施工作。包括加拿大卫生信息研究所（CIHI）、加拿大统计局（SC）、加拿大卫生部（HC）、加拿大卫生服务认证委员会（CCHSA）、加拿大医学会（CMA）和实现改进管理（AIM）。

荷兰加强了卫生福利与体育部（MoH）和荷兰国家公共卫生和环境研究所（RIVM）之间的关系。连接了现有的数据库，实现了数据新的成本效益需要。

美国卫生质量评价成立了卫生保健研究与质量局（AHRQ）、医学研究所（IOM）、卫生与人类服务部（HHS）部门间工作组，负责总的协调工作。工作组成员来自卫生保健研究和质量局（AHRQ）、疾病预防与控制中心（CDC）及其国家卫生统计中心、医疗保健和医疗救助中心（CMMS）、食品和药物管理局（FDA）、卫生资源与服务管理局（HRSA）、国家健康研究所（NIH）、物质滥用和精神健康服务管理局（SAMHSA）以及规划和评价部部长办公室（OASPE）。

七 激励机制

激励机制主要以数据利用为基础实现。所有利益相关者都能够得到绩效评价报告，包括政策制定者、服务提供者和资金机构。报告形式针对不同的利用者制定不同的报告形式。内部机制中，通过标杆比较提高卫生系统绩效或者卫生服务加强机制，如认证和医学继续教育提高卫生系统绩效。外部机制，一种是制定管理办法和财务奖励。表现好的地区或者机构可以获得更高的自主权和奖金，表现不好的要签订行动计划。另一种是通过媒体和公共平台分享信息。

英国将绩效评价作为改善绩效的战略工具，驱动机制是持续改善服务、责任制和财务激励。绩效评价报告用于医疗机构排名和星级评价，平均绩效水平以下的机构会受到监督和检查。其他财政部的绩效协议相关激励措施同时进行。NHS 绩效基金用于不同绩效表现医疗机构的奖励。绩效评价结果由卫生部门在其发行物 *The Quarter* 上公布。

澳大利亚激励措施包括发布卫生系统绩效和卫生保健协议信息；国家内部和国际比较；专业机构评审；卫生质量行动；流行病学分析投入、过程、产出和结果之间联系；卫生质量和安全建设经济奖励。

加拿大的主要措施包括发布国家报告；省和地方政府对目标和计划进行比较；专业机构进行标杆比较和认证；通过信息公开进行问责；学习、创新和分享经验。

荷兰的主要措施是充分利用评价结果进行卫生决策和资源配置规划，同时对绩效评价中出现问题的地区或者机构进行问责。

美国的绩效指标的实际应用通过两大机制来提高美国卫生系统绩效：公开报告和经济责任。美国医疗保健的动态市场为驱动绩效和执行问责做出"选择"和"退出"的调控机制。这种经济问责模式，有效使用绩效数据来更改卫生系统的目标。

第三节　典型国家绩效评价特点分析

国家卫生系统绩效评价实际上包括国际比较框架构建关键过程，卫生系统绩效评价框架构建仅仅是卫生系统绩效评价的一个步骤。但是，其最本质的区别是前者不仅要考虑卫生系统的内涵，还要与国家卫生系统政策背景和现状相结合，强调整个过程的循环和不断完善。结合典型国家卫生系统背景、评价指标内容和整个评价过程，典型国家卫生系统绩效评价特点阐述如下：

一　英国

英国卫生系统是国家卫生服务体制，追求质量、可及、公平、效率和健康促进。因此，英国卫生系统绩效评价框架与其卫生系统目标保持高度一致，评价维度既包含卫生系统最终目标——健康促进，同时包含达到卫生系统最终目标的中间目标：卫生服务的可及、公平、效率和质量。基于平衡计分卡理论，六个维度构成了卫生系统加强的逻辑框架。（1）追求公平可及。主要包括可得性和服务利用情况，可得性是从卫生服务需要角度考虑卫生资源供给能力，如每千人口全科医生数、每千人口床位数等。实际利用率从患者需求角度反映了卫生服务的覆盖和利用情况，如具体疾病筛查率、患者就诊率和住院率等。（2）关注服务质量。英国卫生系统的主要问题在于缺乏外部竞争，表现出人员积极性不高、服务质量不高和服务效率低下等特点。因此，为了有针对性地加强卫生系统，英国评价框架将卫生服务质量纳入评价框架之中，并作为单独维度。质量包括医疗质量和患者感受。医疗质量主要通过服务有效性进行测量，如住院死亡率、感染率、治愈率和生存率等；而患者感受反映了非医疗质量，主要包括等待时间等。（3）提高服务效率。因为英国卫生系统存在效率相对不高的问题，所以，效率维度作为一个单独的维度被提出。效率包括医生工作效率和资源的利用效率，如日处理病例率和例均处方费用等，反映了其提高服务效率和控制医疗费用的愿望。综上所述，英国的绩效框架体现了"追求卫生服务的公平可及性，提高服务质量和效率，改善人群健康"的主题。

二　澳大利亚和加拿大

澳大利亚和加拿大均为国家卫生保险体制，追求卫生服务的全民可及。其评价框架的主要目的是提供一个卫生系统绩效报告和评价的框架，整合卫生服务数据，提高数据的整合和利用效率。同时，全面收集和监测国家卫生系统的状况，发现卫生系统中存在的问题，进而有针对性地加强卫生系统。体现了通过信息利用促进健康改善的目标。因此，其评价框架应用了广义的卫生系统边界定义，包含健康状况、非医学健康影响因素、卫生保健系统绩效和卫生系统社区特点四个方面。其评价框架主要具有以下特点：

（1）全面清晰。框架的构建基于 Lalonde 健康影响因素模型，结合本国卫生系统状况，将本国卫生系统融合到概念模型之中，全面反映国家卫生系统状况的各个维度。同时，各个部分之间的影响关系明确，体现了很强的逻辑性，为卫生系统的加强提供了基础。

（2）强调公平。框架每个维度均关注"是否每个人都是同样的"健康或者服务，这就要求指标制定和评价过程中需要关注不同年龄、性别、种族和社会地位人群的差异，体现了两国卫生系统公平可及的思想。

（3）关注服务。卫生保健系统绩效部分是两个框架的重要部分，充分体现了卫生保健服务对于人群健康影响的决定性作用，因此，两国均对卫生保健系统绩效维度进行了深入和详细的分析。

（4）指导框架。两国均为联邦制国家，各州的情况差异较大，为了提高框架的适用性，框架并没有规定到具体指标，而是提供了可供选择的指标集及其定义和标准，目的是在全国和各州均能参照选择符合自己特点的指标体系。

（5）标杆分析。澳大利亚和加拿大均运用基准化法制定卫生系统基准。两国卫生系统在各个水平和层面上，如地区、机构、公立和私立部门、不同种类的卫生服务、卫生服务的质量和过程等，均应利用基准化法来进行对比、学习并改进绩效；政府部门应能通过基准化法寻找卫生系统中的关键问题，为卫生决策提供充足的信息。

三　荷兰

荷兰的卫生保健是一种将政府计划调控与市场机制相结合的方式，病人、医疗卫生机构和健康保险公司三方面相互依存，加上政府的宏观调控，形成一个立体三角结构的卫生保健体制。荷兰将卫生保健服务的可及、质量和费用作为卫生系统的主要改善目标。其评价框架的主要目的是通过为卫生系统绩效评价，进行资源配置和规划，支持卫生决策过程。其主要特点如下：

（1）视角全面。荷兰卫生系统绩效评价框架建立在健康影响因素模型基础之上，能够将卫生服务数据与健康结果相联系，从一个更加全面的视角评价卫生系统。同时，荷兰评价框架收集的信息包含卫生保健系统各个部门的所有信息，数据来源具有全面性。

（2）突出服务。尽管荷兰卫生系统绩效评价建立在健康影响因素模型的分析框架下，但是，其具体评价的内容却聚焦到卫生保健服务系统。并利用平衡计分卡，从顾客、财务、内部管理和学习发展四个方面对卫生保健系统进行了全面分析和维度选择。因为，荷兰认为，卫生保健系统是影响健康结果最重要的因素，同时可以通过改变其绩效来达到改变卫生系统绩效的目的，所以，体现了其结果应用于支持决策和卫生系统加强的目的。

（3）支持决策。将绩效评价结果应用于决策是荷兰卫生绩效评价最突出的特点。荷兰卫生部称，"DHCPR是卫生部政策坚实的基础"。DHCPR通过指标和公式测量卫生系统的三个目标，提供了关键信息：卫生系统哪些方面做得好？哪些方面做得不够好？哪些方面需要特别关注？这些信息会提供给部长和议会，用于优先领域设置和政策制定。反过来，决策、政策制定和最终政策目标又会影响DHCPR的内容，不断关注新的政策和完善报告内容。

（4）问责。因为荷兰卫生系统评价专注卫生服务，所以，更适合于具体问题的监测和问责，进而达到卫生系统加强的目的。尽管卫生服务提供者直接对卫生服务质量负责，但是，卫生部等管理部门同样对卫生系统的良好运行负有系统责任，包括高质量的卫生保健状况、全民可及和卫生资源的高效利用。正如提到的塔林宪章，部委承诺负责任的系统性能并实现可衡量的结果。

四　美国

美国卫生系统是私人卫生系统体制，具有多元化和分散性特点，追求服务质量和医疗技术。

（1）卫生保健质量反映卫生系统绩效。美国卫生系统强调卫生质量，质量包括有效性、安全性、患者为中心性和服务及时性。同时，质量评价从卫生服务的组织和结构、工作活动表现和过程、结果和影响等多方面作评价，因此，在某种程度上质量评价代表了卫生系统的绩效评价。

（2）以病人疾病为中心。质量矩阵的患者需要维度和具体病种的选择均体现了患者为中心的思想。美国对指标（如健康指标和卫生服务使用指标）的列举多按病种进行，这种做法是从病人或疾病角度，而非从卫生机构角度出发。美国卫生质量概念框架二维结构中，其中一个维度就是患者的保健需要，这也体现了这一点。综上所述，美国的卫生质量（绩效）框架体现了"以病人的医疗保健需要为驱动，追求卫生高质量"的主题。

本章小结

国家卫生系统绩效评价包含卫生系统绩效评价框架制定的核心过程，但是，国家卫生系统绩效评价框架制定相对于国际比较框架制定更加复杂，因为，一个国家绩效评价框架制定受到该国家政策背景的影响。国家卫生系统绩效评价框架尽管存在文化认同、经济、人口、机构和政治等不同，但是，学习别人的经验仍然可行。同时，相对仅仅复制别人的评价模型和方法，通过结构化的比较和学习别人经验更为有益。因此，可以通过典型国家比较，抽象和构建出国家卫生系统绩效评价的框架流程模型，并对不同国家关键步骤和流程进行比较，总结出相应的特点和规律。

一　国家卫生系统绩效评价模型包含参与者确定、概念模型选择或构建、国家政策背景分析、绩效评价框架构建、管理实施和激励机制六个关键过程

国家卫生系统绩效评价制定需要利益相关者全程参与，经过概念模型或方法选择、政策背景分析、框架构建、管理实施以及激励机制和结果应用六个关键步骤，它们共同构成一个国家卫生系统绩效评价的关键流程。同国家比较框架相比，一个国家的卫生系统绩效评价框架制定过程包含国家比较框架制定的过程，同时需要考虑国家具体政策和目标，并进行管理和周期性评价，进而不断完善评价框架。

二　利益相关者是绩效评价参与者选择的主要理论依据，卫生决策者处于核心地位

国家卫生政策制定者和技术专家通常参与卫生系统绩效评价框架的制定。但是，加拿大的制定过程包括不同机构和不同层次的利益相关者，其中公民社会组织在里面做出广泛的贡献。荷兰研究人员的参与让其框架更加基于循证并且发表学术文章，为绩效评价领域提供了很好的经验。美国卫生系统优先领域的选择同时采纳了专家和民众的意见。因此，国家卫生系统绩效评价框架的制定不仅需要卫生政策制定者和专家学者，同时需要其他利益相关者的参与，如卫生服务提供方、支付方和需求方等。

三　Lalonde 健康影响因素模型和平衡计分卡是国家卫生系统绩效评价框架构建的主要模型和方法

国际比较框架，如 WHO、WB、IHP、OECD、ECHI 和 CF 基本上都是通过创造性构建卫生系统绩效评价框架和模型。而各个国家在制定过程中主要借鉴一些成熟的概念模型或方法。如英国利用平衡计分卡划分卫生系统，并且构建了健康状况与健康促进逻辑框架。澳大利亚和加拿大基于 Lalonde 模型构建了全面的框架。美国和荷兰将视角聚焦于卫生保健系统，并且构建了卫生质量和需求过程的评价矩阵，通过卫生服务质量评价代替卫生系统的评价，但是，荷兰将平衡计分卡和 Lalonde 相结合，从全面的视角进行卫生保健系统的评价。

四 一个国家的政策背景决定了评价框架的重点和导向，国家卫生系统绩效评价框架与国家政策背景保持一致

不同社会的政策背景应该在制定卫生系统绩效评价框架过程中将其考虑在内。如英国国家卫生服务体系关注全面健康促进，澳大利亚和加拿大则关注卫生服务的全民可及，荷兰和美国更加关注卫生保健系统的服务质量。通常，高收入国家和中低收入国家的政策背景存在差异，并且在卫生系统绩效评价过程中起着微妙的变化，包括政治体制、价值取向、人群素质和公众期望水平等不同。如加拿大将社会公众组织纳入其框架构建过程。高收入国家指标框架关注卫生保健系统评价，重点关注服务质量、公平可及和费用控制等。中低收入国家更加关注全人群健康水平，包括死亡率和患病率等健康状况指标。

五 评价框架构建是卫生系统绩效评价的核心过程，广义和狭义的评价框架是目前主流的两类框架

评价框架构建包括明确框架构建目的、卫生系统边界确定、卫生系统目的和构成分析、评价框架制定及其指标选择等步骤。典型的国家卫生系统绩效评价框架根据其评价内容可以区分为狭义的卫生保健系统绩效评价框架（如美国和荷兰）和广义的卫生系统绩效评价框架（如澳大利亚和加拿大）。狭义的卫生保健系统绩效评价框架通过对卫生保健系统的评价来代替卫生系统绩效评价，主要优点是容易进行问题归因和问责，并通过一定手段进行干预，最终达到卫生系统诊断和加强的目的。然而，狭义的卫生保健系统绩效评价框架没有包含影响人群健康的其他因素，因此，无法了解卫生保健系统对于其他健康影响因素的影响及其通过其他影响因素对于人群健康状况的影响。相反，广义的卫生系统绩效评价框架包含影响健康状况的所有因素，从一个更广泛的视角对卫生系统进行评价，同时显示不同影响因素之间的相互作用及其对人群健康状况的影响。但是，有些影响因素及其健康状况的变化难以进行归因和问责，甚至无法进行有效的干预和加强。

六 建立卫生系统绩效评价管理部门全面负责卫生系统绩效评价工作，是卫生系统绩效评价实施的保障

卫生系统绩效评价需要持续和长期的投入，因此，需要建立起管理部门和信息收集系统，进行定期的评价和报告。各个国家的经验显示，需要建立起以卫生系统为主导的管理委员会和信息收集系统。必要的财力投入对于卫生信息收集系统的建设非常必要，并需要根据显示状况逐步推进。如发达国家卫生系统相对发达，如加拿大得益于其将卫生系统绩效评价纳入卫生系统发展规划，建立起了强大的信息收集系统，可以全面地进行卫生系统绩效评价。但是，对于信息系统并不发达的中低收入国家，如加纳和南非的经验显示，可以通过定期收集的可获得数据进行谨慎的评价。

七 内部评价比较、学习机制、外部报告问责和奖励机制是提高卫生系统绩效评价价值与完善卫生系统绩效的主要机制

激励机制方面，主要以数据利用为基础实现。内部机制主要通过绩效评价进行标杆比较和经验分享学习，提高卫生系统绩效。外部机制主要通过问责和奖励机制来达到绩效存进的目的。此外，通过不同形式发布评价结果，扩大评价的影响，引起相关部门和社会的关注，进而达到监督和激励的作用。

八 典型国家卫生系统绩效评价整体评价流程和框架维度高度相似，但具体制定和评价实施过程又各具特点，过程指标受国家政策背景的影响差异较大

英国基于平衡计分卡制定了卫生系统绩效评价逻辑框架，具有追求公平可及、关注服务质量和提高服务效率的特点。澳大利亚和加拿大评价框架建立在 Lalonde 健康影响因素模型基础之上，其评价框架的主要目的是提供一个卫生系统绩效报告和评价的框架，整合卫生服务数据，提高数据的整合和利用效率。评价框架特点是全面清晰、强调公平、关注服务，同时用于框架指导和标杆分析。荷兰将卫生保健服务绩效评价框架建立结合了 Lalonde 模型和平衡计分卡方法，从全面的视角进行具体的评价，维度包括可及、质量和费用。主要目的是通过卫生系统绩效评价，进行资源配置和规划，支持卫生决策过程，最终达到卫生保健系统加强和健康促进的目的。其主要特点是视角全面、突出服务、支持决策和问责，最终达到系统干预和加强。美国卫生系统是私人卫生系统体制，具有多元化和分散性特点，追求服务质量和医疗技术。因此，其评价框架具有强调质量和患者为中心的特点。

九　国家卫生系统绩效评价关键流程包含国家卫生系统绩效评价框架构建的关键步骤，国际比较框架和典型国家框架分别关注最终目标和中间过程

国际比较框架制定从卫生系统概念出发，制定卫生系统评价框架，整个制定过程建立在卫生系统概念和理论的分析之上，而不依赖于某个国家的具体环境或者改革措施，因此是一种理论性和指导性框架，具有高度的抽象性，能够从卫生系统概念框架角度对不同国家卫生系统绩效进行评价。但是，直接用于某个国家的卫生系统评价和诊断适用性相对较差，因为每个国家的卫生系统都具有其特殊性，因此，在利用过程中，需要根据本国卫生系统政策环境、目标和构成，做适当的修正和完善，特别是在进行卫生系统加强和全面诊断时，指标的选择需要根据本国卫生系统的优先发展领域进行选择。国家比较框架更加关注最终目标，因为各个国家卫生系统的最终目标均为健康促进，因此，围绕健康促进目标进行评价是各个国家卫生系统绩效评价的基础。典型国家评价框架更加关注卫生系统的全过程，不仅包括最终目标，中间目标同样是各个国家进行卫生系统诊断和加强过程中重点关注的部分，因为中间过程的控制和中间目标的实现既是控制把手，又能够直接影响卫生系统的最终结果，所以，这些维度往往直接反映一个国家卫生系统加强的重点和优先领域，强调了各个国家的卫生系统政策背景和导向。

第五章 国家卫生系统绩效重点指标

卫生系统绩效评价最终必须落脚到具体指标上，因此，卫生系统指标的研究和选择是卫生系统绩效评价的核心内容。所以，对不同维度指标特点进行研究，明确其内涵和优缺点，对于卫生系统绩效评价和不同国家、地区卫生系统绩效评价指标的选择及比较具有重要意义。通过前面的研究可知，卫生系统关键领域包括最终健康状况、反应性、财务风险保护、卫生服务过程及其结果和结构以及效率和公平结果等方面。卫生服务过程及其结果指标因其受国家政策和导向的影响较大，因此，本章主要对目前卫生系统绩效评价主流框架共同关注的重点领域指标进行研究，包括健康状况、反应性、财务风险保护、效率和公平等，明确其内涵、功能、测量及其优缺点，为卫生系统绩效评价框架的建立和指标选择提供理论支持。

第一节 健康状况

维护人群健康状况是卫生系统的最终目标，根据 ISO 对健康状况的定义和各个国家健康状态测量可知[1]，广义的健康状况包括完好状态、人体功能、健康情况和死亡四个方面。健康状况相关指标根据反映人群健康的四个维度，可以划分成完好状态、人体功能、健康状况和死亡四类指标。此外，目前广泛应用的某些指标综合了两个及以上维度的健康信息，成为更加综合和复杂的评价指标（见表 5 - 1）。

---

① ISO, "Health Informatics — Health Indicators Conceptual Framework", 2010.

表 5 - 1 卫生系统绩效评价人群健康类指标

健康维度	主要指标	国家
完好状态	自评健康状况、自评精神健康、自评心理健康、自评心理压力、自评生活压力	澳大利亚、加拿大、ECHI
人体功能	身体功能健康状况、活动受限比例、长期活动受限比例、肌体功能损伤发生率、严重的机体功能障碍、身体器官功能受限比例、一般肌肉骨骼疼痛比例	澳大利亚、加拿大、ECHI
健康情况	法定传染病发病率、选定传染病发病率、艾滋病感染率、艾滋病发病率、性和血液病毒传播发生率、淋病或衣原体患病率、结核病患病率、肿瘤发病率、心血管疾病发病率、急性心肌梗死发病率、终末期肾病发病率、慢性病患病率、高血压患病率、糖尿病患病率、老年痴呆患病率、情绪障碍患病率、精神疾病患病率、成人重型抑郁症发病率、青少年重型抑郁症发病率、抑郁症患病率、中风发病率、哮喘患病率、慢性阻塞性肺疾病（COPD）患病率、疼痛患病率、关节炎患病率、伤害发生率、自杀发生率、创伤住院率、儿童听力损失患病率、五岁儿童的正常牙齿数、失能损失寿命年（YLD）	美国、英国、澳大利亚、加拿大、荷兰、ECHI、IHP、OECD、CF
死亡	期望寿命、60 岁期望寿命、围产儿死亡率、新生儿死亡率、婴儿死亡率、5 岁以下儿童死亡率、孕产妇死亡率、年龄标准化总死亡率、循环系统疾病总死亡率、肿瘤系统疾病总死亡率、呼吸系统疾病总死亡率、乳腺癌死亡率、宫颈癌死亡率、大肠癌死亡率、结肠癌死亡率、肺癌死亡率、前列腺癌死亡率、自杀率、意外伤害死亡率、HIV 感染死亡率、艾滋病死亡率、总减寿年数、循环系统疾病导致减寿年数、肿瘤系统疾病导致减寿年数、呼吸系统疾病导致减寿年数、意外伤害导致减寿年数、自杀导致减寿年数、艾滋病导致减寿年数、过早死亡率、年龄/性别死亡率、疾病别死亡率、药物相关死亡率、吸烟死亡率、饮酒死亡率、极端气温死亡率、潜在寿命损失年（PYLL）、死亡损失寿命年（YLL）	美国、英国、澳大利亚、加拿大、荷兰、ECHI、IHP、CF
综合指标	健康期望寿命（HLE）、伤残调整期望寿命（DALE）、质量调整期望寿命（QALE）、无失能期望寿命（DFLE）、健康生命年（HLY）、伤残调整生命年（DALY）、质量调整生命年（QALY）	澳大利亚、加拿大、WHO、ECHI

一　完好状态

完好状态是对人体功能、精神和社会适应方面的综合度量，主要通过自我评价进行测量，主要指标包括躯体感觉、精神健康、心理健康和生活能力等方面的自我测量。完好状态测量能够从人群自我感受方面综合反映其身体的完好状态，同时能够反映患者健康自我期望的满足程度。但是，由于测量主要基于自我评价，因此，测量工具和调查询问过程中容易产生偏差。同时，由于完好状态是基于个人对自我健康的自我评价，因此，容易受到个人社会经济状况的影响，反映的不是人群客观的健康状况。

二　人体功能

人体功能是人体功能受限状况，主要通过自报健康状况和活动受限情况进行测量，主要指标包括自报身体健康状况、活动受限比例、机体功能损伤或障碍比例、身体器官功能受限比例和肌肉骨骼疼痛比例等。该类指标从自我评价角度客观反映了人体器官的功能状况，重点关注人体实际功能状况，相对于完好状况自我评价，更具有针对性，测量过程中相对更加客观性。但该类指标同样依赖于人群自我评价，因此仍然受人群个体差异的影响。

三　健康情况

健康情况主要是指疾病、伤害及其导致的健康生命年损失。主要指标包括疾病发病率、患病率、伤害率及其导致的失能生命损失年。发病率主要包括传染病发病率、肿瘤发病率、心血管疾病发病率、终末期肾病发病率等。患病率主要有慢性病患病率、高血压患病率、糖尿病患病率、老年痴呆患病率、情绪障碍患病率、精神疾病患病率、成人重型抑郁症发病率、抑郁症患病率、哮喘患病率、慢性阻塞性肺疾病（COPD）患病率、疼痛患病率和关节炎患病率。伤害率主要包括伤害发生率和自杀发生率等。失能损失寿命年（YLD）则为其发病率和患病率导致的损失生命年。该类健康指标既可以通过疾病监测获得，也可以通过患者自报获得。该类指标从患病和发病角度客观反映了人体病伤健康状况。疾病监测过程中，疾病的患病和发病均经过医疗机构科学的诊断确定，因此，相比完好状态和人体功能更加客观。

但是，自我报告过程中，可能存在偏倚，而监测数据私营机构一般不在报告范围之内；同时，指标并不是通过健康干预对医疗系统效果进行评价，因此不能全部归因到医疗系统贡献，只能反映卫生系统的总体结果。

四 死亡

死亡状况主要是指因疾病、伤害或者损伤最终导致的死亡状况及其导致的生命年损失。主要包括死亡率、期望寿命和生命损失状况。期望寿命包括出生时期望寿命和 60 岁期望寿命，出生时期望寿命反映了人群整个生命周期的健康状况，而 60 岁期望寿命主要反映了老年人生命后期的健康状况。因为，期望寿命主要受到死亡率及其发生时间的影响，儿童死亡率和老年人死亡率较高，而儿童死亡率导致更多的生命年损失，所以，它们更能反映人群的健康状况和医疗系统的健康贡献。年龄别死亡率重点关注围产儿、新生儿、儿童和孕产妇死亡率，因为这些人群死亡率导致的健康损失更大，所以更能够反映医疗系统的贡献。疾病别死亡率主要包括发病率和死亡率高的疾病，主要包括法定传染病死亡率、循环系统疾病死亡率、肿瘤系统疾病死亡率、呼吸系统疾病总死亡率及其导致的损失寿命年。

五 综合指标

健康状况的简单评价指标包括发病率、患病率、死亡率和期望寿命等指标，但它们只反映健康状况的某一侧面，是评价个体或群体健康状况的单一测量，如期望寿命只反映人群生存的数量，而不能反映生存质量，未考虑到疾病的非致命后果；病死率只反映因病死亡对健康的影响；患病率也未考虑到疾病所致残疾的严重性和持续时间。这些传统的指标严重低估低病死率和高致残率疾病对人类健康影响的相对重要性。然而，健康是一个多维的概念，不但涉及死亡和残疾两大方面的结局，而且应该包括非死亡和残疾造成的生命质量损失。同时，随着经济发展和医疗水平提高，人均期望寿命不断提高，老龄化成为日益突出的问题，慢性非传染性疾病（包括糖尿病、心血管疾病和肿瘤、慢性呼吸道疾病）和伤害成为主要的疾病和死亡原因。因此，健康评价过程中，不仅应考虑生命数量，而且应更加注重生命质量评价。

因此，各种从个体水平或群体水平评估健康水平和医疗结局的综合评价指标应运而生，其中，健康期望寿命相关指标得到了广泛的应用。健康期望寿命（HLE）[1]是指人群保持完全健康状态或者等价于完全健康状态尚能存活的期望年数。它考虑了疾病和/或残疾状况导致的非完全健康状态，并对不同健康状态下的生存年数赋予不同权重，最终把发病率、死亡率和生命质量信息有机地融合为一个整体，不仅考虑到生命的长度，更加注重生命的质量。健康期望寿命综合了完好状态、人体功能、健康状况和死亡各维度信息，综合反映了人群的健康状况。然而，由于其反映的是人群综合健康状况，同时因为健康状况的影响因素复杂，因此，该类指标反映的是人群健康的最终结果，难以对其原因进行归因。因为，需要对健康各个维度进行测量和综合，所以，数据收集和质量要求较高。目前，健康期望寿命可以分为健康状态期望寿命和健康调整期望寿命两大类，前者反映的是完全健康状态下的期望寿命，后者是将非完全健康状态下的期望寿命经过调整，最终等价于完全健康状态下的期望寿命。

（一）健康状态期望寿命

健康状态期望寿命是指在完全健康状态下的期望寿命。主要包括完好状体期望寿命、无失能期望寿命、无疾病期望寿命等。其中，无失能期望寿命是目前应用最广泛的健康状态类指标。

无失能期望寿命（DFLE）[2]是人群完全健康（无失能）状态下的期望寿命，与期望寿命相比，无失能期望寿命更加确切地反映了人群的健康状况。它将人群健康划分为完全健康状态和失能状态下期望寿命两部分，其中完全健康状态下的期望寿命即无失能期望寿命。无失能期望寿命计算过程中首先给所有失能状况设定一个阈值，健康状况在阈值以上的期望寿命计入无失能期望寿命，而阈值以下的部分不

---

[1]　詹一、俞敏：《健康期望寿命的计算方法与应用》，《疾病监测》2011 年第 12 期。

[2]　Sullivan, D. F., "A Single Index of Mortality and Morbidity", *Hsmha Health Rep*, Vol. 86, No. 4, 1971, pp. 347–354.

计入无失能期望寿命中。因此，该指标强调的不再是生命的长度，而是更加关注有质量的生命年。无失能期望寿命的焦点在于失能状况的定义，根据失能状况不同，又可以分为无伤残期望寿命、无功能受限期望寿命、无活动受限期望寿命和无残障期望寿命等。由此可见，无失能健康期望寿命仍然建立在健康定义和内涵的基础上，但是，更加强调有效和有质量的生命年。

健康生命年（HLY）是无失能健康寿命中应用最为广泛的一种。[①]欧盟委员会在 2005 年将健康生命年列为"里斯本战略"的核心结构性指标，该指标是欧盟第一个也是迄今唯一一个反映卫生发展的结构性指标，并被认为是将健康作为生产力因素监测的可靠指标。HLY 是指某一年龄组的人群在非活动受限情况下生存期望年数，是一个基于健康状况自评的 DFLE 指标。理论上说，引入了生命质量的概念，实践中，通过健康与非健康寿命的区分，为未来卫生服务需求预测提供了极有价值的标准工具。许多健康期望寿命研究聚焦于肢体损伤、功能丧失、患有特定慢性疾病等状况的客观测量，然而，健康的自我评价实际上更加全面和主观，能够体现包括认知、情感以及身体状况等健康的多个方面，可对老龄化社会的需要提供深刻洞见。因此，HLY 这类基于健康状况自评的测量，对于测量潜在卫生服务需求和长期照护需求是极为重要的指标。HLY 是目前在理论研究和应用实践当中最为成熟的一个健康期望寿命指标。

（二）健康调整期望寿命

健康调整期望寿命，首先，将人体健康状态进行二分类或者多分类；其次，将非完全健康状态下的期望寿命转换成等价于完全健康状态下的期望寿命；最后，同完全健康状态下的期望寿命合并，即为健康调整期望寿命。因此，健康调整期望寿命的关键在于健康状态的划分及其权重的赋予。根据健康定义的角度不同，可以根据疾病或伤残严重程度评价或生命质量评价对非完全健康状态下的期望寿命进行转

---

① 胡广宇、邓小虹、谢学勤：《人群健康综合测量——健康期望寿命的发展及应用》，《中国卫生政策研究》2012 年第 12 期。

换。因此，健康调整期望寿命主要有质量调整期望寿命或生命年和伤残调整期望寿命或生命年。

1. 质量调整期望寿命

质量调整期望寿命（QALE），又称为质量调整生命年（QALY），是对不同个体的健康状况进行详尽描述后，将其在非完全健康状况下生活的年数，经过生命质量权重转化成相当于在完全健康状况生存年数。[①] QALY 在内涵上整合了寿命质量及相应寿命长度，期望效用理论是健康描述和转化的基础。

QALY 计算方法总体上分为健康状态描述、确定健康状况权重以及健康状态和寿命整合三个步骤。

（1）健康状态描述一般对健康核心内涵进行描述，主要通过生命质量量表进行测量，目前常用于计算 QALY 的描述性健康状态测量工具包括健康效用指数（HUI）、良好状态质量量表（QWB）、欧洲寿命质量五维量表（EQ‑5D）、健康与活动受限指标（HALex）、健康调查短表（SF‑36）和世界卫生组织生存质量量表（WHOQOL）。

（2）确定健康状况权重。QALY 所用到的健康相关质量偏好或评分值常用的方法包括标准博弈法（SG）、时间交换法（TTO）和视图模拟等级评分法。SG 和 TTO 通过确定应答者愿意付出怎样的牺牲（时间或死亡风险）以便从当前健康状况回复到完全健康状况。由于这些技术确定偏好的方式符合经济学关于不确定情况决策的效用理论，所以，受到很多经济学家的偏爱。在等级评分法或视图模拟等级评分法中，应答者必须在一个尺度范围内明示与某一假定健康状态偏好强度对应的位置。这类方法比较容易被人接受。QWB 和 EQ‑5D全部或部分采用了等级评分法估算健康相关质量的评分。

（3）健康状态和寿命整合通过健康状况权重评分与寿命期望相乘获得等价于完全健康状态下的期望寿命。

2. 伤残调整生命年

伤残调整生命年是由疾病死亡和疾病伤残而损失的健康生命年的

---

① 周峰：《三种综合性健康指标比较：质量调整生命年、失能调整生命年和健康期望寿命》，《环境与职业医学》2010 年第 2 期。

综合测量。① DALYs 采用客观定量的方法，综合评价各种疾病因早逝
或残疾造成的健康生命年的损失。该指标综合考虑了死亡、患病、伤
残、疾病严重程度（失能权重）、年龄相对重要性（年龄权数）、时
间相对重要性（贴现率或时间偏好）等多种因素，客观地反映疾病对
人类造成的危害程度。目前广泛应用于疾病负担测量。

　　DALY 计算步骤与 QALY 相似，也包括健康状态描述、确定健康
状况以及健康状态和寿命整合三个步骤。区别在于 DALY 把健康相关
质量评分与特定疾病而不是与健康状态联系起来，用不同疾病情况连
续分布的失能状态来描述健康状态。DALYs 计算总体上与 QALYs 是
一致的，但是，所计算的是实际生命曲线与理想期望寿命之间的差
距，近似地估计整个理想期望寿命中的理想健康历程损失，包括非致
死失能导致的寿命损失（YLD）和死亡所致的寿命损失（YLL）两
部分。

　　DALY 测量的是人群健康水平与理想健康水平之间的差距，广泛
应用于全球疾病负担测量、健康监测与评价，确立资源配置优先方
向，为卫生决策提供依据。但是，其仍然存在不足和挑战：首先，
DALYs 的计算过程复杂，对数据质量要求较高，很多发展中国家难以
收集全面完整的资料。其次，DALYs 中的重要指标失能权重是专家根
据疾病状态确定的，由于不同国家和地区疾病诊断分类不同，加上不
同专家对于疾病的严重程度理解不同，因此，确定的权重存在差异，
降低了指标的可比性。最后，DALYs 主要通过失能反映疾病不同状态
对健康生命年损失的影响，但是并不能反映疾病导致生命质量的全部
丧失，如精神状况、心理压力和社会交往等。

　　3. 伤残调整期望寿命

　　伤残调整期望寿命是在对不同个体的健康状况进行详尽描述后，
将其在非完全健康状况下生活的年数，经过伤残严重性权重转化成相

---

　　① 翟金国、赵靖平：《疾病负担综合性指标 DALYS 及精神障碍的疾病负担》，《医学与
哲学》（临床决策论坛版）2008 年第 6 期。

当于在完全健康状况下生活的年数，从而进行人群健康状况的量化评价。[①] 伤残调整期望寿命综合了死亡率和失能两方面的信息，综合反映了人群健康状况。

DALE 计算以 SULLIVAN 法为基础，首先，要建立简略寿命表；其次，收集或估算人群年龄别总体患病率数据及其对应权重；再次，根据患病率和对应权重对生存人年数进行加权，转化成完全健康状态下的生存人年数；最后，按期望寿命估算方法估计健康期望寿命。健康期望寿命的资料来源包括死亡资料和健康相关资料。死亡资料通过死因监测系统和死亡人口数据获得，用于寿命表的编制和死亡率的计算。健康相关资料的收集途径主要有疾病资料和自报健康资料两种。目前，各年龄组人群各种失能状态的流行率和相应失能状态的权重确定是 DALE 测算的两大关键点和难点。在用于所有原因所致健康状况的跨国家人群间的比较时，DALE 仍有其独特的优势：比较容易对非专业人士解释无残疾寿命的概念；可以直接与一般意义的年龄别期望寿命比较，各个年龄段的差值可以反映所有疾病累加于一个人群时，所导致的健康结果，直接针对人群，每个人都有切身的体会；对计算参数不需要许多选择，容易运用年龄别伤残状况的信息进行计算。由于DALE 计算过程复杂，数据资料要求高，所以，对数据收集系统和数据质量要求也较高。

第二节　反应性

一　定义内涵

2000 年，WHO 首次提出反应性概念，是指卫生系统在多大程度上满足了人们对卫生系统中改善非健康方面的普遍的、合理的期望。[②]

---

① 詹一、俞敏：《健康期望寿命的计算方法与应用》，《疾病监测》2011 年第 12 期。

② WHO，"The World Health Report 2000：Health Systems：Improving Performance"，2015 - 02 - 28 00：43：00.

反应性概念主要强调两点：非卫生技术服务和普遍合理的期望。非卫生技术是指人们能够自主地选择卫生机构和卫生人员，卫生人员为卫生服务对象提供快捷、便利、舒适服务的同时，尊重他们，与他们友好地交流，给予他们参与卫生保健决定的自主权，对其卫生状况及一些相应的信息保密，而且在条件允许的情况下，让他们能够自由地参加一些社会活动。界定卫生技术服务和非卫生技术服务的概念是为了避免重复测量卫生系统健康和反应性的绩效。因此，反应性不包括人们对改善健康方面的期望。由于个人的期望往往建立在自身和社会经验的基础上，不同的人群，由于社会、经济环境的不同，对事物或服务的期望是不同的。不同的人看待卫生系统的角度和期望也是不同的。为了克服人群期望的差异，在评价卫生系统的反应性时，强调的是普遍、合理的期望。①

目前，WHO 对反应性进行了多次里程碑式的大型调查，包括WHO 2000/2001 关键知情人调查（KIS）、WHO 多国健康调查（MCS）和 WHO 世界健康调查（WHO）。② 关于反应性调查内容主要包括对人的尊重和以顾客为中心两大部分。对人的尊重包括尊严、保密性、自主性和交流；以顾客为中心包括及时关注、社会支持网络、基础设施的质量和选择医护人员。历次调查维度和内涵如表5-2所示。③

（1）对人的尊重：①尊重：接受卫生服务过程中受到尊重，包括就诊和交流过程中对人格、文化习惯和个人隐私的尊重。②隐私性：患者个人信息得到有效保护，包括患者个人信息、医疗信息和就诊过程中不被其他人听到，等等。③自主性：患者参与决策和同意知情权得到尊重，包括患者能够参与到整个医疗决策过程，检查和治疗方案征求患者同意。④交流：医患交流过程没有障碍，包括医务人员耐心

---

① 江芹、胡善联、刘宝、应晓华：《卫生系统反应性的概念与测量》，《卫生经济研究》2001 年第 7 期。

② WHO，"Health System Responsiveness"，2015 - 02 - 14，http：//www. who. int/responsiveness/milestones/en/，2018 - 01 - 23 18：48：00.

③ WHO，"Responsiveness Questionnaires"，2015 - 02 - 14，http：//www. who. int/responsiveness/surveys/en/，2018 - 01 - 23 18：48：00.

倾听、患者接受方式解释和患者能够自由提问健康相关问题。

表 5 – 2　　　　　　　　　　卫生系统反应性里程碑及其内涵

维度		KIS 2001	MCS	WHS
对人的尊重	尊重	□受到尊重 □检查过程中尊重隐私	□受到尊重 □检查过程中尊重隐私	□交流过程中受到尊重 □检查过程中尊重个人文化习惯
	隐私性	□患者病史得到保密 □咨询过程没有被医疗服务提供者以外的人偷听	□患者病史得到保密 □咨询过程没有被医疗服务提供者以外的人偷听	□个人健康和其他信息得到保密 □咨询过程没有被医疗服务提供者以外的人偷听
	自主性	□患者参与卫生保健和治疗的决策过程中 □治疗或者检查前医务人员征得患者同意	□患者参与卫生保健和治疗的决策过程中 □治疗或者检查前医务人员征得患者同意	□患者参与卫生保健和治疗的决策过程中 □自由讨论治疗方案或护理制度
	交流	□医务人员认真倾听 □医务人员解释方式能够理解 □有时间进行提问	□医务人员认真倾听 □医务人员解释方式能够理解 □有时间进行提问	□医务人员解释方式能够理解 □有时间进行提问不能理解的问题
以顾客为中心	及时关注	□距离医疗机构的距离和时间合理 □能够及时得到急诊保健 □预约或咨询等待时间短，很快得到检查和结果 □非急诊检查等待清单时间短	□距离医疗机构的距离和时间合理 □能够及时得到急诊保健 □预约或咨询等待时间短，很快得到检查和结果 □非急诊检查等待清单时间短	□距离医疗机构的距离和时间较短 □就诊和住院等待时间较短
	设施和环境质量	□候诊室有足够的空间、座位和新鲜空气 □卫生设施洁净（包括厕所） □健康可口的食品	□候诊室有足够的空间、座位和新鲜空气 □卫生设施洁净（包括厕所） □健康可口的食品	□候诊室、检查室和病房有足够的空间、座位和新鲜空气 □卫生设施洁净（包括厕所）

续表

维度		KIS 2001	MCS	WHS
以顾客为中心	社会支持	□允许亲属和朋友探访 □允许亲属提供食物和其他物品 □宗教活动自由	□允许亲属提供食物和其他物品 □宗教活动自由	□允许家人和朋友探访 □允许与家人或朋友保持联系，同时能够获取医院外面的信息
	自由选择	□能够选择通常提供卫生服务的医生或者护士 □能够转到其他医疗机构	□能够选择通常提供卫生服务的医生或者护士 □能够转到其他医疗机构	□能够选择医疗机构或者服务提供者 □能够见到相关专家和得到建议

（2）以顾客为中心：①及时关注：患者能够及时获得合理的卫生服务，包括距离医疗机构的距离和时间、预约等待时间等。②设施和环境质量：卫生服务机构环境良好，包括足够的空间和设施、新鲜空气、洁净饮水、可口的食物、整洁的被褥和洁净的厕所等。③社会支持：患者能够得到良好的社交网络支持，包括患者能够得到亲属和朋友探视，自由参加不妨碍医疗活动或其他病人的宗教活动，能够得到医院之外的信息等。④自由选择：患者能够自由选择医疗机构和医务人员，包括医生和护理人员等。

二　测量方法

WHO 先后进行了四次卫生系统反应性调查，测量过程中，采用关键知情人调查、家庭调查、信访和电话访谈多种方法进行了问卷间的交叉验证，以提高测量工具的信度和效度。① 测量内容包括反应性的八个维度，分别对门诊、住院和家庭保健的反应性进行测量，同时关注脆弱人群（如穷人、妇女、老人等）的反应性。测量过程中，首先通过问题对反应性的八个维度内容分别进行评价，然后对每个维度进行综合打分，最后对整个反应性进行打分。由于社会经济因素和文化差异，反应性的不同维度在不同的人群或者地区的重要性不同，因

---

① 钱军程、饶克勤、陈育德：《世界健康调查基本思想、方法和内容概述与探讨》，《中华预防医学杂志》2004 年第 1 期。

此，需要对反应性的每个维度重要性进行打分评价，确定反应性各个维度的权重。此外，为消除被调查人群的期望差异，提高可比性，WHO 引入了情景小品，其建立在应答齐同性和理解齐同性假设基础上，并通过 HOPIT 模型校正个人的期望差异。校正后将各领域分值加权求和得出反应性水平指数。用反应性不平等指数测量反应性分布。WHO 主要调查反应性主要测量方法及测量内容，如表 5 - 3 所示。①

三　优势和不足

卫生系统反应性综合反映了个人卫生系统感受和合理普遍期望的评价。同满意度相比，反应性更加强调非医疗结果和整个卫生系统的评价，而满意度是对接受医疗服务具体效果的评价。反应性是建立在整个卫生系统普遍合理期望的基础上，而满意度是建立在个人理想期望的基础上，反应性测量试图提供一个统一标准，因此更适用于比较。卫生系统反应性改善投入较低、反应快，能够产生较好的社会效益。因为反应性提高不像健康改善那样需要漫长的过程，也不像风险筹资保护那样需要法律和巨大的资金投入。同时，反应性提高对于健康改善和财务风险保护也具有促进作用。此外，反应性改善是卫生系统直接与个人互动过程的提高，具有更好的社会效益和影响。因此，通过反应性评价，可以诊断卫生系统与患者互动过程中的问题，为反应性干预和提高提供依据。

卫生系统反应性评价同样面临着挑战。首先，卫生系统反应性定义是从"顾客"真实经历角度评价卫生系统满足其合理普遍期望的程度，但是，目前评价主要集中在患者角度，然而，卫生系统的"顾客"同样包括卫生系统的医务人员、管理人员、医疗保险机构、药品和器械厂商等相关群体，一个良好的卫生系统与他们对卫生系统运行的感受同样密切相关。其次，卫生系统反应性测量包含门诊、住院和预防保健多个子系统，每个提供医疗机构又具有多样性，如何综合各个子系统和不同类型医疗机构之间的反应性仍有待研究。再次，目前

---

① WHO, "Responsiveness Questionnaires", 2015 - 02 - 14, http：//www. who. int/responsiveness/surveys/en/, 2018 - 01 - 23 18：48：00.

表 5 – 3 卫生系统反应性主要测量方法及其测量内容

维度		WHR 2000	KIS 2001	MCS	WHS
对人的尊重	尊重	治疗过程中得到尊重；传染病患者权利得到尊重；鼓励自由讨论关注问题；鼓励提问关于疾病、治疗或者保健方面问题；治疗和检查过程中个人隐私得到尊重	在就医过程中，医护人员对病人人格的尊重；在检查和治疗中尊重对病人隐私	治疗过程中得到医务人员尊重；治疗过程中得到管理人员尊重；检查和治疗过程中个人隐私得到尊重	治疗过程中得到医务人员尊重；检查和治疗过程中个人隐私得到尊重
	隐私性	通过协商方式保护患者隐私；患者提供的个人信息隐私得到保护；患者医疗记录隐私得到保护	在就医过程中，病人情况得到保密；对病人信息保密（除了治疗需要）	就诊过程中患者个人情况不被别人听到；患者个人信息得到保密	就诊过程中患者个人情况不被别人听到；患者个人信息得到保密
	自主性	提供可供选择的治疗方案；咨询患者对于治疗方案的偏好；检查或治疗前征得患者同意	在检查和治疗前，征得患者意见；医生或者护士尽可能让患者参与治疗决策过程；在就医过程中，可以自己选择治疗方案	医务人员尽可能让患者参与整个治疗过程决策；治疗前征得患者同意	医务人员尽可能让患者参与整个治疗过程决策
	交流	—	患者是否被鼓励了解对自己的治疗、检查等情况；是否经常向患者提供治疗信息供选择；医务人员认真倾听患者叙述；医务人员利用患者能够接受的方式解释；医务人员耐心听取患者询问病情方面的问题	医务人员认真倾听患者叙述；医务人员用患者能够听懂的方式解释；患者有时间提问健康和质量相关问题	卫生服务人员解释问题的清晰程度；患者有时间提问健康和质量相关问题；获得足够的关于检查和治疗的信息

续表

维度		WHR 2000	KIS 2001	MCS	WHS
以顾客为中心	及时关注	医疗机构地理可及性；急诊可获得性；医疗机构咨询或治疗等待时间；非手术急诊等待时间	看急诊等待时间；检查和结果等待时间；非急诊手术等待时间；治疗等待时间	获取服务等待时间；及时获得需要的卫生服务；检查等待时间	到达医疗机构事件；获得卫生服务等待时间
	设施和环境质量	医疗机构环境卫生；楼房维护；家具用品；食品营养；洁净饮用水；厕所卫生；衣服床褥	门诊候诊室条件（空间、座位、新鲜空气等）；对医院环境清洁度的评价	门诊候诊室条件（空间、座位、新鲜空气等）；对医院环境清洁度的评价	医疗机构房间环境卫生情况；医疗机构候诊和就诊过程中的空间情况
	社会支持	患者得到探访；患者得到家人或者朋友照顾；患者有机会参加宗教活动	患者经常得到亲戚、朋友的关心；住院期间，患者有机会得到探视的程度	患者经常得到亲戚、朋友的关心和照顾；患者有机会参加宗教活动	患者经常得到亲戚、朋友的关心和照顾；患者与外界联系
	自由选择	医疗机构选择；医务人员选择；选择和获得专家治疗	在就医过程中，患者可以自由选择医疗单位；患者选择专家的机会	患者可以自由选择服务提供者；患者能够得到想要的服务	患者可以自由选择服务提供者
	备注	每个维度重要性评价；不同人群反应性状况比较	门诊住院，公立私立；总体评价每个维度；情景问题设置；不同人群反应性状况比较；每个维度重要性评价	分门诊、家庭、住院、整个卫生系统经历；总体评价每个维度；情景问题设置；每个维度重要性评价	分门诊和住院；情景问题设置；每个维度重要性评价

研究主要解释反应性对患者接受卫生服务过程感受的评价，但没有揭示这些反应性与卫生服务提供者和决策者之间的关系。对于卫生服务提供者和决策者来说，只有理解了这些反应性对他们的意义，才能更好地制定相关策略，改善卫生系统反应性。此外，尽管 WHO 引入了情景小品以期望消除差异，建立统一的评价标准，但情景小品是建立

在应答和理解齐同性假设之上的，其消除差异的效果仍有待验证。最后，卫生系统反应性测量需要对个体进行测量，这就需要进行定期大型调查，因此调查投入相对较高。

满意度和反应性都是对卫生系统的综合评价指标，前者强调基于个人期望的卫生服务效果整体评价，后者强调基于普遍合理期望的非医疗过程评价。满意度反映了卫生系统满足个人理想期望程度情况，但是，并没有反映卫生系统的真实情况，卫生系统反应性对非医疗服务经历客观评价恰好弥补了满意度的不足。因此，可以将满意度和反应性两个指标结合使用，首先，通过反应性评价患者对卫生服务过程各个方面的感受；其次，对接受服务的满意程度进行评价；最后，综合两方面的结果进行综合评价，既反映卫生系统客观状况，又反映卫生系统与患者理想期望之间的差距，发现差距，进行干预和完善。

第三节　财务风险保护

财务风险保护是一个多维度概念，指保护人群免受疾病造成的财政后果。这种保护是卫生系统的关键目标。提高财务风险保护最合适的政策要基于具体环境。因此，在一个卫生系统中，一个测量财政保护的方法和理解影响财政风险的因素非常重要。目前，财务风险保护主要基于卫生费用支出占家庭收入或支出比重及其在人群中的分布进行测量，主要指标有筹资公平指数、灾难性卫生支出和因卫生支出致贫。

一　筹资公平指数

WHO 在《2000 年世界卫生报告》中把卫生服务筹资公平性作为卫生系统绩效的三大目标之一，并提出了新的卫生系统筹资公平性测算方法：筹资公平指数（FFC），其通过家庭卫生筹资贡献率（HFC）人群分布进行测量。[1] HFC 被定义为家庭医疗保健费用支出与非生存性支

---

① WHO，"The World Health Report 2000：Health Systems：Improving Performance"，2015 - 02 - 28 00：43：00.

出或支付能力之比。HFC 反映一个家庭一段时间内为获得健康而支付的卫生费用。FFC 认为，无论家庭经济状况、健康状况和卫生服务利用状况是否相同，所有家庭的 HFC 应该是相同的，即卫生费用负担在每个家庭分布应该没有差异。因此，FFC 是通过事后 HFC 的观察和分布反映风险保护的结果。

（一）HFC 计算

$HFC_h = $ 家庭卫生保健总支出/家庭可支付能力　　　　　　（5 - 1）

家庭卫生保健总支出（HE_h），是家庭在卫生保健方面的总支出。其包括两部分：一部分是现金支出卫生费用（OOP），是指利用医疗机构接受医疗服务后所自付的医药费（自付门诊费、自付住院费、自购药品费和自购预防保健服务费用等）；另一部分是卫生保健投资，是指为了自己或家人的健康而支付的投资费用，具体包括家庭自付医疗保险费、政府对家庭的补贴和社会支付医疗保险费等。

家庭可支付能力（CTP_h），也称为家庭非生存性有效收入或支出，是一个衡量家庭支付能力的指标，是指家庭收入或支出减去家庭生存性支出后可用于支配的收入部分。由于家庭收入不能完全反映一个家庭的支付能力，因此，计算过程中等于家庭用于购买商品和服务的全部支出减去家庭生存性支出，加上社会医疗保障负担和政府对家庭的卫生补助。

（二）FFC 计算

家庭卫生服务筹资公平性本质反映筹资贡献率在每个家庭中的分布情况。如果所有家庭 HFC 相同，则表明卫生筹资完全公平；如果HFC 相差很大，则表明筹资不公平。[1]

$$FFC = 1 - \sqrt[3]{\sum_{h=1}^{n} \frac{\left| HFC_h - FFC_0 \right|^3}{n}} \qquad (5 - 2)$$

式中，$HFC_0 = \dfrac{\sum HE_h}{\sum CTP_h}$，$HFC_h$ 代表家庭 h 的家庭卫生筹资贡献

---

[1]　WHO, "The World Health Report 2000: Health Systems: Improving Performance", 2015 - 02 - 28 00: 43: 00.

率，HFC_0 代表所有家庭的家庭卫生筹资贡献率的平均值，FFC 的值为 0—1，其值越大，则表明公平性越高，当 FFC 等于 1 时，表明绝对公平。相反，如果 FFC 的值越小，则表明公平性越低，当 FFC 等于 0 时，表示绝对不公平。

（三）优缺点

FFC 适用于以家庭为观察对象的研究，通过计算 HFC 来评价一个国家或地区卫生筹资公平性，反映了家庭免受疾病导致贫困的风险，可用于比较不同地区的公平性。FFC 是一种全新的、把世界各国的卫生服务筹资公平性进行比较的测算方法，其核心的观点是每一个家庭应该负担平等份额的医疗费用。当一个家庭成员患病时，实行卫生筹资公平性可以有效地避免家庭因灾难性卫生支出的发生而陷入贫困。在任何国家，如果要做到卫生服务的筹资公平，必须满足两个关键因素：患者与健康人群之间卫生费用的风险共担；不同收入人群之间卫生费用的风险分担。风险共担主要是指健康人群应该与患者一起，共同负担患者的卫生费用，以减弱患者所遭受的疾病经济风险，避免患者受到疾病和医疗费用的双重打击。每个人一生之中或多或少都会患病，都可以通过风险共担的保险机制得到他人的帮助，这保证了每个人都能从这种风险共担机制中受益。

卫生筹资公平指数及其测算方法在世界各地引起了极大的争议。首先，卫生筹资公平指数无法反映一个卫生筹资系统的累进性。其次，卫生筹资贡献率是卫生服务支出占可支配收入的比例，当分子和分母同时变化时，这个比值可能不变。如穷人虽然卫生服务需要很大，但是，由于他们受经济水平的约束，很少去就诊，其导致的结果就是卫生支出也降低。在这种情况下，由于分子和分母同时缩小，并不能真正反映筹资水平。因此，单纯测算这个比例的离散程度不能反映水平不公平和垂直不公平。最后，FFC 是计算 HFC 的离散程度，并不能反映 HFC 的大小。各国即便 FFC 相同，可是，由于每个国家 HFC 水平未必一样，FFC 并不能真实地反映各国卫生筹资公平性之间的差异。

二　灾难性卫生支出

(一) 定义

卫生筹资公平指数反映了卫生筹资的公平性，但是，在卫生财务风险保护的过程中，不仅关注公平性，同时应该关注家庭的卫生费用负担水平及其对家庭生活的影响。而灾难性卫生支出是目前广泛应用于卫生费用灾难性发生水平和影响的重要指标。

关于卫生费用支出是否导致了"灾难性"的卫生支出，进而影响了家庭生活质量，主要有以下三种观点[①]：一是从临床医学角度认为发生了重大疾病而导致的卫生费用支出；二是在一定时期内家庭的卫生支出超过了一定标准；三是一定时期内，家庭卫生支出占家庭收入或者支出的比重达到了一定标准。第一种观点将疾病和花费建立起的联系并不总是成立，临床上认定严重的疾病花费并不一定高。第二种观点只考虑了卫生费用的绝对水平，没有考虑家庭的支付能力。前两种观点都没有从患者家庭的角度去考虑卫生费用对家庭造成的负担。第三种观点的灾难性卫生支出不同于大病卫生支出和大额卫生支出。因为，同样的医疗费对不同家庭产生的影响有很大的差异性，对于富裕家庭来说，一定数量的高额医疗费在整个家庭消费中可能只占小部分份额，不会由此影响家庭的正常生活。但是，同样数额的医疗费支出，对于贫困家庭来说，有可能面临巨大的经济风险，甚至倾家荡产。因此，只有对家庭生活构成灾难性影响的卫生支出才能定义为灾难性卫生支出。第三种观点不仅考虑了支出水平，而且考虑了家庭的支付能力，从患者家庭角度考虑卫生费用灾难性的问题，目前应用也最为广泛，同时也是接下来重点讨论的内容。

灾难性卫生支出定义为一定时期内，因疾病导致的卫生支出占家庭收入、支出或者支付能力的比例超过一定标准，严重影响了家庭生活质量，则该家庭发生了灾难性卫生支出。[②] 可以看出，灾难性卫生

---

① 方豪、赵郁馨、王建生、万泉、杜乐勋：《卫生筹资公平性研究——家庭灾难性卫生支出分析》，《中国卫生经济》2003 年第 6 期。

② Wagstaff, A. and van Doorslaer, E., "Catastrophe and Impoverishment in Paying for Health Care: With Applications to Vietnam 1993 – 1998", *Health Econ*, Vol. 12, No. 11, 2003, pp. 921 – 934.

支出其实是 HFC 的进一步深入和延续，弥补了 FFC 仅仅从公平角度研究卫生筹资的缺陷。

（二）计算

家庭灾难性卫生支出重点关注三个变量：一是分子：家庭卫生支出；二是分母：家庭支付能力；三是判断是否发生灾难性卫生支出的判断标准，即分子占分母比重的阈值。家庭卫生支出主要包括家庭直接现金卫生支出（OOP）或预防性医疗保健支出（包括医疗保险费用等）。家庭支付能力通常有三个不同的衡量指标：家庭收入、家庭支出和家庭非生存性支付能力。灾难性卫生支出分析中，家庭支付能力优先采用非生存性支付能力做分母。首先，它能够最真实地反映每个家庭实际的支付能力。其次，选择家庭支出做分母，能够反映一个家庭的消费能力，但是，由于家庭规模的影响和消费水平的差异，无法准确地反映一个家庭的支付能力。因为，规模较大的家庭和低收入国家用于生存性的消费更多。所以，一定时期内家庭支出并不一定等于家庭同时期的消费，如电视、洗衣机等消耗性商品。最后，得不到前两者的情况下，选择家庭收入进行测量，但是，其不能真正反映一个家庭的实际支付能力，无法反映存款等固定资产的影响。关于灾难性卫生支出标准的制定，利用不同的变量做分布选择的标准不同，用收入或支出做分母，根据不同的收入水平和消费结构，可选择5%—20%。[1] 如果用非生存性消费支出做分母，WHO 推荐标准为40%。[2]

灾难性卫生支出测量指标主要有灾难性卫生支出发生率、灾难性卫生支出社会平均差距和灾难性卫生支出相对差距。此外，还可以同集中指数相结合，反映灾难性卫生支出的分布状况。[3]（1）灾难性卫

① Limwattananon, S., Tangcharoensathien, V. and Prakongsai, P., "Catastrophic and Poverty Impacts of Health Payments: Results From National Household Surveys in Thailand", *Bull World Health Organ*, Vol. 85, No. 8, 2007, pp. 600 – 606.

② Xu, K., "Distribution of Health Payments and Catastrophic Expenditures Methodology", 2005.

③ Wagstaff, A. and van Doorslaer, E., "Catastrophe and Impoverishment in Paying for Health Care: With Applications to Vietnam 1993 – 1998", *Health Econ*, Vol. 12, No. 11, 2003, pp. 921 –934.

生支出发生率，指被界定为灾难性卫生支出的家庭占全部样本家庭的百分比，反映发生灾难性卫生支出发生的广度。（2）灾难性卫生支出社会平均差距，指发生灾难性卫生支出家庭的卫生支出占家庭消费的百分比与界定标准之差的和除以全部家庭数，平均差距反映全社会灾难性卫生支出的深度，即卫生支出对家庭生活水平的影响程度。（3）灾难性卫生支出相对差距，指发生灾难性卫生支出家庭的卫生支出占家庭消费的百分比与界定标准之差的平均值，平均差距反映发生的家庭灾难性卫生支出的深度，即卫生支出对灾难性卫生支出家庭生活水平的影响程度。（4）灾难性卫生支出的集中指数，上述分析虽然把家庭的卫生支出与消费水平结合起来反映灾难性卫生支出在社会的自然发生情况，但是，没有反映出其分布，即在社会群体中，灾难性卫生支出更倾向于发生在贫困家庭还是富裕家庭。相比之下，贫困家庭受到疾病的侵害后，更容易直接影响家庭成员的基本生存与发展，所以，社会往往更关注贫困家庭是否容易发生灾难性卫生支出。

$$Hcat = \frac{1}{N} \sum_{i=1}^{N} E_i = U_E \qquad (5-3)$$

式中，$Hcat$ 表示灾难性卫生支出发生率，E_i 表示家庭是否发生灾难性卫生支出，如果发生则值为 1，如果不发生则值为 0，N 表示样本家庭数。

$$Gcat = \frac{1}{N} \sum_{i=1}^{N} O_i = U_O \qquad (5-4)$$

式中，$Gcat$ 表示灾难性卫生支出社会平均差距，O_i 表示发生灾难性卫生支出家庭与界定标准之差，N 表示样本家庭数。

$$MPGcat = \sum_{i=1}^{N} O_i \bigg/ \sum_{i=1}^{N} E_i = U_O/U_E \qquad (5-5)$$

式中，$MPGcat$ 表示灾难性卫生支出相对差距，E_i 表示家庭是否发生灾难性卫生支出，O_i 表示发生灾难性卫生支出家庭与界定标准之差，N 表示样本家庭数。

（三）优缺点

灾难性卫生支出用于衡量卫生系统对家庭的经济风险保护能力，家庭灾难性卫生支出一系列指标不仅能够反映卫生支出对家庭影响的广度和深度，而且能够与集中支出等相关指标一起衡量卫生系统经济风险保护的公平性。通过确定和分析灾难性支出家庭状况，明确这些家庭特征和困难，采取有针对性的风险保护措施，能显著、高效地改善卫生筹资的水平和公平性，进而促进和保证卫生服务的利用公平。此外，灾难性卫生支出计算方法简单，可以利用二手数据进行测量，因此，更适合其在信息系统不发达的国家使用，同时降低了评价成本。

灾难性卫生支出同样面临着挑战。首先，灾难性卫生支出是在一定时间范围内衡量家庭的卫生支出情况，因此，时间范围的选择可能导致结果差异，因为疾病的发生和卫生支出具有短暂性和偶尔性。其次，灾难性卫生支出没有考虑由于经济原因而放弃治疗的人群，这部分人群可能面临着更加严重的卫生支出负担。最后，灾难性卫生支出无法测量因为疾病导致的经济收入损失。此外，作为间接地反映筹资公平性的指标，可以通过不同人群分布寻找影响家庭灾难性卫生支出发生的因素，但其测量结果仅能表明灾难性家庭对整个卫生筹资系统的影响，并不能完全反映卫生系统的筹资公平性，也不能测算筹资累进还是累退的程度。

三 因卫生支出致贫

因卫生支出致贫同样是衡量卫生系统财务风险保护能力的指标。同灾难性卫生支出相比，因卫生支出致贫从绝对值——贫困线的角度去判断一个家庭是否发生由于卫生支出导致的家庭生活质量和生活方式重大变化。

（一）定义

因卫生支出致贫是指家庭由于家庭卫生支出导致家庭贫困发生。[①]疾病对居民的经济损害主要表现在两个方面：第一，疾病使人的生产能力受损，从而导致家庭经济收入下降；第二，在以个人现金卫生支

---

① Wagstaff, A. and van Doorslaer, E., "Catastrophe and Impoverishment in Paying for Health Care: With Applications to Vietnam 1993 – 1998", *Health Econ*, Vol. 12, No. 11, 2003, pp. 921 – 934.

出为主要筹资方式的机制下，居民抵御疾病风险的能力极弱，可能直接导致家庭陷入贫困。因此，因卫生支出致贫与因病致贫既相互联系又有区别，因病致贫包括疾病导致支付能力降低和因疾病直接卫生支出两部分导致的贫困，而因卫生支出仅仅能够测量后者导致的贫困。

（二）计算

因卫生支出致贫的计算同样关注三个变量，家庭卫生支出、家庭支付能力和贫困线。如果家庭支付能力与卫生支出之差在贫困线以下，则该家庭发生了贫困。由于卫生支出导致的贫困家庭即为因卫生支出致贫。卫生支出和家庭支付能力确定与灾难性卫生支出相似，卫生支出可以用一般现金卫生支出或预防性卫生投资，支付能力可以从收入或者支出两个角度衡量。相应地，贫困线的确定可以从收入和支出两个方面衡量。测量过程中，需要考虑家庭的规模对收入和支出的影响。

因卫生支出致贫的评价指标主要包括因卫生支出致贫率和贫困差距。贫困差距又包括平均贫困差距、相对贫困差距和标化贫困差距。[1]（1）因卫生支出致贫发生率，是指贫困人口占总人口的比重。贫困发生率只反映贫困人口比例的大小，即贫困发生的广度，而无法反映贫困的深度。（2）因卫生支出致贫平均差距，亦称贫困缺口，是指贫困人口的平均消费性支出或收入低于贫困线的程度，反映贫困深度。平均贫困差距等于全社会贫困人口的贫困差距之和除以总家庭数，该指标侧重于从经济收入或差额的角度衡量贫困的程度，反映社会离"脱贫"目标的平均差距。类似地，如果要反映卫生支出对致贫家庭的影响深度，则使用因卫生支出致贫相对差距，等于全社会贫困人口的贫困差距之和除以贫困家庭数。平均贫困差距是贫困差距除以全部人口数，反映全人群的平均贫困程度；相对贫困差距是贫困差距除以贫困人口数，表示贫困人群的平均贫困程度。（3）因卫生支出致贫差距只能反映社会或贫困家庭平均贫困程度，由于经济影响，不同地区贫困

---

① Wagstaff, A. and van Doorslaer, E., "Catastrophe and Impoverishment in Paying for Health Care: With Applications to Vietnam 1993 –1998", *Health Econ*, Vol. 12, No. 11, 2003, pp. 921 –934.

线存在差异，从而影响贫困差距的测量。因此，单纯使用这一指标无法进行不同地区、不同时期的贫困深度比较。为消除贫困线对因卫生支出致贫差距的影响，采用标化因卫生支出致贫平均差距指标来反映贫困的深度，该指标定义为因卫生支出致贫平均差距与贫困线之比。

$$PI^H = H_{pro}^{post} - H_{pro}^{pre} \qquad\qquad (5-6)$$

$$H_{pov}^{pre} = \frac{1}{N}\sum_{i=1}^{N} P_i^{pre} = Up_{pre} \qquad\qquad (5-7)$$

$$H_{pov}^{post} = \frac{1}{N}\sum_{i=1}^{N} P_i^{post} = Up_{post} \qquad\qquad (5-8)$$

式中，P_i 表示家庭是否发生贫困，如果发生贫困，则值为 1，如果未发生贫困，则值为 0；N 表示样本家庭数量；H_{Pov}^{Pre}（Up_{pre}）表示卫生支出前贫困家庭比例；H_{Pov}^{Post}（Up_{post}）表示卫生支出后贫困家庭比例；PI^H 表示因卫生支出导致的贫困家庭比例。

$$PI^G = G_{pro}^{post} - G_{pro}^{pre} \qquad\qquad (5-9)$$

$$G_{pov}^{pre} = \frac{1}{N}\sum_{i=1}^{N} g_i^{pre} = Ug_{pre} \qquad\qquad (5-10)$$

$$G_{pov}^{post} = \frac{1}{N}\sum_{i=1}^{N} g_i^{post} = Ug_{post} \qquad\qquad (5-11)$$

式中，g_i 表示贫困家庭距离贫困线的差距；N 表示样本家庭数量；G_{pov}^{pre}（Ug_{pre}）表示卫生支出前所有贫困家庭与贫困线之间的平均差距；G_{pov}^{post}（Ug_{post}）表示卫生支出后所有贫困家庭与贫困线之间的平均差距；PI^G 表示因卫生支出导致的所有家庭平均贫困差距。

$$PI^{MPG} = MPG_{pov}^{post} - MPG_{pov}^{pre} \qquad\qquad (5-12)$$

$$MPG_{pov}^{pre} = \sum_{i=1}^{N} g_i^{pre} \Big/ \sum_{i=1}^{N} p_i^{pre}i = Ug_{pre}/Up_{pre} \qquad\qquad (5-13)$$

$$MPG_{pov}^{post} = \sum_{i=1}^{N} g_i^{post} \Big/ \sum_{i=1}^{N} p_i^{post} = Ug_{post}/Up_{post} \qquad\qquad (5-14)$$

式中，MPG_{pov}^{pre} 表示卫生支出前贫困家庭相对差距；MPG_{pov}^{post} 表示卫生支出后贫困家庭相对差距；PI^{MPG} 表示因卫生支出导致的所有贫困家庭的平均贫困差距。

$$PI^{NG} = NG_{pov}^{post} - NG_{pov}^{pre} \qquad\qquad (5-15)$$

$$NG_{pov}^{pre} = \frac{G_{pov}^{pre}}{Z_{pov}^{pre}} \qquad\qquad (5-16)$$

$$NG_{pov}^{post} = \frac{G_{pov}^{post}}{Z_{pov}^{post}} \qquad\qquad (5-17)$$

式中，G_{pov}（Ug_{pre}）表示所有贫困家庭与贫困线之间的平均差距；Z_{pov}表示贫困线；NG_{pov}^{pre}表示卫生支出前社会平均贫困差距与贫困线比例；NG_{pov}^{post}表示卫生支出前社会平均贫困差距与贫困线比例；PI^{NG}表示因卫生支出导致的社会平均贫困差距与贫困线比例。

（三）优缺点

因病卫生支出致贫从家庭卫生支出的绝对值——贫困线角度对家庭卫生支出影响进行了测量，与灾难性卫生支出一样，目的是测量卫生支出对家庭生活质量的影响。致贫性卫生支出与灾难性卫生支出都是反映卫生支出影响的重要指标，有很多相同之处：（1）两者都反映卫生支出对居民生活水平的影响程度，前者从绝对贫困角度，后者从相对灾难性角度。（2）两者都采用了相似的经济学测量指标，如测量致贫性卫生支出时，采用了贫困发生率、贫困差距等指标，而反映灾难性卫生支出的灾难性卫生支出发生率、支出差距等指标，其基本原理是相似的。（3）两者有交集。如果从两个方面测量，可能有部分家庭既发生了致贫性卫生支出，又发生了灾难性卫生支出。两者的不同之处有：（1）致贫性卫生支出是因卫生支出导致的贫困，有时候虽然卫生支出不高，甚至离灾难性卫生支出标准很远，但是，由于低收入家庭经济水平制约，这些卫生支出会使原来较低的消费支出更加捉襟见肘，甚至使其消费水平跌落到贫困人群中，也就是虽然该家庭并未发生灾难性卫生支出，却发生了致贫性卫生支出，这种现象在低收入水平家庭尤为普遍。（2）灾难性卫生支出主要反映卫生支出对家庭生活水平的影响，这种家庭可能是中等收入家庭，甚至是高收入家庭。但不管是哪种家庭，一旦其卫生支出占可支付能力比例超过一定界限，就认为其发生了灾难性卫生支出，也就是说，该家庭的卫生支出已成为生活支出中的重要部分。卫生支出一旦达到或超过"灾难性"

标准，势必会挤压其他方面的生活支出，影响其生活水平，该家庭的生活水平甚至可能低于低收入家庭。因为卫生支出致贫对于低收入家庭、低收入国家和因卫生费用放弃治疗的家庭更加敏感，而灾难性卫生支出对于中高收入家庭更加敏感，所以，两者既相互交叉又相互补充。

因卫生支出致贫从绝对值角度反映了卫生支出对家庭致贫的影响，弥补了灾难性卫生支出仅仅从比例角度反映卫生支出对家庭影响的不足。但是，因卫生支出致贫贫困线的确定对指标的影响很大，不同贫困线的制定方法将对结果产生重大影响，因此，不同国家和地区之间的可比性相对较差。此外，由于疾病致贫不仅表现在卫生支出，同时肯定影响家庭的收入，即支付能力，因此，因卫生支出致贫无法反映疾病的所有经济影响。

第四节　公平与效率

一　公平测量

健康公平是指不同社会群体在健康方面的无差异，广义的健康公平不仅包括期望寿命等健康结果的公平，同时应包括投入公平和产出公平。开展健康公平评价的主要是为减少健康不公平的政策、规划和实践提供信息证据。进行健康不平等监测可以评价具有特定公平目标的健康干预措施的进展，但也可以评价其他健康干预措施对不平等的影响。无论是从伦理学角度还是从实际出发，减少不公平是一个值得期许的共同目标。从健康公平统计角度看，忽视健康不平等会引起各种各样的挑战。如果只监测健康指标的国家平均水平，则可能无法完全揭示人群的健康变化。当一部分人群健康水平提高，另一部分人群健康水平下降时，健康指标在国家平均水平可以随时间推移保持不变；甚至是健康指标的国家平均水平提高，而国内不平等加剧。通过健康指标分布差异的测量，可以反映一个卫生系统的公平情况，能够更有针对性地进行干预，以减少健康的不公平现象。

　　健康公平过程是一个复杂的过程，包括指标选择、公平分层、健康指标和公平分层对接以及公平测量指标选择和计算等。健康公平测量，首先，要对健康指标进行选择和定义，卫生系统的健康指标包括投入、产出和结果。其次，需要对指标进行分层，常用的分层维度包括社会经济地位、年龄、性别、教育、种族、地区等。再次，获取相关数据，计算不同公平分层健康指标水平。最后，选择合适的公平测量指标进行测量。

　　从反映子组个数方面，公平的测算方法可以分为简单测算方法和复杂测算方法。简单指标，如绝对差值和相对比，可以用于两个子组公平的比较，如最富裕的人群和最贫困的人群等。简单的成对比较已经成为用于不平等监测的主要测算方法，因为简单使它们直观和容易理解。所以，简单指标无法反映两个子组以上的不公平，同时也没有考虑子组的规模。复杂指标，包括不平等斜率指数、集中指数、总体平均差、泰尔指数和人群归因危险度等，这些指标可以用于两组以上的公平测量，弥补了简单指标的缺陷，但是，计算过程复杂，不易于理解。根据分层是否自然有序，复杂算法又可以分为自然有序分组和自然无序分组两种测算方法，其中，不平等斜率指数和集中指数属于自然有序测算方法；总体平均差和泰尔指数属于自然无序测算方法。[①]简单算法和复杂算法各有优缺点。首先，简单测算方法忽视了未进入比较的其他子组（如"中间的"或"非极端"的子组）；其次，简单测算方法没有考虑到子组间规模。复杂测算方法可以克服这些局限性，但是，当复杂测算方法在揭示不平等状况时无法有实质改善的话，简单测算方法则更优于复杂测算方法。

　　从指标反映内容方面，公平测算方法可以分为绝对测量方法和相对测量方法，绝对不平等测算结果与健康指标的单位相同，因此给出不同子组间的具体差值，更直观地反映不同子组之间的直观差距，如绝对差值、不平等斜率指数和总体平均差。而相对不平等测算结果是

　　① Regidor, E., "Measures of Health Inequalities: Part 1", *J Epidemiol Community Health*, Vol. 58, No. 10, 2004, pp. 858 - 861.

无单位的，对有着不同单位的指标间的配对比较尤其有用，如相对比、集中指数和泰尔指数等。通常情况下两类指标结合使用。①

二 效率测量

效率是对卫生系统资源投入的一个总体测量，主要资源包括卫生人力、卫生费用、卫生设施等。通常，经济学家将效率分为配置效率和技术效率。在卫生系统，配置效率指标出现在微观水平（主要是指正确的治疗方法应用）或宏观水平（合理水平的卫生资源配置）。②配置效率也被认为是卫生系统内部不同服务资源是否合理配置，例如，在一定的资金情况下，达到最大的卫生产出。与此相反，技术效率是指一定产出目标条件下，花费最少的成本。因此，配置效率关注系统是否具有一个适当的产出组合，技术效率不管产出多少，而是关注是否在生产过程中产生了资源浪费。目前，已经有许多效率分析方法，包括回归分析、随机前沿分析和数据包络分析等，用于分析卫生系统不同方面或者总体的效率。

生产率概念与效率密切相关，是指投入与产出的比率。生产率测量不关心产出变量能够归咎于监测下的实体。因此，生产率的测量相对于效率更加单纯化，便于计算。但是，无法反映不同资源之间的组合关系和总体效率。效率指标可以通过投入产出率进行构建，反映卫生资源的利用效率。目前，常用的指标包括成本效果分析（如每个单位健康结果的成本）、住院患者平均住院天数、住院患者日均费用、住院患者例均费用、每种疾病治疗费用、卫生管理费用占总费用比重、医务人员工作量（人均床日数或门诊人次）、医务人员用于患者疾病治疗时间比重、重复检查率和某种干预达到效果相对潜在最好效果百分比等。

然而，构建效率指标存在巨大的挑战：分析过程中，一个基本的挑战就是如何控制环境因素、政策限制、人群特征以及其他可能严重

---

① World Health Organization ed. , *Handbook on Health Inequality Monitoring with a Special Focus on Low – and Middle – Income Countries*, World Health Organization, 2013.

② World Health Organization ed. , *Monitoring the Building Blocks of Health Systems*, 2010.

影响生产力的制约因素。当然，即使控制了相关因素，进行归因过程中，仍需谨慎。此外，具体卫生系统活动投入分配和相关成本也是非常复杂的，通常依赖于具体规则和问题。因此，应加强数据收集工作，提高分析技术，同时政策制定者应该熟悉指标的缺陷和不足。

本章小结

卫生系统绩效评价主要包括健康结果、反应性、财务风险保护、卫生服务产出和卫生服务投入等维度，而公平和效率评价贯穿整个评价体系，其主要基于现有卫生指标，利用通用的评价思想和方法构建公平和效率评价指标或者进行直接评价。

一 卫生系统最终目的是维护和提高人们健康水平，因此，测量人们健康水平是卫生系统绩效评价的重点

健康状况包括完好状态、人体功能、健康状况和死亡四个维度。目前测量人们健康状况的指标主要分为两大类：一类是根据健康状况内涵从生命质量或失能状况进行测量，重点反映人们健康的某一方面，前者包括身体、心理、精神、生活和社交等方面，主要通过健康量表进行主观测量；后者主要包括发病率、患病率、伤残率和死亡率等方面，主要通过检测客观指标进行测量。该类指标测量相对简单，对数据收集系统要求相对较低，相对较为容易进行归因，进而进行重点干预和调整。但是，两类指标分别只考虑了质和量，无法综合反映人们的健康状况，特别是失能所造成的潜在损失。另一类是综合考虑了生命质量和数量，综合反映人们的健康状况，主要包括 DFLE、HLY、QALE、DALY 和 DALE。DFLE 和 HLY 测量完全健康状态下的期望寿命，反映完全健康生命年；QALE、DALY 和 DALE 强调失能状态下生命年的转化，反映等效健康生命年。但综合类指标在测量过程中计算方法复杂，对数据质量要求较高，中低收入国家相对难以实施。此外，由于反映的是综合健康状况，健康的影响因素复杂，因此，难以对健康状况进行归因，不适用于具体干预的评价。

目前的健康指标无法区分卫生系统和非卫生系统对健康指标的贡献，同时，一些指标在计算方法和国际比较上仍然存在缺陷。一个是疾病编码，一个是降低死亡率的证据。因此，为了不丢弃这些广泛使用的经典方法，目前很多研究正在研究卫生保健对于健康的贡献，如可避免死亡率。可避免死亡率，从一个更广泛的视角，包括通过合适和及时的医疗服务及人群干预措施能够避免的死亡。可避免死亡率可以划分为可治疗死亡率和可预防死亡率。然而，并不是所有健康指标问题都能被解决，认识到指标的缺陷，并且在指标解释时把它考虑在内是非常必要的。解释过程中最困难的是归属问题。不仅仅是健康状态的影响因素复杂，同时卫生系统预防疾病发生率的变化同样难以确定。某一疾病死亡率的变化反映了创新、覆盖和质量各方面的综合影响。最后，国家政策的分析、时间的滞后性带来更加复杂的评价。

二 卫生系统反应性反映卫生系统在多大程度上满足了人们对卫生系统中改善非健康方面的普遍的、合理的期望

主要基于 WHO 卫生系统反应性框架进行测量，目前主流测量工具从尊重、保密性、自主性、交流、及时关注、社会支持网络、基础设施的质量和医护人员选择八个方面进行。但是，在反应性测量过程中，不同的国家和地区具有不同的内涵、权重，因此很难进行总结和横向比较。

三 财政风险保护是一个多维度概念，测量因卫生保健支出导致的财务风险发生率和严重程度成为财务风险保护及卫生系统比较的基础

目前，财务风险保护主要基于卫生费用支出占家庭收入比重及其在人群中的分布进行测量。目前已经形成的指标包括筹资公平指数、灾难性卫生支出和因卫生支出致贫。但仅仅利用一个指标不可能完全反映人们的财务风险保护，因此，开发一个单独的指标用于测量人们卫生支出造成的经济风险非常困难。

四　健康公平的测量主要是对以上健康指标分布进行测量，主要包括差值和相对比等简单指标及不平等斜率指数、集中指数、总体平均差、泰尔指数和人群归因危险度等复杂指标

公平测量过程中，最大的挑战是公平的标准制定，其原则是人人享有平等的健康，对于健康状态、反应性、财务风险保护和卫生服务获取、覆盖等横向公平维度，容易制定比较标准，进行公平性评价。但是，对于卫生服务产出中安全有效和卫生投入等维度，更多强调的是纵向公平，根据卫生需要进行测量，所以，评价过程中需要考虑影响需要的因素，进而使公平的评价变得更加复杂。

五　效率指标综合衡量卫生系统投入的利用程度，包括费用和资源，正确地利用以确保卫生系统目标

目前，评价方法包括综合评价方法如回归分析、随机前沿分析和数据包络分析等，生产率是指投入与产出的比率，角度构建效率评价指标同样广泛应用于卫生服务投入和产出过程中。但是，在效率的测量过程中存在挑战：如何将投入资源和费用归到某个具体的卫生系统活动中？目前没有明确规则，存在随意性。在原则上，投入与直接产出应该引起高度关注，但是，长远影响难以测量。

第六章 基于 UML 卫生系统绩效 评价框架模型构建

本章在国际和典型国家卫生系统绩效评价框架构建规律的基础上，将统一建模语言（UML）融入卫生系统绩效评价构建的关键步骤之中——建立起卫生系统目标和结构之间的关系，通过将卫生系统绩效评价框架构建关键流程和 UML 方法相结合，构建了基于 UML 卫生系统绩效评价框架构建路径。运用该模型，尝试构建卫生系统绩效评价指导框架模型，并在框架维度内涵和指标特点分析的基础上，推荐核心测量指标，为国家卫生系统绩效评价框架的构建和指标选择提供指导和参考。

第一节 框架构建理论与方法

卫生系统绩效评价框架的制定需要经过明确评价框架构建目的、卫生系统边界定义、卫生系统的目标、卫生系统结构或功能和卫生系统框架最终形成几个关键步骤。其中，卫生系统绩效评价框架的主要任务是建立起卫生系统目标和卫生系统结构功能之间的联系，形成框架维度和体系。目前，关于卫生系统构建的目的、定义、目标和构成研究均有相对成熟的理论和方法，如卫生系统的定义可以从目标、结构和功能等角度进行定义，概念模型可以利用 Lalonde 健康因素影响模型或者 BSC 方法等，但是，如何建立起各个部分之间的联系尚未出现较为明确的可操作性方法，也是卫生系统绩效评价框架关键过程中面临的最大挑战。因此，需要寻找一种建立联系的可操作性方法，完善卫生系统绩效评价框架的制定过程。

统一建模语言（UML）是软件开发过程中用于进行描述、构造、可视化和文档编制的一种可视化建模语言，具有良好定义和表达的特点。[①] UML 中的业务建模目的是描述和表达业务核心功能的复杂关系和实现，同时相关研究尝试将其引入到绩效评价框架的构建之中[②]，而卫生系统绩效评价框架的构建需要对卫生系统中的核心问题进行描述，并建立起系统目标和结构功能之间的联系。[③] 因此，UML 恰好能够弥补卫生系统绩效评价框架构建过程中卫生系统各个组成部分和最终目标关系建立的方法不足。根据卫生系统绩效评价框架构建的规律和 UML 流程特点将两种方法从流程和功能角度进行融合，完善卫生系统绩效评价框架关键步骤流程（见图 6-1）。

UML 流程包括需求分析、用例模型构建、类模型构建和目标的实现及其验证。其中，需求分析包括卫生系统边界及其构成和卫生系统评价指标分析，通过卫生系统概念和指标分析，揭示卫生系统的目的和需求。用例模型构建是在卫生系统边界分析的基础上，对反映需求的指标进行分组，然后通过构造包和建立联系，抽象出指标的特点并进行聚类，反映卫生系统需求的不同方面，是一个自底向上不断抽象和迭代的过程。类模型构建通过卫生系统的目标分析和概念模型，自顶向下进行分析和梳理，结合用例模型，建立起目标和需求之间的联系，最终形成卫生系统评价框架模型。本章的具体流程包括卫生系统绩效评价需求分析、用例模型构建、类模型构建和最终框架模型建立。UML 是一个不断迭代的过程，因此需要对以上流程中的步骤反复迭代，最终得到卫生系统绩效评价的框架模型。UML 构建需求分析与卫生系统绩效评价框架理论比较和核心指标分析相对应，用例模型和类模型构建同样与其紧密联系。因此，UML 能够很好地与卫生系统绩

---

① 刘恒：《老年人口健康评价指标体系研究》，硕士学位论文，东南大学，2010 年。
② 刘渝妍、赵卿、陈媛：《基于 UML 的老年人口生活质量指标体系框架模型设计》，《重庆工学院学报》2005 年第 10 期。
③ 刘欣娟、周宇彤：《统一建模语言方法在构建老年人综合健康评价指标体系中的应用》，《护理管理杂志》2013 年第 4 期。

效评价关键流程和本书的整体架构相互融合，实际上是卫生系统绩效评价框架构建流程的不断迭代和深化，同时也是本书研究结果的应用和完善。

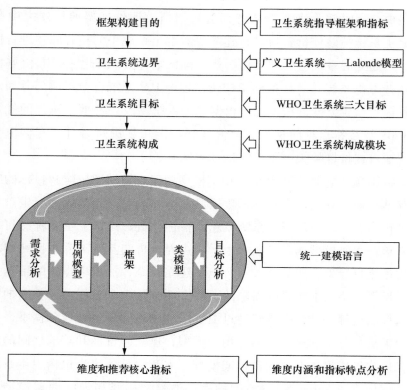

图 6-1　基于 UML 的卫生系统绩效评价框架构建流程

第二节　基于 UML 框架构建

一　需求分析

根据 UML 构建流程，首先要对卫生系统绩效评价需求进行分析。包括系统的资料收集、卫生系统的内涵和边界界定、卫生系统绩效评价指标系统收集、分析和筛选。本书第三章和第四章分别从国家卫生系统绩效评价框架和比较框架对卫生系统内涵及边界进行了系统讨论。此外，在卫生系统绩效评价框架比较的同时，对卫生系统绩效评价的指标进行了系统的收集和分析，为需求分析奠定了良好的基础。

（一）资料收集

通过描述性系统综述、文献计量方法和专家咨询法，系统地收集了卫生系统内涵定义和绩效评价相关资料。然后利用系统分析法、比较分析法和专家咨询法等对卫生系统内涵和边界、主流评价框架以及评价维度和指标进行比较和分析。咨询的专家研究领域涉及社会医学、卫生管理学、流行病与卫生统计和卫生经济学等多个领域。

（二）边界界定

通过系统分析法和比较分析法，同时结合卫生领域专家咨询，系统分析卫生系统的内涵和外延、功能和结构。通过主流评价框架比较分析，结合 Lalonde 健康影响因素概念模型，将卫生系统绩效评价界定分为卫生系统投入、卫生系统产出、非医学健康影响因素和卫生系统最终结果四个方面。其中，卫生系统投入反映卫生系统的结构情况，卫生系统产出反映服务的关键过程，影响因素重点关注卫生服务对健康影响因素的影响，最终结果反映了卫生系统的最终目标，包括人群健康、财务风险保护和卫生系统反应性。前两者主要从狭义的卫生系统评价卫生系统绩效，即卫生保健系统绩效评价；后两者更倾向于从广义的卫生系统角度评价卫生系统绩效，反映了整个国家的卫生系统结果。

（三）指标整理

目前卫生系统绩效评价的指标反映卫生系统评价的需求。相对于直接的词法分析，本书研究指标的选择是在前期卫生系统研究热点基础知识和前沿的基础之上，具有全面和宏观性；同时通过指标反映卫生系统的需求更具有针对性和可操作性。此外，通过描述性系统综述、文献计量方法和专家咨询法，系统收集国内外卫生系统绩效评价相关指标，最终得到卫生系统绩效评价指标 1402 个，其中，国外指标 1174 个，国内指标 238 个。同时，通过系统分析法和比较分析法，对指标内涵和功能进行描述，重点分析和比较了卫生系统最终目标核心指标的优劣。

二 用例模型构建

用例模型是用于反映模型元素之间如何交互和建立联系的动态模型。用例模型创建，是在需求分析的基础上，对需求的进一步细化和和结构化。包括指标分组，构建包图反映系统边界，建立包图指标之间的联系，通过不断抽象迭代最终创建用例图框架模型。用例是构建模型的基本元素，对具体事物的描述，这里指卫生系统的评价指标。建立联系是建立用例之间的关系，而关系用来说明两个或者多个模型元素之间如何相互关联，可以分为关联、依赖、泛化、实现四种关系类型。首先，基于卫生系统边界和指标分析，对指标进行分组并构建包；其次，基于指标之间的关联关系，利用社会网络分析方法和可视化技术对每个包组指标进行可视化和分类，并对指标聚类进行泛化和抽象，通过指标之间的依赖关系，建立起各类指标之间的联系；最后，将所有的包整合成一个完整的用例模型。领域专家贯穿于整个用例模型构建，主要对定量软件和操作结果进行调整和解读。

（一）评价指标分组

分组是在对用例进行语义分析的基础上，按语义所表达的功能对用例进行分组。通过分析所有的用例修饰，从中提取到体现不同逻辑功能的名词对象，对其按所反映的逻辑功能进行分组以获得抽象的实体类。其中类是一类事物的抽象概念，用例是一类事物的特定存在。本书指标分组主要通过指标内涵和各个指标在卫生系统绩效评价框架各维度出现的频次确定，如果某个指标出现在多个维度中，则根据其出现频次最高的维度确定，同时结合指标内涵经过专家咨询最终确定指标的归类。最终将卫生系统绩效评价指标分为四组，分别为卫生系统最终结果、非医学健康影响因素、卫生系统产出和卫生系统投入四个方面。

（1）卫生系统最终结果。包括：自评健康状况、自评精神健康、自评心理健康、自评心理压力、自评生活压力、身体功能健康状况、活动受限比例、长期活动受限比例、肌体功能损伤发生率、严重的机体功能障碍、身体器官功能受限比例、一般肌肉骨骼疼痛比例、法定传染病发病率、选定传染病发病率、艾滋病感染率、艾滋病发病率、性和血液病毒传播发生率、淋病或衣原体患病率、结核病患病率、肿瘤发病率、心血管疾病发病率、急性心肌梗死发病率、终末期肾病发病率、慢性病患病率、高血压患病率、糖尿病患病率、老年痴呆患病率、情绪障碍患病率、精神疾病患病率、成人重型抑郁症发病率、青少年重型抑郁症发病率、抑郁症患病率、中风发病率、哮喘患病率、慢性阻塞性肺疾病（COPD）患病率、疼痛患病率、关节炎患病率、伤害发生率、自杀发生率、创伤住院率、儿童听力损失患病率、5 岁儿童的正常牙齿数、失能损失寿命年（YLD）、期望寿命、60 岁期望寿命、围产儿死亡率、新生儿死亡率、婴儿死亡率、5 岁以下儿童死亡率、孕产妇死亡率、年龄标准化总死亡率、循环系统疾病总死亡率、肿瘤系统疾病总死亡率、呼吸系统疾病总死亡率、乳腺癌死亡率、宫颈癌死亡率、大肠癌死亡率、结肠癌死亡率、肺癌死亡率、前列腺癌死亡率、自杀率、意外伤害死亡率、HIV 感染死亡率、艾滋病死亡率、总减寿年数、循环系统疾病导致减寿年数、肿瘤系统疾病导致减寿年数、呼吸系统疾病导致减寿年数、意外伤害导致减寿年数、自杀导致减寿年数、艾滋病导致减寿年数、过早死亡率、年龄或性别死亡率、疾病别死亡率、药物相关死亡率、吸烟死亡率、饮酒死亡率、极端气温死亡率、潜在寿命损失年（PYLL）、死亡损失寿命年（YLL）、健康期望、健康期望寿命（HLE）、伤残调整期望寿命（DALE）、质量调整期望寿命（QALE）、无失能期望寿命（DFLE）、健康生命年（HLY）、伤残调整生命年（DALY）、质量调整生命年（QALY）、卫生系统反应性、卫生筹资公平指数、自付费用占卫生总费用比重、灾难性卫生支出率、因卫生支出致贫率。

（2）非医学健康影响因素。包括：特定遗传病发病率、肥胖率、体重 90 分位数以上比例、体重 10 分位数以下比例、极早产或活产儿百分比、晚期早产或活产儿百分比、早产率、巨大儿发生率、早产儿发生率、低出生体重率、血液汞含量、血液双酚 A 浓度、血液铅浓度、二手烟暴露比例—公共场所、二手烟暴露比例—家庭、儿童暴露于吸烟家庭的比例、PM10 含量、改水人口覆盖率、合格水的供给率、食品质量、饮用水质量、空气质量、成年人和青少年被控诉率、社会犯罪率、生活满意度、社区归属感、社会支持、设施改善比例、社区内能够提供的卫生服务种类、工作相关健康危险因素、家庭食品安全、住房支付能力、政府转移收入、家庭收入中位数、贫困线以下人口比例、低收入家庭儿童比例、低收入比例、人均收入水平、长期失业率、失业率、就业状况、专科毕业比例、高中毕业比例、教育水平、人口数量预测、婴儿母亲年龄分布、生育率、出生率、人口数、青少年生育率、不安全的共用针头率、18岁以下受孕率、高危性行为避孕套使用比例、自行车头盔使用率、5岁以下儿童发育不良比例、青少年身体质量指数、成年人身体质量指数、肥胖率、体育锻炼率、纯母乳喂养率、母乳喂养率、食用蔬菜比例、食用水果比例、使用非法药物率、有害饮酒率、总饮酒率、孕妇吸烟率、经常吸烟率。

（3）卫生系统产出。包括：门诊等待时间，住院等待时间，全科医生等待时间，专科医生等待时间，牙科医生等待时间，急诊护理等待时间，择期手术等待时间，癌症专家等待时间，放疗和骨科医生等待时间，髋部骨折手术等待时间，癌症治疗延误时间，延迟出院，患者认为获取卫生服务等待时间长或短，医生认为获取诊断后得到治疗时间长或短，等待时间超过规定时间，急诊患者转诊时间超过6小时比例，开车30分钟以上到达医院人口比例，开车20分钟以上到达初级保健机构人口比例，开车10分钟以上到达护理或者家庭服务机构人口比例，开车平均行驶时间到达最近的特定保健服务机构，开车平均行驶时间到达最近GP和医院，紧急救护设施超15分钟范围人口比例，流动医疗队30分钟内可到达人口比例，开车30分钟内到达最近急诊服务比例，开车30分钟内到达最近GP服务人口比例，医疗保险覆盖率，医疗保险未覆盖比例，未支付医疗保险费比例，具有个人健康预算人口比例，医保覆盖的全科医疗诊疗次数，全科医生判断的病人药物和非报销费用的承受能力，因经济或保险原因没有医疗服务来源人口比例，因经济或保险原因无法得到或延迟得到必要的医疗保健，牙科保健，或处方药人口比例，因经济原因未就诊或未按医生要求就诊，患者无法支付医疗费用，医生认为患者支付医药费用困难，因经济原因未就诊率，因经济原因未检查率和治疗率，因经济原因未执行处方或剂量，因经济原因推迟接受医疗保健，基于需要获取卫生服务比例，年人均就诊次数，年人均住院次数，全科医生平均就诊次数，牙科医生平均就诊次数，每千人口门诊服务利用率，每千人口住院服务利用率，每千人口全科医生利用率，每千人口牙科服务利用率，每千人口公共部门社区精神卫生服务利用率，高血压住院，心绞痛住院，慢性阻塞性肺疾病（COPD）住院，细菌性肺炎住院，损伤中毒住院率，出院人口比例，哮喘患者戒烟咨询，哮喘病患者日常预防药物服用率，电话咨询 GPS 紧急呼叫，电话咨询 GP 服务，精神病治疗率，冠心病的手术率，置换关节手术率，切除白内障的手术率，乳腺癌患者诊断一年内接受放射治疗比例，乳腺癌早期接受乳腺手术并进行腋窝淋巴结清扫或前哨淋巴结活检，结肠癌手术切除率，成人血液透析患者其主要的血管通路模式是动静脉瘘（AVF），医疗血液透析患者观察到死亡率与死亡预期之比，透析患者一年内在肾移植登记排队，慢性肾功能衰竭患者 3 年内接受移植，终末期肾病（ESRD）肾脏替代治疗前咨询肾脏病专家，青少年和成年人需要治疗非法使用毒品或酗酒得到治疗比例，非法使用毒品专业机构治疗率，非法使用毒品或酗酒专业机构治疗率，酗酒专业机构治疗率，滥用毒品者中获得毒品治疗服务的增长，慢性关节症状患者就诊率，HIV 感染者年就诊两次及以上比例，HIV 感染者接受高效抗逆转氯病毒疗法比例，抗逆转氯酶素（ARV）治疗比例，ARV 治疗孕妇比例，HIV 感染者 CD4 计数 <200 接受卡氏肺孢子虫肺炎预防比例，HIV 感染者 CD4 计数 <50 接受鸟分枝杆菌复合体的预防比例，肺结核患者完成治疗疗程率，获得处方药人口比例，14 种基本药物在销售点可得性，基本药物获取权利，成人未得到需要的预约日常保健比例，儿童未得到需要的预约日常保健比例，医疗保险和医疗救助人口未得到预约日常保健比例，成人未得到及时急诊服务比例，儿童未得到及时急诊服务比例，医疗保险和医疗救助人口未得到及时急诊服务比例，无法得到或延迟获得医疗服务人口比例，无法得到或延迟获得牙科服务人口比例，无法得到或延迟获得处方药人口比例，具有服务机构人群晚上或者周末得到一般医疗服务比例，难以在正常工作时间内通过电话联系日常医

疗保健机构咨询健康问题比例，成年需要得到专科医生服务但是难以得到比例，儿童需要得到专科医生服务但是难以得到比例，成年人需要照顾、测试或理疗但是难以得到比例，儿童需要照顾、测试或理疗但是难以得到比例，需要急诊而没有得到他们所需要或想要的护理人口比例，寻找 GP 医生过程中遇到问题患者比例，重型抑郁症未治疗率，儿童龋齿未治疗率，乳腺癌筛查率，宫颈癌筛查率，乳房 X 光检查率，巴氏涂片检查率，肠癌筛查率，大肠癌筛查率，结肠癌筛查率，结肠镜、乙状结肠镜或直肠镜检查率，大便隐血试验检查率，成人血压测量率，血压较高人群重新测量血压，糖尿病的管理率，成人胆固醇测量率，糖尿病患者接受 4 条服务意见，糖尿病患者接受血红蛋白 A1c 测试，LDL 胆固醇测试，肾病筛查，糖尿病患者散瞳检查，糖尿病患者接受脚部溃疡或发炎检查，糖尿病患者接受流感疫苗，药物滥用完整治疗率，精神健康治疗或咨询率，精神病患者住院治疗后及时动态随访，精神病患者双重精神/物质相关情况随访连续性，精神病患者住院随访，抑郁症预防性干预措施实施，产前保健率，产前患者血型和抗体筛查率，产前患者 HIV 筛查率，产前患者细菌筛查率，孕妇贫血筛查率，孕妇宫颈淋病筛查率，孕妇乙肝筛查率，熟练卫生人员接生率，医疗机构分娩率，产后访视率，TB 病例检测登记率，儿童健康儿童计划检查率，儿童体检率，儿童牙科检查率，青少年健康体检率，儿童视力检查率，国家计划免疫接种率，儿童免疫接种率，青少年免疫接种率，百白破免疫接种率，麻疹免疫接种率，乙肝免疫接种率，五价疫苗免疫接种率，计划生育需要满意率，5 岁以下儿童急性呼吸道感染医疗机构治疗率，5 岁以下儿童腹泻应用口服补液疗法率，5 岁以下儿童维生素 A 补充率，5 岁以下儿童经杀虫剂处理蚊帐使用率，儿童预防保健覆盖率，儿童乙型流感嗜血杆菌疫苗接种率，儿童肺炎球菌结合疫苗接种率，青少年水痘疫苗接种率，儿童疫苗接种率，儿童百白破疫苗接种率，儿童脊髓灰质炎疫苗接种率，儿童麻疹腮腺炎风疹疫苗接种率，儿童乙肝疫苗接种率，儿童水痘疫苗接种率，青少年脑膜炎疫苗接种率，青少年白百破疫苗接种率，高危人群乙肝疫苗接种率，高危人群流感疫苗接种率，高危人群肺炎球菌疫苗接种率，接种流感疫苗，儿童免疫率，流感疫苗率，儿童 4 年发展性健康检查的比例，老年人流感疫苗接种率，老年人肺炎球菌疫苗接种率，70 岁以上老人经营性社区养老场所率，长住养老院的居民谁进行了评估，并接种适当的流感疫苗，短期逗留养老院的居民谁进行了评估，并在流感季节接种适当流感疫苗，长住养老院的居民谁进行了评估，并接种适当肺炎球菌疫苗接种，短期逗留养老院的居民谁进行了评估，并接种适当的肺炎球菌疫苗接种，家庭护理人员能得到期望的精神支持，接受养老服务的老年人比例，老年护理评估完成比例，年轻人使用的住宅，CACP 残疾人和 EACH 养老服务，65 岁或以上的人接受亚急性服务率，免疫条件，住院的日间护理敏感条件，成人接受门诊心理健康治疗或辅导比例，成人接受处方药进行精神健康治疗比例，成人接受住院心理健康治疗或辅导比例，关节炎教育率，关节炎运动辅导率，关节炎超重患者减肥辅导率，卫生服务人员室内吸烟儿童危害宣传率，卫生服务人员车内儿童安全座椅宣传率，卫生服务人员车内加高座椅宣传率，卫生服务人员车内膝盖或肩部安全带宣传率，青少年自行车或摩托车佩戴头盔宣传率，成年人医生告知超重率，青少年医生告知超重率，超重成年人医生建议锻炼率，超重成年人未锻炼率，青少年医生建议锻炼率，青少年医生建议健康饮食率，超重成年人医生建议健康饮食率，吸烟人群医生建议戒烟率，患者满意度，医护人员对保健质量满意度，临终关怀护理人员评价晚上和周末护理为"优"，医生经常得到来自患者的满意度和就诊经历评价，成年人综合测量（认真倾听、解释、尊重和足够时间服务），儿童综合测量（认真倾听、解释、尊重和足够时间服务），成人就诊认真倾听，儿童就诊认真倾听，医疗救助儿童就诊认真倾听，成人就诊详细解释，儿童就诊详细解释，医疗救助儿童就诊详细解释，成人就诊获得尊重，儿童就诊获得尊重，医疗救助儿童就诊获得尊重，成人就诊时间充足，儿童就诊时间充足，医疗救助儿童就诊时间充足，成人对就诊经历进行评级，儿童就诊经历进行评级，医疗救助儿童就诊经历进行评级，成人患者理解医生过程中存在语言障碍，患者总能够或者经常通过电话咨询得到医生解答问题，医生总是或者经常通过通俗易懂的方式解释问题，医生总是鼓励患者询问问题，成人患者住院过程中与医生沟通不佳，服务提供者在决策过程中患者参与，服务提供者为患者提供所有的方案供患者选择，离开医院后得到明确的医嘱，医生或专家在提供服务过程中考虑患者的目标和优先服务内容（慢性病），当患者离开医院时，医生总是给患者明确的指示（慢性病），医疗服务提供者利用足够的时间为病人服务程度，精神卫生保健过程中传递希望，患者经历良好身体护理比例，患者经历专业安全服务比例，英语能力受限成人拥有通常的保健地点并且提供语言协助，英语能力受限成人拥有通常的保健地点，英语能力受限成人没有通常的保健地点，居民连续五年以上具有固定的医生，患者必须给不同的医疗服务提供者重复叙述病史，患者经历医疗服务提供者提供信息相互矛盾，慢性病患者经历协调检查比例，提供支持和信息出院，医疗服务提供者连接到国家交互点的电子健康记录数量，能够在医院或者其他任何地方访问用药或者处方电子信息医院比例，医生提供卫生服务过程中咨询其他医生的用药和治疗方案，初级保健人员和慢性病管理人员协调提供服务，医院间能够交换患者电子数据，医院内能够交换患者电子数据，医院能够与院内急救部门交换患者数据，医院能够与院外急救部门交换患者数据，有固定的医生和就诊地点，固定医生经常帮助协调和安排其他医院的服务，专家没有患者的病史信息，初级卫生保健医生转诊后收到患者相关信息报告，初级卫生保健医生转诊后收到患者用药和治疗计划的变化，初级卫生保健医生转诊后能够在需要时及时获取患者相关信息，医生为患者提供检测结果时能够收到提示和警告，知道联系谁获取健康状况和治疗信息，出院后收到书面治疗计划，出院后为患者制订随访计划，初级保健医生能够收到患者在急诊室就诊通知，初级保健医生能够收到患者出院的通知，初级保健医生能够在患者出院两天内收到患者相关信息用于健康管理，医院标准化死亡率，入院死亡率，出院死亡率，手术后30天内的死亡数，心脏搭桥手术后30天内的死亡数，髋关节骨折入院后30天内的死亡数，中风入院后30天内的死亡数，30天住院急性心肌梗死和脑卒中死亡率，30天急性心肌梗死住院死亡率，30天内为急性心肌梗死、脑梗塞或脑出血住院病死率，30 天哮喘住院死亡率，急性心肌梗死入院死亡率，充血性心力衰竭入院率，充血性心力衰竭入院死亡率，腹主动脉瘤修复入院死亡率，冠状动脉搭桥手术入院死亡率，经皮冠状动脉腔内成形术入院死亡率，肺炎患者入院死亡率，产科死亡率，生育死亡发生率，住院患者出院后并发症发生率，医院获得性感染发生率，住院患者报告感染率，手术伤口感染率，术后败血症发生率，术后中央静脉导管血流感染率，医院急性护理金黄色葡萄球菌血症发生率，术后导尿管尿路感染发生率，术后肺炎发生率，术后肺栓塞或深静脉血栓发生率，术后肺炎或静脉血栓栓塞事件发生率，术后出血或血肿发生率，术后呼吸衰竭发生率，术后生理/代谢紊乱发生率，手术患者术前一小时接受预防性抗生素，手术患者术后24 小时内停止预防性抗生素，术后腹部伤口分离重合发生率，住院患者医源性气胸发生率，住院髋部骨折发生率（年龄调整），住院髋部骨折发生率（风险调整），医院髋部骨折或摔倒发生率，阑尾炎患者穿孔比例，麻醉并发症发生率，输血反应发生率，产科创伤率，新生儿产伤发生率，阴道分娩产伤发生率，手术过程中意外穿刺或撕裂伤发生率，医院患者跌倒伤害率，病人跌倒发生率，医院故意自我伤害率，医院获得性褥疮发生率，疗养院、安老院或家庭护理褥疮发生率，高风险长住养老院居民压疮，短期逗留疗养院居民压疮恶化，医生能够收到来自药物剂量和药物相互作用警告或提示，医生收到基于指导手册干预或检测结果提醒，合理用药和药物滥用导致的疾患的发生率，医院不良事件发生率，住院患者术后不良事件发生率：退化性疾病导致的髋关节置换，住院患者术后不良事件发生率：骨折导致的髋关节置换，住院患者术后不良事件发生率：骨折或退化性疾病导致的髋关节置换，住院患者术后不良事件发生率：膝关节置换，住院患者用药或剂量错误发生率，诊断结果或实验室检测错误发生率，患者被延误通知检测结果不正常发生率，患者评价医疗失误发生率，慢性病患者药物或计量出错率，慢性病患者治疗或护理出错率，慢性病患者检查结果出错率，血型错误发生率，手术部位错误发生率，手术异物残留发生率，用药错误发生率，中央静脉相关的血流感染或者机械性不良事件发生率，中心静脉置管过程中机械性不良事件，华法林抗凝相关不良事件发生率，静脉内肝素相关不良事件发生率，低分子量肝素或 Xa 因子抑制剂相关不良事件发生率，降糖药相关不良事件发生率，医疗器械相关不良事件发生率，乳腺癌晚期诊断率，宫颈癌晚期诊断率，大肠癌晚期诊断率，糖尿病诊断率，医院肺炎患者接受初始抗生素与目前一致，结核病治愈率，中风治愈率，髋关节骨折治愈率，术后 28 天内无计划或意外再入院比例，30 日再入院率，30 天急性心肌梗死住院死亡率，30 天急性心肌梗死再入院率，30 日产科再入院率，30 日儿童再入院率，30 日手术再入院率，精神病 30 天再入院率，精神病人再入院率，精神疾病患者重复住院率，出院后接着急诊重新入院，髋关节骨折治愈后急诊重新入院，中风治愈后接着急诊重新入院，充血性心力衰竭再入院率，术后身体功能经历进展，肿瘤患者 5 年生存率，急性冠心病患者的生存率，乳腺癌的生存率，肺癌的生存率，结肠癌的生存率，癌症生存率，高血压控制率，糖尿病控制率，糖尿病人 HbAlc 低于 7% 的比例，糖尿病 HbAlc 控制率，糖尿病胆固醇水平控制率，低密度脂蛋白胆固醇控制，糖尿病血压控制率，糖尿病失控住院率，糖尿病短期并发症住院率，糖尿病长期并发症住院率，糖尿病患者下肢截肢率，糖尿病患者终末期肾脏疾病的发病率，糖尿病患者心血管疾病死亡率，戒烟四周后终止戒烟，HIV 感染者病毒载量低于 400 比例，哮喘管控能力，哮喘病人入院率，哮喘患者急诊率，初级保健管理—急性症，初级保健管理—慢性症，初级保健中的精神健康，流产发生率，家庭健康护理患者住院，医院肺炎患者接受医院建议护理，医院肺炎患者接受流感筛查或疫苗接种，成人家庭保健患者行走能力或走动能力好转，长住养老院的居民围绕房间走动能力下降，成人家庭健康护理患者上下床能力改善，长住养老院居民需要帮助的日常活动增加，长住养老院的居民大部分时间都在床上或在椅子上度过，成人家庭保健患者沐浴改善，成人家庭保健患者口服药物管理改善，长住养老院居民中度至重度疼痛，长住养老院居民尿路感染，长住养老院居民抑郁症状，低风险长期住宿养老院居民失去肠子或膀胱控制，低风险长期住宿养老院居民膀胱导管留置，长住养老院居民体重降低过度，成人家庭保健患者的呼吸（呼吸困难）急促发作下降，成人家庭保健患者尿失禁下降，成年家庭健康患者急诊和无计划医疗，成年家庭健康患者家庭意外后留在家中，短期逗留养老院居民有中度至重度疼痛，成人家庭保健患者走动疼痛时下降，长住养老院的居民身体限制，可避免住院率，可避免住院比例，可避免急诊比例，老年人免疫可预防流感入院率，哮喘患者可预防急诊率，急性疾病可避免住院率，慢性疾病可避免住院率，充血性心力衰竭可避免住院和急诊率，医院肺炎患者抗生素使用前进行血液培养，医院肺炎患者六小时内接受初始抗生素剂量，医院肺炎患者接受肺炎球菌疫苗筛查和出院前疫苗管理，可避免死亡率，医疗可避免死亡率，初级保健可以避免死亡率，医疗治疗可以避免死亡率，剖宫产率，低风险孕妇剖宫产率，抗菌药的处方率，普通感冒门诊患者抗生素使用，抗溃疡药的处方率，抗生素的利用数量，老年人潜在不合理用药，GP 处方符合标准比例。

（4）卫生系统投入。包括：最新的国家卫生战略，最新的国家卫生政策，最新的国家药物政策（成本效益药品），公开质量和公平竞争，结核病防治政策（包括防治结合六个步骤），疟疾国家防治策略（包括质量和效果监测），艾滋病国家防治策略（国家综合治疗方案），精神病健康政策（国际行动计划相一致的政策），最新的儿童健康综合免疫计划，卫生领域关键部门年度报告（财务、绩效和健康指标等），保证及时和有效获取卫生服务的机制，国家卫生战略（包括基本药物、结核、疟疾、艾滋病、孕产妇保健和儿童保健），烟草暴露政策，健康营养政策，健康生活方式政策，工作场所、学校和医院综合治理方案，政策指数，医生数量，卫生人力增长，每万人口卫生人员数，每万人口医生数量，每万人口全科医生数，每万人口护士数量，每千人口医生和护士的数量，固定医生拥有率，具有日常初级保健服务提供者人口比例，社区卫生培训项目人数，医疗卫生培训项目人数，初级卫生保健机构卫生人员服务管理培训人数，新招聘卫生人员人数占计划招聘人数百分比，新招聘卫生人员均有海外学历人数，每年医疗卫生机构毕业生数量，初级保健机构卫生人员缺勤率，卫生人员分布，国家卫生人力分布，国际训练卫生人员分布，医疗保健工作职位空缺率，失去工作时间的比例（旷课），难以弥补的职位空缺比例，卫生人员流动性，离开卫生行业护理和保健人员的比例（净营业额），初级保健机构卫生工作人员个人监督人数，卫生人力管理和发展规划，初级卫生保健机构卫生人员保留比例，工作人员开展预约和风险程序证明能力，卫生总费用，卫生总费用增长，卫生费用驱动，自费医疗费用，自费医疗费用，人均卫生费用，人均公共卫生费用，公共和私立机构人均药品费用，卫生总费用占 GDP 比重，卫生总费用占政府财政支出比重，自付费用占卫生总费用比重，工资占卫生总费用比重，卫生管理和保险费用占卫生总费用比重，用于卫生研究和发展费用占卫生总费用比重，公共卫生项目费用占卫生总费用比重，卫生总费用与其他领域费用比，卫生总费用与其他公共领域费用比，自付费用国际比较，医疗机构的盈利能力，医疗机构的偿付能力，健康保险公司的盈利能力，建立国家金融管理标准机构比例，药品最终价格与出厂价格相比增长百分比，13 种基本药物销售价格中位数与国际参考价格比值，跟踪药物价格中位数与国际参考价格比值，卫生费用数据定期收集和报告，政府工资信息及时获取率，政府优先领域费用数据可获得性，每万人口医疗机构数量，每万人口提供专科服务医疗机构数量，每万人口住院床位数，卫生机构一般服务设施指数，卫生机构专科服务设施指数，提供专科医疗服务机构比例，每万人口门诊就诊次数，每万人口 CT/MRI 数量，具有持续护理具体来源的人口比例，具有持续护理医院、急诊室和诊所的人口比例，提供一般医疗服务能力，电子病历系统，药品清单系统，药物决策支持系统，医嘱录入系统，药品条码系统，电子处方系统，电子处方发送药店系统，药物配伍禁忌系统，医生提醒系统，临床决策支持系统，患者人口信息系统，临床笔记系统，电子病历系统，多功能临床信息技术实践，患者就诊信息电子交换实践，医疗记录或者检查结果没有及时到达医生办公室，卫生系统统计调查制度，儿童死亡率监测点，孕产妇死亡监测点，健康干预监测点，吸烟和成人营养健康监测点，出生登记率，死亡登记率，医院死亡报告 ICD 使用率，专门负责卫生统计分析和数据综合分析机构，国家年度卫生报告，国家健康调查和普查数据库，疫苗接种评价和调整数据库，国家疾病负担调查，国家卫生系统绩效评价，人口普查，医疗机构服务信息可及性，艾滋病感染人群监测，国家卫生统计信息发布网站，利用现代交流技术和网站报告法定传染病情况，地方及时向国家提供卫生报告，数据质量评价，国际卫生条例实施，国家卫生账户实施，国家卫生机构数据库更新，国家卫生人力数据库更新，卫生机构药品和商品检测数据可获得性，卫生数据收集和分析机制，卫生系统核心数据集和年度报告机制，国家微观调查数据和普查数据保存和发布机制，调查数据用于评价和调整例行报告，国家疾病负担研究报告，国家卫生系统绩效评估研究，卫生信息系统绩效指数。

（二）构造包和联系

首先，构建每个组的包图。包是 UML 分组模型元素的容器，通过包可以将具有紧密语义联系的模型元素进行分组，从而创建结构良好的模型，同时创建模型中的语义边界。根据指标元素分组，构建卫生系统绩效评价包图，共分为卫生系统最终目标、非医学健康影响因素、卫生系统产出和卫生系统投入四个包图。

其次，建立每个包图用例指标之间的关系。建立关系的实质是通过用例信息过滤剔除和用例信息修改变形，分析模型内部的元素关系。用例指标之间的关系通过指标之间的隶属分析和指标在卫生系统绩效评价框架中共现情况进行确定。然后，不断地对用例指标进行抽象和迭代，最终指标之间建立了泛化和依赖关系。位于泛化最上层的是实际功能的抽象与包含，上层用例指标抽取了下层用例的共同性质。即上层的抽象是对下层的概括，下层的存在是对上层的支持。

最后，利用可视化方法，表示各个包内用例指标之间的关系，不同颜色的点代表不同类型的指标，线表示指标之间的关系，包括依赖和泛化两种。为了清晰地表现用例之间的层次结构和分类，同一级别的用例之间联系被弱化，目的是建立一个高内聚低耦合的不同类别用例关系。具体用例包图及其建立的联系如图 6 - 2、图 6 - 3 和图 6 - 4所示。

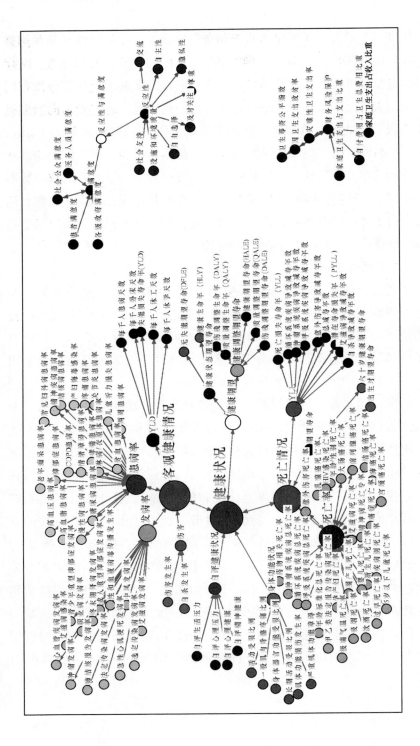

图 6-2 卫生系统最终结果维度包

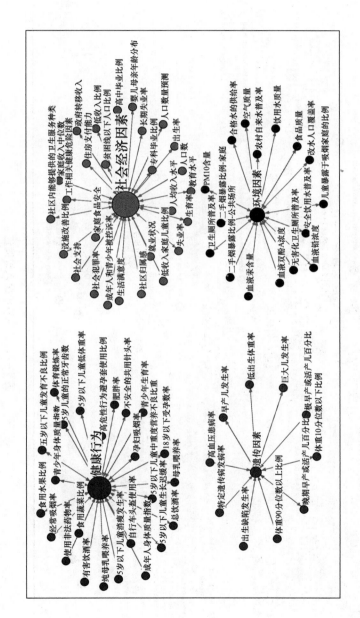

图 6 - 3　非医学健康影响因素维度包

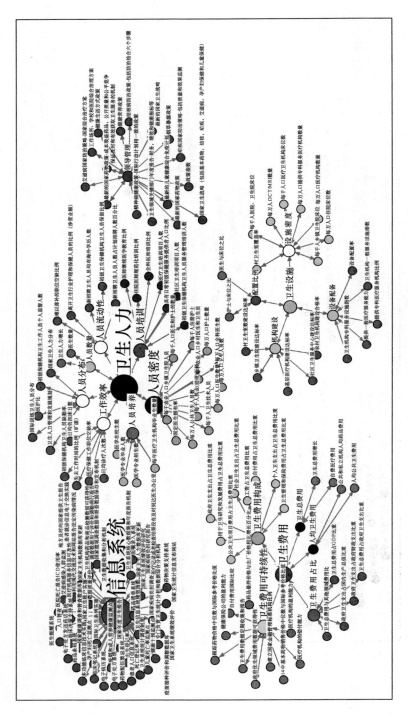

图 6-4 卫生系统投入维度包

（三）完善框架模型

确定了包图及其内部用例指标之间的联系，但构建模型表达的是整体构架而不是内部结构，因此，必须对用例图作进一步的规范和抽象，通过对底层用例泛化，抽象出能够表达具体指标的用例。在实现这一目标的过程中，将不断地分析用例的作用和用例之间的关系。具体实施的方法有：①规范，用例的规范，以体现该用例的本质特征；②抽象，用例的抽象，以准确体现该用例的功能；③代替，用例的代替，以突出指标特性、便于比较，实现指标量化评价。最终通过将包合并为完整的用例图，得到卫生系统绩效评价用例框架模型（见图 6 - 5）。

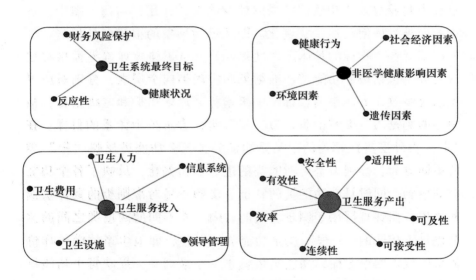

图 6 - 5　卫生系统绩效评价用例框架模型

卫生系统绩效评价用例框架模型由四个不同特性的包组成，代表着卫生系统四个功能方面。卫生服务投入、卫生服务产出、非医学健康影响因素和卫生系统最终结果四个方面反映了卫生系统绩效评价体系的四个方面，可以代表卫生系统绩效评价体系的一级指标。用例包的四个维度依赖于各个具体的二级指标子用例，同时，不同的二级指标用例通过泛化可以得到上层的四个父用例一级指标。二级指标用例是对下一级具体指标用例的泛化，反映了不同指标集合的共同特征。

三 类模型构建

类模型用于捕获模型元素及模型元素之间的静态关系。包图是对系统需求的分析，反映了模型内部关系，而类图更能反映模型的组织结构，为指标体系框架的建立做过渡，因此，需要将包图转换为类图。类图的建立过程是一个自顶向下、逐步求精的过程，从卫生系统的目标出发，逐层向下，直到建立起与包图之间的联系。在将包图转换为类图的过程中将突出抽象层的特性描述，并且进一步分析类之间的关系。经过不断地剔除、变形、泛化，最后得到较为合理的卫生系统绩效评价类模型（见图6-6）。同样，领域专家在整个类模型构建过程中起着对方法和软件结果解读及完善的作用，结构类图中，自中心向外扩展使类逐步实例化。即从最为抽象的根类向外扩展、在外层实现各个指标的具体操作过程。卫生系统绩效评价类模型有层次之分，包括根、功能类、准则类和实现类四个层次，分别对应卫生系统绩效评价体系的目标、一级指标、二级指标和三级指标。最中心的类是所有类的根源，为"根"类，表示整个体系的目标。在"根"类外层直接相连的子类是功能类，各个功能类反映"根"类的不同方面。准则类是对功能类的进一步实例化，反映了各个功能类的内涵，同时具有功能类的特征。实例类是对准则类的具体实例的体现，能够直接用于测量。同时，内、外不同的两层类之间的关系也是不相同的："根"类是功能类的聚集，即卫生系统绩效评价体系应包含四个方面；功能类依赖于各个准则类，反映每个功能类的内涵；准则类是各个实例类的抽象和泛化，通过实例类的实现，达到测量和评价整个卫生系统绩效的目的。各个类通过属性的详细描述，可以看出具有完整、充分和贴近原始材料的特征；同时，泛化关系产生的子类具有相对应父类的基本特征，而依赖关系也表明了在不同层次之间类的依赖关系。由于空间有限，图6-6中未显示具体指标。

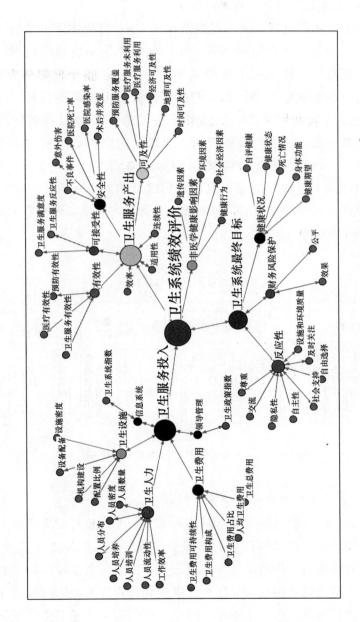

图 6 - 6 卫生系统绩效评价类模型

四 框架模型建立

（一）卫生系统绩效评价层级框架

根据指标体系设置原则、思路及通过 UML 模型推导出的各个包图和类图，结合专家咨询和小组讨论，最终绘制系统的结构图，即卫生系统绩效评价体系层级框架（见图 6 - 7）。整个框架分为目标层、功能层和准则层三个层次。目标层代表整个框架的目标，即卫生系统绩效评价指标体系。功能层反映了最终目标包含的四个方面：卫生服务投入、卫生服务产出、非医学健康影响因素和卫生系统最终目标。准则层反映了功能层的具体内涵，一共包括 19 个方面，分别对应不同的功能层。根据不同国家的人口、政治、经济和文化等特点，通过对准则层指标的筛选和测量，最终实现整个卫生系统绩效评价的目的。

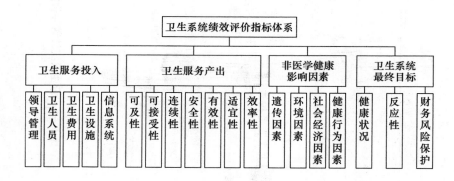

图 6 - 7 卫生系统绩效评价体系层级框架

（二）卫生系统绩效评价框架模型

为了进一步了解卫生系统不同模块之间的关系和对健康的影响机制，在包图、类图和结构框架的基础上，建立了各部分之间的关系，形成卫生系统绩效评价框架模型（见图 6 - 8）。卫生系统作用机制图建立了卫生系统各个组成部分之间的横向和纵向联系，同时加入了作用个体，更接近真实的卫生系统。因此，更有利于指导卫生系统绩效的加强，最终达到实现卫生系统最终目标的目的。

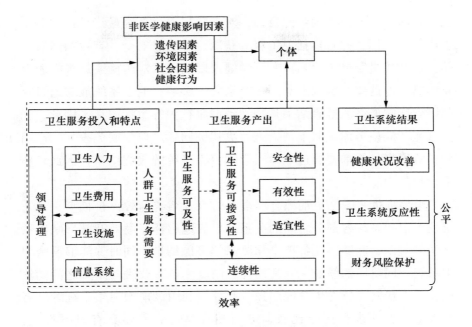

图 6 - 8 卫生系统绩效评价框架模型

卫生系统绩效评价框架模型包括卫生服务投入和特点、卫生服务产出、非医学健康影响因素和卫生系统结果四个方面。每个方面又包含不同的维度，公平维度和效率维度出现在多个维度中，贯穿整个卫生系统绩效评价框架模型。一个国家的健康状况以及其为国民提供的医疗卫生服务体制取决于互相关联的生态、经济、政治和社会文化因素。这些背景因素的变化支配着一个社会的健康水平以及医疗卫生服务体制的沿革。因此，卫生系统的四个方面分析应该在人口、政治、经济和文化四个背景下进行，这些外部环境共同影响着不同维度及其之间的关系。只有考虑整个模型的所有维度及其所处的环境，才能更好地对卫生系统绩效进行评价。

整个模型代表了卫生系统，其目标是健康改善、卫生系统反应性和财务风险保护。为了达到最终目标，卫生系统进行投入，包括人、财、物、信息和管理，并且考虑到人群的卫生需要和保健特点。其中，管理对于其他四个方面起到至关重要的作用，能够影响整个系统的投入状况。产出作为中间目标，对于达到卫生系统最终目标起到承上启下的作用，并且包括卫生服务获取、感受、安全、有效和适宜性等，连续性贯穿整个过程。非医学健康影响因素对于健康结果有着重要影响，但这些影响因素受到多个系统的影响，卫生系统能够通过这些因素影响最终的健康结果，特别是健康行为等生活习惯。因此，如果可能，应该考虑采取干预措施解决相关问题。卫生服务投入、产出和影响因素最终都要通过个体人影响卫生系统的最终结果，因此，整个过程的中心是人群。

模型提供了一个更加综合和全面的卫生系统绩效评价模型，动态反映了卫生系统各部分之间的关系，更好地解释了绩效及其影响因素之间的关系，能够预测各项干预测试的可能结果。同时，能够反映卫生系统不同阶段的绩效，并帮助理解制度变革和改进与结果之间的潜在关系，最终支持卫生系统加强。此外，利用该模型卫生系统管理者和决策者能够进行同行比较，进而相互学习。主要具有以下特点：①全面性：包含卫生系统内明确定义的几乎所有维度；②综合性：包含不同的理论模型、理论和学科视角；③理论性：维度选择具有强有力的理论依据；④可操作：能够操作和展示不同维度之间的关系；⑤战略性：反映卫生系统的最终目标和主要领域，并且包含在理论模型之中。此外，模型具体应用过程中还可以根据不同国家卫生系统重点关注领域和具体状况，选择重点模块进行组合和评价，具有更好的适应性和灵活性。

第三节　维度内涵与主要指标

一　卫生系统最终目标

卫生系统最终目标维度包括人群状况、卫生系统反应性和财务风险保护三个方面。每个维度的内涵和常用指标主要如下：

（一）健康状况

维护人群健康状况是卫生系统的最终目标，根据 ISO 对健康状况的定义和各个国家健康状态测量可知①，广义的健康状况包括完好状态、人体功能、健康情况和死亡四个方面。健康状况相关指标根据反映人群健康的四个维度，可以划分成完好状态、人体功能、健康状况和死亡四类指标。此外，目前广泛应用的某些指标综合了两个或者以上维度的健康信息，成为更加综合和复杂的评价指标。

（1）完好状况反映体格、精神、社会适应方面完好状态的综合度量指标，包括躯体、生理、心理、情绪和精神健康等方面，主要通过自我评价进行测量，主要指标包括躯体感觉、精神健康、心理健康和生活能力等方面的自我测量。完好状态测量能够从人群自我感受方面综合反映其身体的完好状态，同时能够反映患者健康自我期望的满足程度。但是，由于测量主要基于自我评价，因此，测量工具和调查询问过程中容易产生偏差。同时，由于完好状态是基于个人对自我健康的自我评价，因此，容易受到个人社会经济状况的影响，反映的不是人群客观的健康状况。

（2）人体功能反映人体功能的水平和疾病、障碍、受伤以及其他相关健康情况，包括身体功能或结构（功能不全）、活动（活动受限）和参与（参与限制），主要通过自报健康状况和活动受限情况进行测量，主要指标包括自报身体功能状况、活动受限比例、机体功能损伤或障碍比例、身体器官功能受限比例和肌肉骨骼疼痛比例等。该类指标从自我评价角度客观地反映了人体器官的功能状况，重点关注人体实际功能状况，相对于完好状况自我评价，更具有针对性，测量过程中相对更加客观性。但是，该类指标同样依赖于人群自我评价，因此仍然受人群个体差异的影响。

（3）健康情况反映个体健康状况的改变或属性，可导致情绪异常，干扰日常活动或需要健康服务，如疾病、伤害、功能失调等健康相关问题的发生率及其导致的健康生命年损失。主要指标包括疾病的发病率、患病率、伤害率及其导致的失能生命损失年。发病率主要有传染病发病率、肿瘤发病率、心血管疾病发病率、终末期肾

---

① ISO，"Health Informatics—Health Indicators Conceptual Framework"，2010.

病发病率等。患病率主要有慢性病患病率、高血压患病率、糖尿病患病率、老年痴呆患病率、情绪障碍患病率、精神疾病患病率、成人重型抑郁症发病率、抑郁症患病率、哮喘患病率、慢性阻塞性肺疾病（COPD）患病率、疼痛患病率和关节炎患病率。伤害率主要包括伤害发生率和自杀发生率等。失能损失寿命年（YLD）是指其发病率和患病率导致的损失生命年。该类健康指标既可以通过疾病监测获得，同时可以通过患者自报获得。该类指标从患病和发病角度客观地反映了人体病伤健康状况。在疾病监测过程中，疾病的患病和发病均经过医疗机构科学的诊断确定，因此，相比完好状态和人体功能更加客观。但是，自我报告过程中可能存在偏倚，而监测数据私营机构一般不在报告范围之内；同时，指标并不是通过健康干预对医疗系统效果进行评价的，因此，不能全部归因到医疗系统贡献，只能反映卫生系统的总体结果。

（4）死亡状况主要是指因疾病、伤害或者损伤最终导致的死亡状况及其导致的生命年损失，是目前应用最广泛的健康状况指标。主要包括死亡率、期望寿命和生命损失状况。期望寿命包括出生时期望寿命和60岁期望寿命，出生时期望寿命反映了人群整个生命周期的健康状况，而60岁期望寿命主要反映了老年人生命后期的健康状况。因为期望寿命主要受到死亡率及其发生时间的影响，儿童死亡率和老年人的死亡率较高，而儿童的死亡率导致更多的生命年损失，因此，他们更能反映人群的健康状况和医疗系统的健康贡献。年龄别死亡率重点关注围产儿、新生儿、儿童和孕产妇死亡率，因为这些人群死亡率导致的健康损失更大，同时更能反映医疗系统的贡献。疾病别死亡率主要包括发病率和死亡率高的疾病，主要包括法定传染病死亡率、循环系统疾病死亡率、肿瘤系统疾病死亡率、呼吸系统疾病总死亡率及其导致的损失寿命年。

健康状况的简单评价指标包括发病率、患病率、死亡率和期望寿命等指标，但是，它们只反映健康状况的某一侧面，是评价个体或群体健康状况的单一测量，如期望寿命只反映人群生存的数量，而不能反映生存质量，未考虑到疾病的非致命后果；病死率只反映因病死亡对健康的影响；患病率也未考虑到疾病所致残疾的严重性和持续时间。这些传统的指标严重低估低病死率和高致残率疾病对人类健康影响的相对重要性。然而，健康是一个多维的概念，不但涉及死亡和残疾两大方面的结局，而且应该包括非死亡和残疾造成的生命质量损失。同时，随着经济发展和医疗水平提高，人均期望寿命不断提高，老龄化成为日益突出的问题，慢性非传染性疾病（包括糖尿病、心血管疾病和肿瘤、慢性呼吸道疾病）和伤害成为主要的疾病与死亡原因。健康评价过程中，不仅应考虑生命数量，同时应更加注重生命质量评价。因此，各种从个体水平或群体水平评估健康水平和医疗结局的综合评价指标应运而生，其中，健康期望寿命相关指标得到了广泛应用。

（5）健康期望寿命（HLE）[①]，是指人群保持完全健康状态或者等价于完全健康状态尚能存活的期望年数。它考虑了疾病和/或残疾状况导致的非完全健康状态，并对不同健康状态下的生存年数赋予不同权重，最终把发病率、死亡率和生命质量信息有机地融合为一个整体，不仅考虑到生命的长度，更加注重生命的质量。健康期望寿命综合了完好状态、人体功能、健康状况和死亡各维度信息，综合反映了人群的健康状况。然而，由于其反映的是人群综合健康状况，同时因为健康状况的影响因素复杂，因此，该类指标反映的人群健康的最终结果，难以对其原因进行归因。此外，因为需要对健康各个维度进行测量和综合，因此，数据收集和质量要求较高。目前，健康期望寿命可以分为健康状态期望寿命和健康调整期望寿命两大类，前者反映的是完全健康状态下的期望寿命，如无失能期望寿命（DFLE）[②] 和健康生命年（HLY）[③] 等；后者是将非完全健康状态下的期望寿命，经过

---

① 詹一、俞敏：《健康期望寿命的计算方法与应用》，《疾病监测》2011 年第 12 期。

② Sullivan, D. F., "A Single Index of Mortality and Morbidity", *Hsmha Health Rep*, Vol. 86, No. 4, 1971, pp. 347–354.

③ 胡广宇、邓小虹、谢学勤：《人群健康综合测量——健康期望寿命的发展及应用》，《中国卫生政策研究》2012 年第 12 期。

调整，最终等价于完全健康状态下的期望寿命，如质量调整期望寿命
（QALE）①、伤残调整生命年（DALY）② 和伤残调整期望寿命
（DALE）③ 等。

（二）反应性

2000 年，WHO 首次提出反应性概念，它是指卫生系统在多大程
度上满足了人们对卫生系统中改善非健康方面的普遍的、合理的期
望。④ 反应性概念主要强调两点：非卫生技术服务和普遍合理的期望。
非卫生技术是指人们能够自主地选择卫生机构和卫生人员，卫生人员
在为卫生服务对象提供快捷、便利、舒适的服务的同时，尊重他们，
与他们友好地交流，给予他们参与卫生保健决定的自主权，对其卫生
状况及一些相应的信息保密，而且在条件允许的情况下，让他们能够
自由参加一些社会活动。界定卫生技术服务和非卫生技术服务的概念
是为了避免重复测量卫生系统健康和反应性绩效。因此，反应性不包
括公众对改善健康方面的期望。由于个人的期望往往建立在自身和社
会经验的基础上，不同的人群，由于社会、经济环境的不同，对事物
或服务的期望是不同的。不同的人看待卫生系统的角度和期望也是不
同的。为了克服人群期望的差异，评价卫生系统的反应性时强调的是
普遍、合理的期望。⑤

目前，WHO 对反应性进行了多次里程碑式的大型调查，包括
WHO 2000/2001 关键知情人调查（KIS）、WHO 多国健康调查

---

① 周峰：《三种综合性健康指标比较：质量调整生命年、失能调整生命年和健康期望
寿命》，《环境与职业医学》2010 年第 2 期。

② 翟金国、赵靖平：《疾病负担综合性指标 Dalys 及精神障碍的疾病负担》，《医学与
哲学》（临床决策论坛版）2008 年第 6 期。

③ Salomon, J. A., Mathers, C. D., Murray, C. J. and Ferguson, B., 2001, "Meth-
ods for Life Expectancy and Healthy Life Expectancy Uncertainty Analysis" Geneva, World Health
Organization（GPE Discussion Paper No. 10）.

④ WHO, "The World Health Report 2000：Health Systems：Improving Performance",
2015 - 02 - 28 00：43：00.

⑤ 江芹、胡善联、刘宝、应晓华：《卫生系统反应性的概念与测量》，《卫生经济研
究》2001 年第 7 期。

（MCS）和 WHO 世界健康调查。[①] 关于反应性调查内容主要包括对人的尊重和以顾客为中心两大部分。"对人的尊重"包括尊重、保密性、自主性和交流；以顾客为中心包括及时关注、社会支持网络、基础设施的质量和选择医护人员。

1. 对人的尊重

（1）尊重：接受卫生服务过程中受到尊重，包括就诊和交流过程中对人格、文化习惯和个人隐私的尊重。

（2）保密性：患者个人信息得到有效保护，包括患者个人信息、医疗信息和就诊过程中不被其他人听到等。

（3）自主性：患者参与决策和知情权得到尊重，包括患者能够参与到整个医疗决策过程，检查和治疗方案征求患者同意。

（4）交流：医患交流过程没有障碍，包括医务人员耐心倾听，患者接受解释和患者能够自由提问健康相关问题。

2. 以顾客为中心

（1）及时关注：患者能够及时地获得合理的卫生服务，包括距离医疗机构的距离和时间、预约等待时间等。

（2）基础设施的质量：卫生服务机构环境良好，包括足够的空间和设施、新鲜空气、洁净饮水、可口食物、整洁的被褥和洁净的厕所等。

（3）社会支持网络：患者能够得到良好的社交网络支持，包括患者能够得到亲属和朋友的探视、自由参加不妨碍医疗活动或其他病人的宗教活动、能够得到医院之外的信息等。

（4）自由选择：患者能够自由选择医疗机构和医务人员，包括医生和护理人员等。如果无法进行综合性测量，可以对反应性某个方面进行测量。不同服务类型的反应性，包括预防保健服务、医疗门诊服务、住院服务、家庭保健服务等。

满意度和反应性都是对卫生系统的综合评价指标，前者强调基于

---

① WHO, "Health System Responsiveness", 2015 - 02 - 14, http：//www. who. int/responsiveness/milestones/en/, 2018 - 01 - 2318：48：00.

个人期望的卫生服务效果整体评价，后者强调基于普遍合理期望的非医疗过程评价。满意度反映了卫生系统满足个人理想期望程度情况，但是，并没有反映卫生系统的真实情况，卫生系统反应性对非医疗服务经历客观评价恰好弥补了满意度的不足。因此，可以将满意度和反应性两个指标结合使用，首先，通过反应性评价患者对卫生服务过程各个方面的感受；其次，对接受服务的满意程度进行评价；最后，综合两方面的结果进行综合评价，既反映了卫生系统客观状况，又反映了卫生系统与患者理想期望之间的差距，进而发现差距，进行干预和完善。卫生系统满意度评价，包括患者满意度、社会公众满意度、医务人员满意度、各级政府满意度等。

（三）财务风险保护

财务风险保护是一个多维度概念，是指保护人群免受疾病造成的财政后果。这种保护是卫生系统的关键目标。提高财务风险保护最合适的政策要基于具体环境。因此，在一个卫生系统中，一个测量财务保护的方法和理解影响财务风险的因素非常重要。目前，财务风险保护主要基于卫生费用支出占家庭收入或支出比重及其在人群中的分布进行测量，主要测量指标有卫生筹资公平指数、家庭卫生支出占收入的比重、家庭卫生支出占支出比重、家庭卫生支出占支付能力比重、灾难性卫生支出指标族和因卫生支出致贫指标族。

1. 卫生筹资公平指数

WHO 在《2000 年世界卫生报告》中把卫生服务筹资公平性作为卫生系统绩效的三大目标之一，并提出了新的卫生系统筹资公平性测算方法即筹资公平指数（FFC），其通过家庭卫生筹资贡献率（HFC）人群分布进行测量。[1] 卫生筹资贡献率（HFC）定义为家庭医疗保健费用支出与非生存性支出或支付能力之比。HFC 反映一个家庭一段时间内为获得健康而支付的卫生费用。FFC 认为，无论家庭经济状况、健康状况和卫生服务利用状况是否相同，所有家庭 HFC 应该是相同

---

① WHO, "The World Health Report 2000: Health Systems: Improving Performance", 2015 - 02 - 28 00: 43: 00.

的，即卫生费用负担在每个家庭分布应该没有差异。因此，FFC 是通过事后 HFC 的观察和分布反映风险保护的结果。FFC 适用于以家庭为观察对象的研究，通过计算 HFC，进而评价一个国家或地区卫生筹资公平性，反映了家庭免受疾病导致贫困的风险，可用于比较不同地区的公平性。卫生筹资公平指数及其测算方法在世界各地引起了极大的争议。首先，卫生筹资公平指数无法反映一个卫生筹资系统的累进性。其次，卫生筹资贡献率是卫生服务支出占可支配收入的比例，当分子和分母同时变化时，这个比例可能不变。如穷人虽然卫生服务需要很大，但是，由于他们受经济水平的约束，很少去就诊，其导致的结果就是卫生支出也降低。在这种情况下，由于分子和分母同时缩小，并不能真正反映筹资水平。因此，单纯测算这个比例的离散程度不能反映水平不公平和垂直不公平。最后，FFC 是计算 HFC 的离散程度，并不能反映 HFC 的大小。各国即便 FFC 相同，可是，由于每个国家 HFC 水平未必一样，所以，FFC 并不能真实地反映各国卫生筹资公平性之间的差异。

2. 灾难性卫生支出

灾难性卫生支出定义为一定时期内，因疾病导致的卫生支出占家庭收入、支出或者支付能力的比例超过一定标准，严重影响了家庭生活质量，则该家庭发生了灾难性卫生支出。[1][2] 可以看出，灾难性卫生支出其实是 HFC 的进一步深入和延续，弥补了 FFC 仅仅从公平角度研究卫生筹资的缺陷。

家庭灾难性卫生支出重点关注三个变量：一个是分子：家庭卫生支出；一个是分母：家庭支付能力；一个是判断是否发生灾难性卫生支出的判断标准，即分子占分母比重的阈值。家庭卫生支出主要包括家庭直接现金卫生支出（OOP）或预防性医疗保健支出（包括医疗保

---

① 陶四海、赵郁馨、万泉、张毓辉、黄结平、王丽、杜乐勋：《灾难性卫生支出分析方法研究》，《中国卫生经济》2004 年第 4 期。

② Wagstaff, A. and van Doorslaer, E.，"Catastrophe and Impoverishment in Paying for Health Care: With Applications to Vietnam 1993 – 1998", *Health Econ*, Vol. 12, No. 11, 2003, pp. 921 – 934.

险费用等）。家庭支付能力通常有三个不同的衡量指标：家庭收入、家庭支出和家庭非生存性支付能力。灾难性卫生支出分析中，首先，家庭支付能力优先采用非生存性支付能力做分母，因为它能够最真实地反映每个家庭实际的支付能力。其次，选择家庭支出做分母，能够反映一个家庭的消费能力，但是，由于家庭规模的影响和消费水平的差异，无法准确地反映一个家庭的支付能力。因为规模较大的家庭和低收入国家用于生存性的消费更多。同时，一定时期内家庭支出并不一定等于家庭同时期的消费，如电视、洗衣机等消耗性商品。最后，在得不到前两者的情况下，选择家庭收入进行测量，但是，其不能真正反映一个家庭的实际支付能力，无法反映存款等固定资产的影响。关于灾难性卫生支出标准的制定，利用不同的变量做分布选择的标准不同，用收入或支出做分母，根据不同的收入水平和消费结构，可以选择5%—20%。① 如果用非生存性消费支出做分母，WHO 推荐的标准为40%。② 灾难性卫生支出测量指标主要有灾难性卫生支出发生率、灾难性卫生支出社会平均差距和灾难性卫生支出相对差距。此外，可以同集中指数相结合，反映灾难性卫生支出的分布状况。③

3. 因卫生支出致贫

因卫生支出致贫是指由于家庭卫生支出导致家庭贫困发生。因卫生支出致贫同样是衡量卫生系统财务风险保护能力的指标。同灾难性卫生支出相比，因卫生支出致贫从绝对值——贫困线的角度去判断一个家庭是否发生由于卫生支出导致的家庭生活质量和生活方式重大变化。疾病对居民的经济损害主要表现在两个方面：第一，疾病使人的生产能力受损，从而导致家庭经济收入下降；第二，在以个人现金卫

① Limwattananon, S., Tangcharoensathien, V. and Prakongsai, P., "Catastrophic and Poverty Impacts of Health Payments: Results From National Household Surveys in Thailand", *Bull World Health Organ*, Vol. 85, No. 8, 2007, pp. 600 – 606.

② Xu, K., "Distribution of Health Payments and Catastrophic Expenditures Methodology", 2005.

③ Wagstaff, A. and van Doorslaer, E., "Catastrophe and Impoverishment in Paying for Health Care: With Applications to Vietnam 1993 – 1998", *Health Econ*, Vol. 12, No. 11, 2003, pp. 921 – 934.

生支出为主要筹资方式的机制下，居民抵御疾病风险的能力极弱，可能直接导致家庭陷入贫困。因此，因卫生支出致贫与因病致贫既相互联系又有所区别，因病致贫包括疾病导致家庭支付能力降低和因疾病导致直接卫生支出上升两部分贫困，而因卫生支出仅仅能够测量后者导致的贫困。

　　因卫生支出致贫的计算同样关注家庭卫生支出、家庭支付能力和贫困线三个变量。如果家庭支付能力与卫生支出之差在贫困线以下，则该家庭发生了贫困。由于卫生支出导致的贫困家庭即为因卫生支出致贫。卫生支出和家庭支付能力确定与灾难性卫生支出相似，卫生支出一般指现金卫生支出或预防性卫生投资，支付能力可以从收入和支出两个角度衡量。相应地，贫困线的确定可以从收入和支出两个方面衡量。测量过程中需要考虑家庭的规模对收入和支出的影响。因卫生支出致贫的评价指标主要包括因卫生支出致贫率和贫困差距。贫困差距又包括平均贫困差距、相对贫困差距和标化贫困差距。[1][2][3] 因卫生支出致贫从绝对值角度反映了卫生支出对家庭致贫的影响，弥补了灾难性卫生支出仅仅从比例角度反映卫生支出对家庭影响的不足。但是，因卫生支出致贫贫困线的确定对指标的影响很大，不同贫困线的制定方法将对结果产生重大影响，因此，不同国家和地区之间的可比性相对较差。此外，由于疾病致贫不仅表现在卫生支出，同时可能影响家庭的收入，即支付能力，因此，因卫生支出致贫无法反映疾病的所有经济影响。

　　因卫生支出致贫从家庭卫生支出的绝对值——贫困线角度对家庭卫生支出影响进行了测量，与灾难性卫生支出一样，目的是测量卫生

　　[1]　Wagstaff, A. and van Doorslaer, E., "Catastrophe and Impoverishment in Paying for Health Care: With Applications to Vietnam 1993 – 1998", *Health Econ*, Vol. 12, No. 11, 2003, pp. 921 – 934.

　　[2]　Ghosh, S., "Catastrophic Payments and Impoverishment Due to Out – of – Pocket Health Spending: The Effects of Recent Health Sector Reforms in India", *Asia Health Policy Program Working Paper*, No. 15, 2010.

　　[3]　Xu, K., "Distribution of Health Payments and Catastrophic Expenditures Methodology", 2005.

支出对家庭生活质量的影响。致贫性卫生支出与灾难性卫生支出都是反映卫生支出影响的重要指标，有很多相同之处：（1）两者都是反映卫生支出对居民生活水平的影响程度。前者从绝对贫困角度，后者从相对灾难性角度。（2）两者都采用了相似的经济学测量指标，如测量致贫性卫生支出时，采用贫困发生率、贫困差距等指标，而反映灾难性卫生支出的灾难性卫生支出发生率、支出差距等指标，其基本原理是相似的。（3）两者有交集。如果从两个方面测量，则可能有部分家庭既发生了致贫性卫生支出，也发生了灾难性卫生支出。两者的不同之处有：（1）致贫性卫生支出是因卫生支出导致的贫困，有时候虽然卫生支出不高，甚至离灾难性卫生支出标准很远，但由于低收入家庭经济水平制约，这些卫生支出会使原来较低的消费支出更加捉襟见肘，甚至使其消费水平跌落到贫困人群中，虽然该家庭并未发生灾难性卫生支出，却发生了致贫性卫生支出，这种现象在低收入水平家庭方面尤为普遍。（2）灾难性卫生支出主要反映卫生支出对家庭生活水平的影响，这种家庭可能是中等收入家庭，甚至是高收入家庭。但不管是哪种家庭，一旦其卫生支出占可支付能力比例超过一定界限，就认为其发生了灾难性卫生支出，也就是说，该家庭的卫生支出已成为生活支出中的重要部分。卫生支出一旦达到或超过"灾难性"标准，势必会挤压其他方面的生活支出，影响其生活水平，该家庭的生活水平甚至可能低于低收入家庭。因此，因卫生支出致贫对于低收入家庭、低收入国家和因卫生费用放弃治疗的家庭更加敏感，而灾难性卫生支出对于中高收入家庭更加敏感，两者既相互交叉，又相互补充。

二 非医学健康影响因素

卫生系统非医学影响因素包括遗传因素、环境因素、社会经济因素和健康行为四个方面。遗传因素是由一组通常不可挽回的特定个人风险因素组成的，并且表现为特定的遗传疾病，与遗传相关的疾病和其他因素导致的易感性，如血压、胆固醇水平和体重。这些因素可能决定人体功能、预期寿命以及健康情况等，但很难测评其对疾病和残疾的影响程度。环境因素是指对人群健康具有显著影响的自然环境，包括物理、化学和生物因素。例如，水、空气或土壤质量的度量。流

行病学研究表明，与健康有关的人口社会经济指标，如教育、就业、
人均卫生费用、每周平均收入情况等。流行病学研究表明，影响健康
状况的各个方面的个人行为和风险因素，如认知、信仰、知识和行
为、饮食习惯、生理活动、酗酒和吸烟等。非医学健康影响因素是影
响健康的重要因素，同时卫生保健系统可以通过非医学影响因素影响
人群健康，因此，对于一个国家卫生系统的评价和比较，非医学影响
因素同样应该被考虑和纳入。各维度的主要指标如表 6 - 1 所示。

表 6 - 1　　　　　　　　非医学影响因素维度和主要指标

维度	主要指标
遗传因素	早产儿发生率、晚期早产或活产儿百分比、极早产或活产儿百分比、低出生体重率、巨大儿发生率、体重 10 分位数以下比例、体重 90 分位数以上比例、特定遗传病发病率、出生缺陷发生率
环境因素	空气质量、二手烟暴露比例—家庭、二手烟暴露比例—公共场所、饮用水质量、安全饮用水普及率、改水人口覆盖率、农村自来水普及率、食品质量、血液铅浓度、血液双酚 A 浓度、血液汞含量、卫生厕所普及率、无害化卫生厕所普及率
社会经济因素	人口数、出生率、生育率、教育水平、就业状况、失业率、人均收入水平、低收入比例、低收入家庭儿童比例、贫困线以下人口比例、工作相关健康危险因素、社会支持、社区归属感、生活满意度、社会犯罪率、成年人和青少年被控诉率
健康行为	经常吸烟率、孕妇吸烟率、总饮酒率、有害饮酒率、使用非法药物率、食用水果比例、食用蔬菜比例、母乳喂养率、纯母乳喂养率、体育锻炼率、肥胖率、成年人身体质量指数、青少年身体质量指数、5 岁以下儿童发育不良比例、5 岁儿童的正常牙齿数、5 岁以下儿童低体重率、5 岁以下儿童消瘦发生率、5 岁以下儿童生长迟缓率、5 岁以下儿童中重度营养不良比重、高危性行为避孕套使用比例、18 岁以下受孕数率、不安全的共用针头率

三　卫生系统产出

卫生服务产出主要包括卫生服务的可及性、可接受性、安全性、

有效性、适宜性、效率和连续性等方面，这些维度反映了患者从卫生服务获取到最终服务效果的全过程，能够很好地反映卫生服务的质量和结果。

（一）可及性

可及性是指客户或患者根据自身需求在适当的地点和时间获取医疗卫生服务的能力，主要表现为卫生服务获取过程中没有时间、地理和经济障碍。卫生服务可及性可分为医疗服务可及性和预防服务可及性两部分。其中，医疗服务可及性和预防服务可及性都包括卫生服务过程中的等待时间、地理距离和经济障碍三个方面，这三个维度反映的主要是卫生服务的过程可及，而医疗服务利用和未利用，预防服务覆盖分别反映了医疗服务和预防服务可及性的结果。

时间可及性的主要测量指标是等待时间，反映了卫生系统服务的反应时间，关系到患者能够及时地获得需要的卫生服务，因此，对于衡量一个卫生系统的可及性至关重要，各个国家和组织对卫生系统绩效进行评价时，都将其纳入评价体系中。地理可及性的测量主要是到达医疗机构的时间或者距离，反映了医疗资源的分布是否可及，患者能否及时到达医疗机构。地理可及性受到当地交通状况和出行方式的影响，因此，一般通过一定交通方式到达最近的医疗机构时间进行测量。经济可及性测量主要包括经济保护措施覆盖和因经济原因未获得医疗服务两方面的指标，前者反映了保护措施覆盖率，后者反映了经济障碍导致的结果。

医疗服务利用和未利用从正面和反面两个方面反映了医疗服务可及性的结果。利用方面从正面反映了医疗服务利用状况，在一定程度上反映了医疗服务是否可及。尽管服务利用从一定程度上反映了卫生服务利用的可及性，但更多地反映卫生系统提供了多少服务，没有从患者角度考虑患者是否得到了需要的服务，因此，服务利用应当与需要和需求相联系，通过合理需要是否得到应有的医疗服务判断医疗服务利用的可及性更加合理。未利用方面则从反面反映了卫生服务的可及性，相对于利用，未利用更加直接地反映了卫生系统需要努力的差距，根据未获得相应服务的原因或服务，又可以划分为不同原因导致的不同类型的医疗服务的未利用率，更加有利于有针对性地制定干预政策。因此，医疗服务利用和未利用从正面和反面、供方和需方两个不同的侧重点反映了医疗服务的可及性，两者相结合，能够更加有效地反映一个医疗系统的服务能力以及满足服务人群的水平。

预防服务可及性结果方面主要测量指标是预防性服务覆盖率，反映了预防服务的提供情况。由于预防服务往往是公益性服务，应该是目标人群人人享有，因此，判断标准相对于医疗服务更加容易，比较过程中标准也更加明确。干预措施覆盖通常是对人群健康影响较大的疾病或者伤害，同时可以通过一定措施，有效地降低其影响的疾病或者伤害，而这些措施的覆盖率就是预防服务可及性的体现。主要指标如表 6-2 所示。

表 6-2 卫生服务可及性维度和主要指标

维度	主要指标
时间可及性	门诊等待时间、住院等待时间、全科医生等待时间、专科医生等待时间、公共牙科等待时间、急诊科护理等待时间、急诊室等待时间、精神卫生保健等待时间、癌症患者等待时间、择期手术等待时间、髋部骨折手术等待时间（48 小时内接受治疗比例）、急性心肌梗死患者等待时间（30 分钟或 90 分钟接受治疗比例）、患者或医生对等待时间长度评价、延误时间、癌症治疗延误时间
地理可及性	开车平均行驶时间到达最近的特定保健服务机构、开车平均行驶时间到达最近 GP 和医院、开车 30 分钟以上到达医院人口比例、开车 20 分钟以上到达初级保健机构人口比例、开车 10 分钟以上到达护理或者家庭服务机构人口比例、紧急救护设施超 15 分钟范围人口比例、流动医疗队 30 分钟内可到达人口比例、开车 30 分钟内到达最近急诊服务比例、开车 30 分钟内到达最近 GP 服务人口比例、20 分钟内可到医疗机构的住户比例、居民到最近医疗机构的时间、居民到最近医疗机构的距离

续表

维度	主要指标
经济可及性	医疗保险覆盖率、城市地区城镇职工基本医疗保险参加率、城镇居民基本医疗保险参加率、农业人口新型农村合作医疗参加率；报销比例、城镇职工基本医疗住院费用补偿比例、城镇居民基本医疗保险住院费用补偿比例、农业人口新型农村合作医疗住院费用补偿比例；医疗保险未覆盖比例、未支付医疗保险费比例；因经济或保险原因没有医疗服务来源人口比例、因经济或保险原因无法得到或延迟得到必要的医疗保健、因经济或保险原因无法得到或延迟得到必要的医疗服务人口比例、因经济或保险原因无法得到或延迟得到必要的牙科服务人口比例、因经济或保险原因无法得到或延迟得到必要的处方药人口比例、因经济原因未就诊或未按医生要求就诊、患者无法支付医疗费用、医生认为患者支付医药费用困难、因费用未就诊、因费用未检查率和治疗率、因费用未执行处方或剂量、因经济原因推迟接受医疗保健、慢性病患者因为费用放弃护理的比例、因经济原因要求出院的比例
医疗服务利用	基于需要获取卫生服务比例、年人均就诊次数、年人均住院次数、两周就诊率、年住院率、疾病治疗率、HIV感染者年就诊两次及以上比例、HIV感染者接受高效抗逆转氯病毒疗法比例、抗逆转氯酶素（ARV）治疗比例、ARV治疗孕妇比例、HIV感染者CD4计数<200接受卡氏肺孢子虫肺炎预防比例、HIV感染者CD4计数<50接受鸟分枝杆菌复合体的预防比例、肺结核患者完成治疗疗程率、乳腺癌患者诊断一年内接受放射治疗比例、乳腺癌早期接受乳腺手术并进行腋窝淋巴结清扫或前哨淋巴结活检、非法使用毒品专业机构治疗率、酗酒专业机构治疗率
医疗服务未利用	两周患病未就诊比例、应住院而未住院比例、疾病未治比例、未得到需要的预约日常保健比例、未得到及时急诊服务比例、无法得到或延迟获得医疗服务人口比例、无法得到或延迟获得牙科服务人口比例、无法得到或延迟获得处方药人口比例、需要得到专科医生服务但是难以得到比例
预防服务覆盖	乳腺癌筛查率、宫颈癌筛查率、肠癌筛查率、大肠癌筛查率、结肠癌筛查率、高血压管理率及其检查、糖尿病管理率及其检查、精神健康治疗或咨询率、精神病患者住院治疗后及时动态随访、精神病患者双重精神或物质相关情况随访连续性、精神病患者住院随访率、抑郁症预防性干预措施实施率、结核病病人系统管理率、结核病DOTS覆盖率、艾滋病随访管理率、孕产妇系统管理率、孕产妇建卡率、孕产妇产前检查率、产前保健率、产前患者血型

续表

维度	主要指标
预防服务覆盖	和抗体筛查率、产前患者 HIV 筛查率、产前患者细菌筛查率、孕妇贫血筛查率、孕妇宫颈淋病筛查率、孕妇乙肝筛查率、产妇 HIV 检测率、产妇梅毒检测率、熟练卫生人员接生率、医疗机构分娩率、新法接生率、新生儿访视率、新生儿疾病筛查率、新生儿听力筛查率、产后访视率、3 岁以下儿童系统管理率、7 岁以下儿童保健管理率、儿童健康儿童计划检查率、青少年健康体检率、国家计划免疫接种率、儿童免疫接种率、百白破免疫接种率、乙肝免疫接种率、脊髓灰质炎免疫接种率、麻疹免疫接种率、风疹免疫接种率、腮腺炎免疫接种率、5 岁以下儿童腹泻应用口服补液疗法率、5 岁以下儿童维生素 A 补充率、5 岁以下儿童经杀虫剂处理蚊帐使用率、儿童乙型流感嗜血杆菌疫苗接种率、儿童肺炎球菌结合疫苗接种率、青少年免疫接种率、青少年脑膜炎疫苗接种率、青少年人类乳头状瘤病毒疫苗接种率、青少年破伤风类毒素疫苗接种率、高危人群乙肝疫苗接种率、高危人群流感疫苗接种率、高危人群肺炎球菌疫苗接种率、65 岁以上老人健康检查率、老年人流感疫苗接种率、老年人肺炎球菌疫苗接种率、成人接受门诊心理健康治疗或辅导比例、成人接受处方药进行精神健康治疗比例、成人接受住院心理健康治疗或辅导比例、关节炎教育率、关节炎运动辅导率、关节炎超重患者减肥辅导率、卫生服务人员室内吸烟儿童危害宣传率、卫生服务人员车内儿童安全座椅宣传率、卫生服务人员车内加高座椅宣传率、卫生服务人员车内膝盖或肩部安全带宣传率、青少年自行车或摩托车佩戴头盔宣传率、成年人医生告知超重率、青少年医生告知超重率、超重成年人医生建议锻炼率、青少年医生建议锻炼率、青少年医生建议健康饮食率、超重成年人医生建议健康饮食率、吸烟人群医生建议戒烟率

（二）可接受性

可接受性是指健康系统提供的所有护理或服务可满足客户、社区、提供方和支付机构的期望。主要集中于提供尊重个人和以顾客为中心的服务，包括尊严、隐私、服务的选择权、服务的及时性、医疗卫生机构的基本设施和环境、社会支持网络的可及性，以及对服务提供者的选择。可接受性反映了患者接受服务过程中的感受，属于卫生服务的过程部分。该部分测量主要从患者角度测量患者接受卫生服务过程中的真实感受，是卫生服务过程最为重要的评价维度。

可接受性主要包括卫生服务过程中患者对医疗服务感受的评价，是反应性在医疗服务领域的简化和具体应用，重点关注反应性内涵中的尊重部分。主要指标有：患者满意度、医护人员对保健质量满意度、就诊认真倾听、就诊详细解释、就诊获得尊重、就诊时间充足、综合测量（认真倾听、解释、尊重和足够时间服务）、就诊经历进行评级、服务提供者在决策过程中患者参与、服务提供者为患者提供所有的方案供患者选择、患者理解医生过程中存在语言障碍、医生总是或者经常通过通俗易懂的方式解释问题、医生总是鼓励患者询问问题、患者总能或者经常通过电话咨询得到医生解答问题、离开医院后得到明确的医嘱。

（三）安全性

安全性，即避免或减少由提供的医疗卫生服务所造成的直接或潜在的伤害，从安全角度评价医疗服务质量，主要包括医院死亡率、医院感染率、医院意外伤害和不良事件四类指标（见表6-3）。

表6-3　　　　　　　　卫生服务安全性维度和主要指标

维度	主要指标
医院死亡率	医院标准化死亡率、入院死亡率、出院死亡率、手术后30天内的死亡数、心脏搭桥手术后30天内的死亡数、髋关节骨折入院后30天内的死亡数、中风入院后30天内的死亡数、30天急性心肌梗死住院死亡率、30天脑卒中住院死亡率、30天哮喘住院死亡率、急性心肌梗死入院死亡率、充血性心力衰竭入院死亡率、腹主动脉瘤修复入院死亡率、冠状动脉搭桥手术入院死亡率、经皮冠状动脉腔内成形术入院死亡率、肺炎患者入院死亡率
医院感染率	医院获得性感染发生率、住院患者报告感染率、住院患者伤口感染率、住院患者中央静脉相关血流感染发生率、医院急性护理金黄色葡萄球菌血症发生率、手术伤口感染率、术后败血症发生率、术后中央静脉导管血流感染率、术后导尿管尿路感染发生率、术后肺炎发生率、术后静脉血栓栓塞发生率、术后肺栓塞或深静脉血栓发生率、术后出血或血肿发生率、术后呼吸衰竭发生率、术后生理或代谢紊乱发生率、术后腹部伤口分离重合发生率、住院患者医源性气胸发生率

续表

维度	主要指标
医院意外伤害	医院患者跌倒伤害率、住院髋部骨折发生率、阑尾炎患者穿孔比例、麻醉并发症发生率、输血反应发生率、产科创伤率、新生儿产伤发生率、阴道分娩产伤发生率、手术过程中意外穿刺或撕裂伤发生率、医院故意自我伤害率、医院获得性褥疮发生率
不良事件	住院患者用药或剂量错误发生率、诊断结果或实验室检测错误发生率、患者被延误通知检测结果不正常发生率、慢性病患者药物或计量出错率、慢性病患者治疗或护理出错率、慢性病患者检查结果出错率、初级保健导致的意外伤害发生率、血型错误发生率、手术部位错误发生率、手术异物残留发生率、医院不良事件发生率、住院患者术后不良事件发生率、中央静脉相关的血流感染或者机械性不良事件发生率、华法林抗凝相关不良事件发生率、静脉内肝素相关不良事件发生率、低分子量肝素或 Xa 因子抑制剂相关不良事件发生率、降糖药相关不良事件发生率、医疗器械相关不良事件发生率

（四）有效性

有效性，即护理或服务、干预或医疗活动达到预期效果，从效果角度评价医疗服务质量。主要包括医疗服务为主的有效性、预防保健干预为主的有效性和两者共同干预的有效性（见表 6 - 4）。

表 6 - 4　　　　　　　　卫生服务有效性维度和主要指标

维度	主要指标
医疗服务有效性	诊断率：乳腺癌早期诊断率、宫颈癌早期诊断率、大肠癌早期诊断率、DOTS 结核病人发现率、糖尿病诊断率 治愈率：结核病治愈率、DOTS 结核病人治愈率、中风治愈率、髋关节骨折治愈率 再入院率：术后 28 天内无计划或意外再入院比例、30 日再入院率、30 天急性心肌梗死再入院率、30 日产科再入院率、30 日儿童再入院率、30 日手术再入院率、30 日精神病再入院率、精神病人再入院率、充血性心力衰竭再入院率、出院后接着急诊重新入院、髋关节骨折治愈后急诊重新入院、中风治愈后接着急诊重新入院 生存率：肿瘤患者五年生存率、急性冠心病患者生存率、乳腺癌生存率、肺癌生存率、结肠癌生存率、癌症生存率

续表

维度	主要指标
预防保健 有效性	高血压控制率、糖尿病控制率、糖尿病人 HbA1c 低于 7% 的比例、糖尿病 HbA1c 控制率、糖尿病胆固醇水平控制率、低密度脂蛋白胆固醇控制率、糖尿病血压控制率、糖尿病失控住院率、糖尿病短期并发症住院率、糖尿病长期并发症住院率、糖尿病患者下肢截肢率、糖尿病患者终末期肾脏疾病的发病率、糖尿病患者心血管疾病死亡率、哮喘管控能力、哮喘病人入院率、哮喘患者急诊率、戒烟率、艾滋病防治知识普及率、基本健康知识知晓率、疾病防治知识知晓率、中医知识知晓率
卫生服务 有效性	可避免住院率、可避免急诊比例、老年人免疫可预防流感入院率、哮喘患者可预防急诊率、急性疾病可避免住院率、慢性疾病可避免住院率、充血性心力衰竭可避免住院和急诊率、可避免死亡率、医疗治疗可避免死亡率、预防保健可避免死亡率

（五）适宜性

适宜性，即健康系统提供的护理或服务与客户或患者的需求相对应，并以已有标准为基础。目前常用的适宜性指标主要有剖宫产率、低风险孕妇剖宫产率、处方符合标准比例、抗生素使用率、激素使用率、注射或静脉输注率、基本药物使用率和处方平均药品数量。

（六）效率

效率主要是指医疗服务过程中的效率，主要是部分技术效率指标，未将投入产出比等进行纳入。如医师日病例处理率、医师日均诊疗人次、医师日均负担床日数、不必要的重复医疗检查、人均卫生费用、日均住院费用、例均住院费用、次均诊疗费用、平均住院天数。

（七）连续性

连续性主要包括连续可及的服务提供和服务流程的协调。主要指标包括固定医疗机构或医生比例、固定医疗机构或医生持续时间、固定医生就诊次数占比、一定时间内患者就诊医生数。首次体验护理组捆绑付款，患者必须向不同的医疗服务提供者重复叙述病史，患者经历医疗服务提供者提供信息相互矛盾，慢性病患者经历协调检查比例，提供支持和信息出院，医疗服务提供者连接到国家交互点的电子健康记录数量，能够在医院或者其他任何地方访问用药或者处方电子信息医院比例，医生提供卫生服务过程中咨询其他医生的用药和治疗方案，初级保健人员和慢性病管理人员协调提供服务，医院间能够交换患者电子数据，医院内能够交换患者电子数据，医院能够与院内急救部门交换患者数据，医院能够与院外急救部门交换患者数据，医生经常帮助协调和安排其他医院的服务，初级卫生保健医生转诊后收到患者相关信息报告，初级卫生保健医生转诊后收到患者用药和治疗计划的变化，初级卫生保健医生转诊后能够需要时及时获取患者相关信息，医生为患者提供检测结果时能够收到提示和警告，出院后收到书面治疗计划，出院后为患者制订随访计划，初级保健医生能够收到患者在急诊室就诊通知，初级保健医生能够收到患者出院的通知，初级保健医生能够在患者出院两天内收到患者相关信息用于健康管理。

卫生保健结果指标广泛地应用于卫生服务产出的直接测量。因为卫生保健类指标行政管理便利，能够实时测量，同时更容易直接归因到具体的卫生行动中，因此，卫生保健类指标适用于短期干预的目标测量和评价。但是，卫生保健干预的远期结果的测量受到的影响因素较多，如某一具体疾病的干预效果可能是多个领域共同作用的结果，干预措施可能产生的目标之外的效果难以进行区分和测量。卫生服务产出指标开发过程中的主要问题就是数据质量和可得性。各种数据库的建立能够扩展卫生服务结果的评价。基于患者个案的调查丰富了卫生服务结果的评价。电子健康档案和患者调查是这些评价的主要数据来源。健康结果测量和卫生服务结果的捕捉将成为卫生系统绩效评价重要的组成部分。

四　卫生系统投入

卫生系统投入主要是指卫生系统结构特征，包括领导管理、卫生资源（包括人力、财力和设施）和信息系统等。它们作为卫生系统的重要组成部分，对于提供安全、有效、方便和可及的卫生服务，最终实现促进全民健康起着基础作用。

（一）领导管理

领导和治理在卫生系统议程制定过程中起着关键作用。领导和治理需要能够确保战略方针框架存在，并结合有效的监督，建立联盟，提供适当的法规和激励机制，注重系统设计，以及问责制。领导和治理的测量指标主要分为规则导向型和结果导向型两种。（1）规则导向型测量指标主要测量一个国家是否具有卫生系统治理的战略、政策和方法，例如，一个国家是否具有最新的国家卫生战略，最新的国家卫生政策，最新的国家药物政策（成本效益药品），公开质量和公平竞争，结核病防治政策（包括防治结合六个步骤），疟疾国家防治策略（包括质量和效果监测），艾滋病国家防治策略（国家综合治疗方案），精神病健康政策（国际行动计划相一致的政策），最新的儿童健康综合免疫计划，卫生领域关键部门年度报告（财务）、绩效和健康指标等，保证及时和有效地获取卫生服务的机制等。政策的制定只是领导和治理的基础，决定政策是否执行的决定因素包括所有权安排、权力下放、利益相关者的参与和社会环境因素。（2）结果导向型测量指标是规则导向型指标的进一步深入，其测量的是政策或规则是否被有效地实施或执行。例如，基本药物政策方面，基本药物政策实施后基本药物的可获得性等。该类型指标与政策和卫生系统模块紧密联系，但是，测量过程中数据获取难度相对较大。政策指标通过综合政策是否制定或实施，包括是否具有相应政策和政策执行情况两个层次的评价，通过二进制打分，最终综合为政策指数，用于领导和治理维度的评价。在政策指数的制定过程中，每个政策的评价又可以根据内涵或者国际标准制定多个维度，评价其政策的完整程度或实施程度，从而更加精确地反映领导和治理的状况。

（二）卫生费用

卫生费用反映了一个卫生系统保障和改善人类福利的能力。一个良好的卫生筹资系统能够为健康提供足够的资金，保证人民的卫生服务需要，避免因病致贫和灾难性卫生支出的发生。主要包括卫生费用水平及其构成、卫生费用占比和卫生费用利用等。卫生总费用反映卫生系统资金总的支付能力，同时也是保证卫生服务提供的必要条件，具有相同 GDP 水平的国家可以进行卫生总费用或者人均卫生费用的比较。卫生总费用构成和占 GDP 或政府财政支出比重反映了一个国家卫生投入情况及其对卫生领域的重视程度，可以用于不同国家卫生投入的比较。卫生费用利用反映了卫生费用在不同领域的投入和使用情况（见表 6-5）。

表 6-5　　　　　　　　　　卫生费用维度和主要指标

维度	主要指标
卫生费用水平	卫生总费用、人均卫生费用、人均公共卫生费用、公共和私立机构人均药品费用
卫生费用构成	卫生总费用占 GDP 比重、政府卫生支出占 GDP 比重、政府卫生支出占政府财政支出比重、政府卫生支出占卫生总费用比重、社会卫生支出占卫生总费用比重、个人卫生支出占卫生总费用比重
卫生费用利用	卫生管理和保险费用占卫生总费用比重、卫生研发费用占卫生总费用比重、公共卫生项目费用占卫生总费用比重
可持续与药品价格	医疗机构盈利能力、医疗机构偿付能力、健康保险公司盈利能力、药品最终价格与出厂价格相比增长百分比、14 种基本药物销售价格中位数与国际参考价格比值、跟踪药物价格中位数与国际参考价格比值

（三）卫生人力

卫生人力是指卫生系统从事卫生服务的所有人员，卫生人员不仅包括直接提供服务的临床人员，如医生、护士、药师、牙医和实验室检查人员等，而且包括间接提供服务的管理人员，如管理人员、急救车司机和财务人员等。卫生人力的数量、知识、技能、积极性和分布决定了一个卫生系统的服务能力，一个良好的人力资源系统具有合适的人力资源和分布，并且能够负责、公平和高效地提供卫生服务，促进人群健康。因此，卫生人力资源的监测包括卫生人员数量、密度、能力、培养、效率和分布等方面。卫生人员数量，反映了一个国家或者地区卫生人员的总规模，从宏观上反映了一个卫生系统总的卫生服务能力，但是，没有考虑到卫生服务的需要。卫生人员密度，是常用的卫生人力指标，反映了相对于人口的卫生人力密度信息，可以用于衡量目前的人力资源是否满足国家的需要，该类指标易于计算和理解，同时适用于不同国家地区的比较。人员结构反映了卫生服务人员的素质和业务水平，卫生人力服务能力不仅仅取决于数量，人员质量同样是至关重要的方面。卫生人员培养和招聘反映了一个国家或地区卫生人员培养和补充能力，关系到人力资源发展的可持续性。工作效率和积极性反映卫生人员的工作效率和状态。卫生人员分布考虑卫生人力分布是否均衡，重点关注四个方面：职业和专业、地区、机构和人群，主要分布维度包括卫生人员职业分布、地区分布、城乡分布、机构分布等（见表 6 - 6）。

表 6 - 6　　　　　　　　　卫生人力维度和主要指标

维度	主要指标
卫生人员数量	卫生人员数量、医生数量、卫生人力增长率、医护比
卫生人员密度	每万人口卫生人员数、每万人口医生数量、每万人口全科医生数、每万人口护士数量、每千人卫生技术人员、每千人执业（助理）医师、每千人注册护士、每万人公共卫生人员数、每千农业人口乡镇卫生院人员、每千农业人口乡村医生和卫生员
卫生人员结构	不同职称或者学历人员比例、全科医师培训比例、住院医师规范化培训比例、医师继续医学教育比例
卫生人员培养和招聘	每年医疗卫生机构毕业生数量、医学专业招生数、医学在校生数、医学专业毕业人数、新招聘卫生人员人数占计划招聘人数百分比、新招聘卫生人员均有海外学历人数、离开卫生行业护理和保健人员的比例（净营业额）、初级卫生保健机构卫生人员保留比例、难以弥补的职位空缺比例
工作效率和积极性	日均诊疗人次数、日均负担床日数、初级保健机构卫生人员缺勤率、医疗保健工作职位空缺率、失去工作时间的比例（旷课）

（四）卫生设施

卫生设施是提供卫生服务的过程中所需要的设施或设备，合理的卫生设置配置能够在有限的设施资源和环境下，达到最优的健康产出。主要指标包括设施密度、设备配备、机构建设和配置比例四类指标（见表 6 - 7）。

表 6 - 7 　　　　　　　　　　　卫生设施维度和主要指标

维度	主要指标
设施密度	每万人口医疗机构数量、每万人口提供专科服务医疗机构数量、每千人口医疗卫生机构床位数、每万人口 CT/MRI 数量、村卫生室覆盖率
设备配备	设备配置率、卫生机构一般服务设施指数、卫生机构专科服务设施指数、提供专科医疗服务机构比例
机构建设	基层医疗机构建设达标率、乡镇卫生院建设达标率、村卫生室建设达标率、社区卫生服务中心建设达标率、农村卫生机构建设合格率
配置比例	医生与床位之比、护士与床位之比

　　每万人口医疗机构数和每万人口提供专科服务医疗机构数量反映提供卫生服务机构密度，反映了提供卫生服务机构数量，但是，用于比较需要谨慎，因为不同的医疗机构规模和覆盖人群不同，所以，进行横向比较的过程中需要考虑机构规模和覆盖人群状况。每万人口医疗机构床位数量和每万人口 CT/MRI 数量解决了医疗机构规模的问题，反映了人口拥有床位数量和设备数量的水平，但是，同样存在床位和设备覆盖人群的问题，比较过程中区域的划分和服务人口确定需要关注。

　　一般卫生服务设施指数和专科服务设施指数分别反映了卫生机构提供一般医疗服务和特殊卫生服务的能力。该类指数是提供卫生服务所需设施综合测量，包括基础设施、基本设备、预防消毒、实验室检查和服务所需药物等。其中，特殊医疗服务设施指数还包括特殊人员和特殊指导手册等，特殊领域包括计划生育、产期保健、产科急诊和新生儿护理、综合急诊、儿童保健、艾滋病诊断、治疗和管理、肺结核服务、疟疾服务、慢性病治疗和管理、小型手术服务等。具体领域的确定应根据当地情况进行，因此，特殊医疗服务指数不适合不同地区的横向比较。

　　（五）信息系统

　　信息系统，能够产生、分析、传播和利用可靠和及时的卫生信息，包括健康决定因素、卫生系统绩效和健康状态等信息。全面和可靠的信息是卫生系统其他模块决策的基础，对于卫生政策制定和实施、管理和治理、卫生研究、人力管理、卫生教育、服务提供和卫生筹资具有重要意义。由于卫生系统功能的广泛性，因此，其评价指标也难以制定，目前应用于卫生信息系统评价的指标和方法较少。

目前，卫生信息系统评价方法包括内部自我评价和外部独立评价两类。内部自我评价是卫生系统所有者根据信息系统的开发目的评价其功能的实现程度，目的性和针对性更强，但是，制定一套评价体系复杂耗时，而且无法用于不同国家和地区之间的横向比较，目前开发的工具有一般数据维度计划和卫生网络自我评价工具。外部独立评价主要基于目前国家和地区现有的卫生数据资源，减少了数据收集压力，但是，可能对于评价不同国家的卫生信息系统绩效缺少针对性，因此，难以适应不同国家的需求，目前应用工具主要有卫生信息系统绩效指数（HISPIX），世界银行统计能力指标得分。此外，还有一些具体指标，如数据报告率和数据可得性等。

卫生信息系统评价可以从数据收集和数据利用两方面进行评价。数据收集包括数据来源和收集方法（健康调查、民事登记、机构报告、卫生系统资源跟踪等），反映一个国家卫生信息收集的能力，评价维度包括周期性、及时性、数据内容和关键指标数据的可用性等。数据利用主要指数据的合成、分析和验证能力，反映一个国家数据质量和利用能力，包括完整性、可靠性、合理性、可维护、可得性等。最后通过卫生信息系统绩效评价指数进行综合评价。除此之外，每个国家和地区针对自身卫生系统的设计和实现目标，可以进一步对卫生信息系统具体功能和实现情况进行具体评价。具体监测内容需要根据每个国家的具体情况而定，常用的评价内容包括电子病历系统、药品清单系统、药物决策支持系统、医嘱录入系统、药品条码系统、电子处方系统、电子处方发送药店系统、药物配伍禁忌系统、医生提醒系统、临床决策支持系统、患者人口信息系统、临床笔记系统、电子病历系统、多功能临床信息技术实践、患者就诊信息电子交换实践、医疗记录或者检查结果没有及时到达医生办公室、卫生系统统计调查制度、儿童死亡率监测点、孕产妇死亡监测点、健康干预监测点、吸烟和成人营养健康监测点、出生登记率、死亡登记率、医院死亡报告 ICD 使用率、专门负责卫生统计分析和数据综合分析机构、国家年度卫生报告、国家健康调查和普查数据库、疫苗接种评价和调整数据库、国家疾病负担调查、国家卫生系统绩效评价、人口普查、医疗机构服务信息可及性、艾滋病感染人群监测、国家卫生统计信息发布网站、利用现代交流技术和网站报告法定传染病情况、地方及时向国家提供卫生报告、数据质量评价、国际卫生条例实施、国家卫生账户实施、国家卫生机构数据库更新、国家卫生人力数据库更新、卫生机构药品和商品检测数据可获得性、卫生数据收集和分析机制、卫生系统核心数据集和年度报告机制、国家微观调查数据和普查数据保存和发布机制、调查数据用于评价和调整例行报告、国家疾病负担研究报告、国家卫生系统绩效评估研究。

本章小结

一　UML 能够很好地与卫生系统绩效评价框架构建融合，完善卫生系统绩效评价框架模型

通过将卫生系统绩效评价关键步骤流程与 UML 相结合，构建了基于 UML 卫生系统绩效评价框架构建流程，加强了卫生系统框架构建过程中最终目标和结构功能模块之间的关系。基于 UML 卫生系统绩效评价框架构建流程包括构建评价框架目的、卫生系统定义和边界确定、卫生系统目标、卫生系统构成和基于 UML 卫生系统框架及其各部分关系建立等步骤。

二　广义卫生系统绩效评价层级框架反映了卫生系统结构和目标及其联系的层级结构

层级结构框架分为目标层、功能层和准则层三个层次。目标层代表整个框架的目标，即卫生系统绩效评价体系。功能层反映了最终目标包含的四个方面：卫生服务投入、卫生服务产出、非医学影响因素和卫生系统最终目标。准则层反映了功能层的具体内涵，一共包括 19

个方面。

三 广义的卫生系统绩效框架模型能够全面反映卫生系统的运行状况及其动态联系

卫生系统绩效评价框架模型建立在层级结构框架的基础上，进一步分析了各个模块之间的相互影响关系，提供了一个更加综合和全面的卫生系统绩效评价模型，动态反映了卫生系统各部分之间的关系。评价框架全面代表了卫生系统，同时包含卫生保健系统。因此，既可以从广义的角度对一个国家的卫生系统进行综合评价，同时也可以从卫生保健系统角度对卫生保健系统的结构和产出进行评价。因此，能够支持卫生系统绩效的监测、评价和加强等。

四 卫生系统绩效评价框架模型构建路径是国家卫生系统绩效评价的核心，国家在应用过程中应置于整体流程之中进行调整和完善

同具体国家卫生系统绩效评价框架构建流程相比，该流程是其全部流程的一部分，因此，使用过程中应该将参与者、国家政策环境、评价实施和激励机制考虑进去，尤其是在指标选择方面更应该考虑国家的政策背景和政策导向。

五 卫生系统绩效评价指标需要结合国际和国家政策环境谨慎进行选择、比较和解读

指标选择上首先应根据指标的科学性进行选择和组合，同时根据国家卫生系统状况、优先领域和导向及其卫生信息系统状况，选择具有可操作性的指标进行评价测量。最终目标是国际比较的基础，因此，需要重点关注国际通用指标。而过程是反映一个国家重点领域和卫生系统具体特征的核心部分，因此，需要重点关注国家背景政策。最后，根据评价结果和每个指标的内涵特点，谨慎地进行评价和解读。

第七章　中国卫生系统绩效评价实证研究

本章在回顾中国卫生体制历史沿革和政策背景的基础上，结合国家卫生系统绩效评价框架构建规律和建立的卫生系统绩效评价框架模型，探索中国卫生系统绩效评价框架体系，并对中国卫生系统绩效重点维度进行探索性评价，发现中国卫生系统绩效评价过程和卫生系统绩效重点维度存在的问题，同时验证理论框架模型在中国的适用性，为中国卫生系统绩效的实施和完善提供借鉴。

第一节　中国卫生体制历史沿革

新中国成立至今，中国卫生事业经历了医疗卫生公益性低水平发展、医疗卫生公益性衰减、医疗卫生事业公益性回归的历程，中国卫生事业总体上呈现出螺旋式上升态势。[1]

一　医疗卫生公益性发展阶段

1949 年至改革开放初期，中国为政府主导的低水平公益性卫生系统。政府通过有效的制度安排，建立了布局和服务目标合理的城乡三级医疗卫生服务体系，"预防为主"和"公益性"成为该时期卫生事业的重点目标，逐步建立起由公费医疗、劳保医疗、合作医疗组成的政府主导低水平的福利性医疗保障制度。当时在经济发展水平比较低的情况下，取得了显著的成就。中国利用约占 GDP 3% 的投入，满足了几乎所有人的基本医疗服务需求，国民健康水平显著提高，成效十

---

[1]　钟裕民：《1949 年以来中国医改决策的基本历程及其评价》，《天府新论》2011 年第 4 期。

分显著，并被国际组织评价为发展中国家医疗工作的典范。① 但是，该时期也存在医疗投入和技术水平较低、城乡地区差异较大、医务人员工作积极性不高和资源浪费等现象。

二　医疗卫生公益性衰减阶段

改革开放至 2003 年，医疗卫生事业公益性衰减，市场化和商业化主导了医疗卫生事业。中国卫生事业经历了 1978—1984 年医疗卫生事业市场化改革的孕育、1985—1992 年医疗卫生事业改革的放权让利和 1992—2004 年医疗卫生事业市场化改革的深化等阶段。② 医疗机构所有制从单一公有制变为多种所有制并存，不同医疗机构之间的分工协作转变为全面竞争，医疗机构的目标也从追求公益性转变为全面追求经济利益。在供给方面，基本形成了市场化和商业化的供给模式；在需求方面，医疗服务公共产品属性弱化，卫生服务需求越来越多地变为私人消费品。③ 在这一阶段，以市场化改革为导向的医疗卫生政策取得了一定的成绩：医疗服务机构的供给能力和技术水平明显提高，通过全面竞争，医疗机构的技术效率和义务人员工作积极性不断提高。然而，这同时带来诸多严峻的问题：政府逐步递减了对医疗卫生事业的投入，基本公共卫生服务提供质量和可及性减弱，卫生服务公平性降低。《2000 年世界卫生报告》关于卫生系统公平性排名中，中国在 194 个成员国中排在倒数第四位。同时，"重治轻防"的导向和"以药养医"的医疗机构补偿机制导致患者医药费用急剧增长，百姓"看病难、看病贵"的问题日益突出。

三　医疗卫生公益性回归阶段

2003 年"SARS"暴发至今，医疗机构逐步回归公益性，维护人群健康成为卫生系统的目标。2003 年的"SARS"事件直接暴露出了公共卫生领域的严峻问题，中国卫生决策在人们对现行卫生政策的反思中进入了坚持以科学发展观为指导，强调公益、改善民生的新阶

---

① 葛延风、贡森：《中国医改：问题·根源·出路》，中国发展出版社 2007 年版。
② 钟裕民：《1949 年以来中国医改决策的基本历程及其评价》，《天府新论》2011 年第 4 期。
③ 葛延风、贡森：《中国医改：问题·根源·出路》，中国发展出版社 2007 年版。

段。2005 年 7 月，国务院发展研究中心在媒体发布关于医改的研究报告称，中国医改总体上不成功，其症结是近二十年来医疗服务逐渐市场化、商品化，同时新一轮的医改开始孕育。2009 年 4 月 6 日，《中共中央　国务院关于深化医药卫生体制改革的意见》出台。4 月 7日，《医药卫生体制改革近期重点实施方案（2009—2011 年）》公布，总体目标是建立健全覆盖城乡居民的基本医疗卫生制度，为群众提供安全、有效、方便、价廉的医疗卫生服务。并提出了"明显提高基本医疗卫生服务可及性，有效减轻居民就医费用负担，切实缓解'看病难、看病贵'问题"的近期目标和"人人享有基本医疗卫生服务，基本适应人民群众多层次的医疗卫生需求，人民群众健康水平进一步提高"的远期目标。① 这一阶段的决策逐步回到了公益性的轨道，实现医疗保障的广覆盖、公平性成为医疗卫生决策的主旋律。

国际社会高度关注中国新医改，并给予了高度评价。2011 年 10月，摩根银行发布《中国医改的进展与未来》报告；11 月，世界卫生组织完成《帮助中国建立公平可持续的卫生体系》独立评估报告；12月，世界著名的国际政策研究所美国国际战略研究中心发布《中国践行卫生改革政策：挑战和机遇》报告。三个报告从不同视角对中国医改取得的重要进展和阶段性成果给予了积极评价。② 改革顺利推进，五项重点取得不同程度进展。基本医保覆盖面大幅提高、基层医疗卫生服务体系重建力度加大、公共卫生服务均等化水平进一步提高以及公立医院改革试点迈出了第一步、基本药物制度实施取得一定成效。但是，医改是渐进式的、以证据为基础的，通过试点推进改革是必经过程。中国医疗卫生事业仍然面临着诸多挑战，包括不同地区之间居民健康水平存在明显差异、城乡居民卫生服务需求不断增加、卫生总费用增长过快、医疗保险基金运行面临风险、基层医疗机构人力资源短缺、医疗卫生资源分布不合理、分级诊疗机制和服务体系尚未形成等问题。

---

① 《国务院关于印发〈医药卫生体制改革近期重点实施方案（2009—2011 年）〉的通知（国发〔2009〕12 号）》，《中华人民共和国卫生部公报》2009 年第 5 期。

② 白剑峰：《中国医改朝着正确方向前进——世界卫生组织等国际机构发布评估报告》，《决策与信息》2012 年第 9 期。

第二节 中国卫生系统绩效评价框架

一 构建理论基础

中国卫生系统绩效评价框架建立在 Lalonde 健康影响因素理论模型和 UML 构建的卫生系统绩效评价框架模型基础上，按照国家卫生系统绩效评价构建关键步骤流程进行构建和完善。

中国卫生系统绩效评价框架体系的目的是全面、真实地反映卫生系统绩效情况，并有助于决策者和卫生管理人员分析绩效问题，寻求解决途径，提高卫生管理水平和效果。最终，通过卫生系统绩效评价，促进卫生系统更好地发挥其功能，实现维护人群健康的目标。因此，该框架属于决定型框架，不仅描述卫生系统基本组成情况和不同模块之间复杂关系及其运行机制，而且能够确定卫生系统每个组成部分所发挥的作用，以及政策和干预如何影响整个卫生系统绩效。

新医改提出了中国卫生系统的目标，即"明显提高基本医疗卫生服务可及性，有效减轻居民就医费用负担，切实缓解'看病难、看病贵'问题"的近期目标和"人人享有基本医疗卫生服务，基本适应人民群众多层次的医疗卫生需求，人民群众健康水平进一步提高"的远期目标。这与各个国际组织提出的健康改善、反应性和财务风险保护目标相一致。因此，改善人群健康、提高卫生服务可及性是我国卫生系统的重要目标。

中国卫生组织系统包括卫生行政组织［如国家卫生和计划生育委员会、省卫生厅（局）、地市卫生局和县卫生局等］、卫生服务组织（如医院、疾控中心、妇幼保健、血液制品生产、药品检验、医学研究和医学教育等机构）和群众性卫生组织（学术团体和协会等）。因此，广义的健康影响因素理论模型更适合中国卫生系统绩效评价的框架制定。该框架制定基于第五章建立的卫生系统绩效评价框架模型，制定过程的关键步骤是基于中国卫生系统数据收集系统，选择适合中国的核心指标。

指标的选择，借鉴其他国家筛选经验，同时参考卫生系统绩效评价的核心指标。指标筛选的核心原则包括重要性、科学性和可得性。重要性是指标所反映的问题对于健康有着重要影响，政策制定者能够通过干预改善该指标。科学性是指标能够反映所在维度希望反映的内容，同时具有相对稳定性。可得性是指指标数据能够获得，主要是基于现有的数据收集系统，考虑成本效益。因此，指标选择方法是一个自上而下和自下而上方法的综合。在自上而下过程中，卫生系统目标决定了指标的维度和相关指标，主要考虑指标的重要性；在自下而上的过程中，数据资源和技术水平决定了数据的可得性和可靠性。因此，指标的选择过程是一个理论和实践相互融合的过程。此外，在指标完善过程中，还需要考虑系统性、导向性和可比性。系统性是指所有指标能够全面反映卫生系统绩效各方面的特征，同时各指标之间要既相互独立又相互联系，相互制约和控制，共同构成一个有机整体。导向性是指指标与卫生系统目标相一致，能够引导改善卫生系统的工作绩效，满足人民群众对卫生服务的需求，提高人民的健康水平，使卫生事业与社会经济持续协调发展。可比性是指指标的选择不仅应具有纵向可比性，同时应具有横向可比性，能够用于不同地区和省份之间的比较。所以，指标选择尽量选择相对值指标，关注水平和分布的同时，兼顾指标的发展。最后，从整体角度对评价体系的指标进行调整和完善。整个制定过程中参与者包括政府部门决策人员、卫生统计人员、卫生领域专家和学者等。

二　初步框架体系

基于之前构架的卫生系统绩效评价框架体系和推荐指标，借鉴国际主流框架和典型国家卫生系统评价框架维度及指标应用情况（见表 7 - 1），同时结合我国《国家卫生资源与医疗服务调查制度》和相关卫生统计指标标准目录，根据指标筛选原则，经过课题组专家多次讨论，初步确定一级指标 4 个、二级指标 15 个和三级指标 86 个（见表 7 - 2）。

一级指标包括卫生系统目标、非医学健康影响因素、卫生系统产出和卫生系统投入四个一级指标。二级指标是围绕一级内涵自上而下制定，同时考虑中国卫生统计指标和数据收集系统，最终确定 15 个二级指标，包括健康状况、反应性或满意度、财务风险保护、非医学健康影响因素、可及性、可接受性、安全性、有效性、适宜性和效率

表 7-1　中国卫生系统绩效评价维度国际比较与借鉴

一级指标	二级指标	WHO (2000)	WHO (2007)	WB	IHP	OECD (2001)	OECD (2006)	ECHI	CF	英国	澳大利亚	加拿大	荷兰	美国
卫生系统最终目标	健康状况	★	★	★	★	★	★	★	★	★	★	★	★	★
	反应性或满意度	★	★	★	★	★	★	★					★	
	财务风险保护	★	★	★	★	★								
非医学健康影响因素	非医学健康影响因素			★	★		★	★			★		★	★
卫生系统产出	可及性	★	★	★	★	★	★	★	★	★	★	★	★	★
	可接受性												★	
	安全性		★		★		★	★	★	★	★	★	★	★
	有效性		★		★		★		★	★	★	★	★	★
	适宜性						★				★		★	★
	效率性	★	★	★	★	★	★		★	★	★	★	★	★
卫生系统投入	卫生费用	★	★		★						★		★	★
	卫生人员	★	★		★			★		★		★	★	★
	卫生设施	★	★		★			★				★	★	★
	信息系统	★	★		★				★			★	★	★
	政策管理	★	★	★	★			★						★

表7-2　中国卫生系统绩效评价框架体系——初步体系

一级指标	二级指标	三级指标	指标定义	数据来源	频次
卫生系统最终目标	健康状况	健康期望寿命	指根据当前人口死亡率和健康状况来估计一个人预期人生能生存活的年数	疾病控制调查制度、人口死亡信息报告系统采集	5
		期望寿命	指0岁时的预期寿命,是指在某一死亡水平下新出生的婴儿预期存活的年数	疾病控制调查制度、人口死亡信息报告系统采集	5
		孕产妇死亡率	指某年孕产妇死亡数与活产数之比。孕产妇死亡:妇女在妊娠期至妊娠结束后42天以内,由于任何与妊娠或妊娠处理有关的原因导致的死亡,但不包括意外事故死亡。其计算公式为:某年孕产妇死亡数/同年活产数×100000/10万	妇幼卫生调查制度、妇幼监测系统采集	3
		婴儿死亡率	指某年婴儿死亡数与活产数之比。婴儿死亡:指出生至不满1周岁的儿童死亡。其计算公式为:某年婴儿死亡数/同年活产数×1000‰	妇幼卫生调查制度、妇幼监测系统采集	8
		5岁以下儿童死亡率	指某年5岁以下儿童死亡数与活产数之比。其计算公式为:某年5岁以下儿童死亡数/同年活产数×1000‰	妇幼卫生调查制度、妇幼监测系统采集	2
		传染病报告死亡率	指某年甲乙丙类传染病死亡人数与平均人口数之比。其计算公式为:某年甲乙丙类传染病报告死亡人数/当年平均人口数×100000/10万	疾病控制调查制度、传染病报告系统采集	2
		传染病报告发病率	指某年甲乙丙类传染病报告发病人数与平均人口数之比。其计算公式为:某年传染病新发生病例数/平均人口数×100000/10万	疾病控制调查制度、传染病报告系统采集	2

续表

一级指标	二级指标	三级指标	指标定义	数据来源	频次
卫生系统最终目标	健康状况	两周患病率	指调查发现的两周内患病例数与调查人口数之比。其计算公式为：调查两周内患病例数/调查人口数×100%	国家卫生服务调查	0
		慢性病患病率	指调查前半年内慢性病例数与调查人口数之比。其计算公式为：调查发现的慢性病例数/调查人口数×100%	国家卫生服务调查	1
		高血压患病率	指年内慢性病监测人群中高血压病人所占比例。高血压病人：在调查期间的血压测量平均值收缩压≥140mmHg 或舒张压≥90mmHg 的对象。其计算公式为：监测人群中高血压病人数/监测人口总数×100%	慢性病及其危险因素监测系统	5
		糖尿病患病率	指年内慢性病监测人群中糖尿病人所占比例。其计算公式为：监测人群中糖尿病人数/监测人口总数×100%	慢性病及其危险因素监测系统	4
	反应性或满意度	反应性	包括门诊服务反应性和住院服务反应性。门诊服务反应性包括候诊时间、医疗机构环境、医护人员解释问题态度和清晰程度等。住院服务反应性包括候诊时间、病房环境、医务人员解释问题态度和清晰程度等	国家卫生服务调查	1
		满意度	包括门诊和住院患者满意度	国家卫生服务调查	5
	财务风险保护	灾难性卫生支出率	灾难性卫生支出定义为一定时期内因疾病导致的卫生支出占家庭收入、支出或者支付能力的比例超过一定标准，严重影响了家庭生活质量，则该家庭发生了灾难性卫生支出。其计算公式为：调查灾难性卫生支出家庭数/调查家庭总数×100%；家庭医药支出/家庭非生存性支出≥40% 即为发生灾难性卫生支出	国家卫生服务调查	2
		因卫生支出致贫率	因卫生支出致贫是指家庭由于卫生支出导致家庭贫困发生。其计算公式为：因医疗费用支出导致贫困的家庭数/调查家庭总数×100%	国家卫生服务调查	2

续表

一级指标	二级指标	三级指标	指标定义	数据来源	频次
非医学健康影响因素	非医学健康影响因素	吸烟率	指一定时期15岁以上危险因素监测人群中吸烟人口所占比例。吸烟人数：指调查时吸烟的人和以前曾经吸烟的人的人数总和。其计算公式为：一定时期15岁以上危险因素监测人群中吸烟人数/同期15岁以上危险因素监测人数×100%	慢性病及其危险因素监测系统	7
		饮酒率	指一定时期15岁以上危险因素监测人群中饮酒人口所占比例。饮酒人数：指在一定时期内喝过或购买过各类自制的饮料成分的人数。其计算公式为：一定时期15岁以上危险因素监测人群中饮酒人数/同期15岁以上危险因素监测人数×100%	慢性病及其危险因素监测系统	6
		锻炼率	指一定时期15岁以上危险因素调查人群中体育锻炼人口所占比例。锻炼人数：指在一定时期内进行过体育锻炼的人数。其计算公式为：一定时期15岁以上危险因素调查人群中体育锻炼人数/同期15岁以上危险因素调查人数×100%	国家卫生服务调查	5
		农村自来水普及率	指年末农村饮用自来水人口数占当地农村人口总数的比例。其计算公式为：年末农村饮用自来水人口数/年末农村人口总数×100%	改水改厕调查制度	2
		农村卫生厕所普及率	指年末符合国家农村户厕卫生标准的累计卫生厕所户数占农村总户数的比例。累计卫生厕所户数：指三格化粪池式、双瓮漏斗式、三联沼气池式、粪尿分集式、阁楼式、深坑防冻式、其他类型、双坑交替式、下水道水冲式，村的户数；农村总户数：指居住和生活在县城（不含）以下的乡（镇）、村的户数。其计算公式为：年末农村累计卫生厕所户数/年末农村总户数×100%	改水改厕调查制度	0

续表

一级指标	二级指标	三级指标	指标定义	数据来源	频次
		6个月内婴儿纯母乳喂养率	指某年纯母乳喂养人数与母乳喂养调查人数之比。纯母乳喂养是指调查前24小时内,除母乳喂养外,不添加任何辅助食品和饮料及水,但在有医学指征情况下可加少量维生素、矿物质和药物。母乳喂养调查人数:0~5个月婴儿进行母乳喂养调查的人数。其计算公式为:某年纯母乳喂养人数/该年母乳喂养调查人数×100%	妇幼卫生调查制度、妇幼年报系统采集	3
非医学健康影响因素	非医学健康影响因素	5岁以下儿童肥胖发生率	指年内5岁以下儿童中肥胖人数所占比例。5岁以下儿童肥胖人数:对照WHO标准的身高别体重,5岁以下儿童身高别体重>(中位数-2SD)的人数。其计算公式为:某年5岁以下儿童身高别体重>(中位数-2SD)的人数/同年5岁以下儿童身高别体重检查人数×100%	妇幼卫生调查制度	4
响应因素	响应因素	5岁以下儿童低体重率	指年内5岁以下儿童中低体重人数所占比例,5岁以下儿童低体重人数:对照WHO标准的体重,5岁以下儿童年龄别体重<(中位数-2SD)的人数(低出生体重不包括在内)。其计算公式为:某年5岁以下儿童年龄别体重<(中位数-2SD)的人数/同年5岁以下儿童身高体重检查人数×100%	妇幼卫生调查制度	1
		5岁以下儿童生长迟缓率	指5岁以下儿童中中重度生长迟缓所占比例。5岁以下儿童生长迟缓人数:5岁以下儿童年龄别身高<(中位数-2SD)的人数。其计算公式为:某年5岁以下儿童年龄别身高<(中位数-2SD)的人数/同年5岁以下儿童身高别检查人数×100%	妇幼卫生调查制度	1

续表

一级指标	二级指标	三级指标	指标定义	数据来源	频次
		院前急救服务网络平均反应时间	指年内自患者发出急救请求到急救人员到达呼救患者驻地的平均时间。其计算公式为：年内（急救人员到达时间－患者发出急救呼救时间）/急救费次数	卫生资源及医疗服务调查制度、卫生统计直报系统收集	8
		15分钟内可到医疗机构的住户比例	指15分钟内以最便捷方式到达医疗服务机构调查住户比例。其计算公式为：15分钟内可到医疗机构的调查住户数/总住户数×100%	国家卫生服务调查	1
卫生系统产出	可及性	实际住院补偿比	指报告期内参合者住院补偿总额占同期新农合参合者合省住院医药费用总额的比例。其计算公式为：报告期内参合者住院补偿总额/同期新农合参合省人口住院医药费用总额×100%	新农合调查制度	5
		两周未就诊率	指调查前两周内居民患病而未就诊的人次数与两周内居民患病人次数之比。其计算公式为：调查前两周内居民患病而未就诊的人次数/调查前两周内居民患病人次数×100%	国家卫生服务调查	5
		应住院而未住院率	指调查前12个月内居民患病应住院而未住院人次数与两周患病人次数之比。其计算公式为：调查前12个月内居民患病应住院而未住院人次数/调查前12个月内居民患病应应住院人次数×100%	国家卫生服务调查	5
		孕产妇系统管理率	指某年产妇系统管理人数与活产产妇之比。产妇系统管理人数：指按系统管理程序要求，从妊娠至产后28天内有过早孕检查、至少5次产前检查、新法接生和产后访视的产妇人数。其计算公式为：某年产妇系统管理人数/该年活产产妇数×100%	妇幼卫生调度制度、妇幼年报系统采集	5

续表

一级指标	二级指标	三级指标	指标定义	数据来源	频次
卫生系统产出	可及性	3岁以下儿童系统管理率	指某年3岁以下儿童系统管理人数与3岁以下儿童数之比。3岁以下儿童系统管理人数：指该统计年度内3岁以下儿童按年龄要求接受生长监测或4:2:2体格检查（身高和体重等）的儿童数。新生儿访视时的体检次数不包括在内。其计算公式为：某年3岁以下儿童系统管理人数/该年年0—3岁儿童数×100%	妇幼卫生调查制度、妇幼年报系统采集	2
		儿童免疫规划疫苗接种率	指某年按照儿童免疫程序实际接种某疫苗人数与应接种某疫苗人数之比。其计算公式为：某年按照儿童免疫程序实际接种某疫苗人数/同年某年应接种某苗人数×100%	疾病控制调查制度、免疫规划信息系统采集	8
		65岁以上人口健康管理率	指期末健康管理的65岁以上人口数与65岁以上人口数之比。其计算公式为：期末城乡居民规范化建立电子健康档案人数/同期常住人口数×100%	医改监测	2
		慢性病规范管理率	指规范化管理的某类慢性病人数与依据慢性病抽样调查估算的某类慢性病人数之比。规范管理：指每年年度受过四次随访并有相应记录的随访管理的慢性病种类（高血压、糖尿病等）。其计算公式为：年内规范管理的某类慢性病对象人数/年内依据慢性病抽样调查估算的某类慢性病人数×100%	慢性病及危险因素监测系统	3
		新生儿甲状腺功能减低症筛查率	指某地某年接受过甲状腺功能减低症筛查的新生儿数与该地当年活产数之比。新生儿按照卫生部《新生儿疾病筛查管理办法》接受过甲状腺功能减低症多多按1人上标。其计算公式为：某年某地接受过甲状腺功能减低症筛查的新生儿数/该地当年活产数×100%	妇幼卫生调查制度、妇幼年报系统采集	0

续表

一级指标	二级指标	三级指标	指标定义	数据来源	频次
卫生系统产出	可及性	新生儿苯丙酮尿症筛查率	指某年接受过苯丙酮尿症筛查者的新生儿数与活产数之比。新生儿苯丙酮尿症筛查人数：指按照《新生儿疾病筛查管理办法》，1人筛查多次按1人上报。其计算公式为：某年接受过苯丙酮尿症筛查的新生儿数/当年活产数×100%	妇幼卫生调查制度、妇幼年报系统采集	0
		新生儿听力筛查率	指某年接受过新生儿听力筛查人数与活产数之比。新生儿听力筛查人数：指按照卫生部《新生儿疾病筛查管理办法》，1人上报。其计算公式为：某年接受过新生儿听力筛查的新生儿数/该年活产数×100%	妇幼卫生调查制度、妇幼年报系统采集	0
		妇女常见病筛查率	指某年妇女常见病实查人数与应查人数之比。应查人数：指按照计划应进行筛查的20—64岁户籍妇女，即20—64岁户籍妇女除以该地区妇女筛查周期（例如：本地区的20—64岁户籍妇女每三年接受一次筛查，则周期为3）。实查人数：指实际进行妇女常见病筛查到妇幼科门诊就诊的人数。其计算公式为：某年实查人数/同年应查妇女人数×100%	妇幼卫生调查制度、妇幼年报系统采集	7
		开展耐多药肺结核诊治工作的地市所占比重	指年末开展耐多药结核诊治工作的地市数占当地市总数的比例。其计算公式为：年末开展耐多药肺结核诊治工作的地市数/地市总数×100%	疾病控制调查制度、结核病专报系统采集	2
		艾滋病病毒感染者和病人接受抗病毒治疗的比例	指一定时期内报告的符合治疗标准的艾滋病病毒感染者和病人中接受抗病毒治疗人数所占比例。其计算公式为：指一定时期内接受抗病毒治疗的艾滋病病毒感染者和病人数/同期报告的符合治疗标准的艾滋病病毒感染者和病人数×100%	艾滋病专报系统	2

续表

一级指标	二级指标	三级指标	指标定义	数据来源	频次
卫生系统产出	可及性	卫生监督覆盖率	报告期内实施实际经常性卫生监督的被监督单位数占应监督单位数的比例。其计算公式为：实监督单位数/应监督单位数×100%	卫生监督调查制度、卫生监督信息报告系统收集	0
	可接受性	就诊环境好比例	调查人群认为就诊环境选择很好和好的比例，分为门诊和住院	国家卫生服务调查	3
		就诊态度好比例	调查人群认为就诊解释态度很好和好的比例，分为门诊和住院	国家卫生服务调查	3
		就诊解释精楚比例	调查人群认为就诊解释精晰很好和好的比例，分为门诊和住院	国家卫生服务调查	3
		就诊认真倾听比例	调查人群认为就诊认真倾听很好和好的比例，分为门诊和住院	国家卫生服务调查	3
		就诊信任比例	调查人群认为就诊信任和非常信任的比例，分为门诊和住院	国家卫生服务调查	3
	安全性	住院死亡率	指年内出院人数中的死亡人数占出院人数的比重。其计算公式为：年内出院人数中的死亡人数/同年出院人数×100%	卫生资源及医疗服务调查制度、卫生统计直报系统收集	8
		无菌手术感染率	指报告期无菌手术切口丙级愈合例数中丙级愈合例数所占比重。其计算公式为：报告期无菌手术切口丙级愈合例数/同期无菌手术愈合例数×100%	卫生资源及医疗服务调查制度、卫生统计直报系统收集	7
		药物不良反应报告例数	指正常剂量的药品用于预防、诊断、治疗疾病或调解生理机能时出现的有害的和与用药目的无关的药物不良反应，包括门诊和住院药品不良反应报告例数之和	卫生资源及医疗服务调查制度、卫生统计直报系统收集	5

续表

一级指标	二级指标	三级指标	指标定义	数据来源	频次
	安全性	医疗事故例数	指按照《医疗事故处理条例》，医疗机构及其医务人员在医疗活动中违反医疗卫生管理法律法规、部门规章和诊疗护理规范，过失造成患者人身损害的事故例例数。按鉴定日期（不以发生日期）统计	卫生资源及医疗服务调查制度、卫生统计直报系统收集	5
		血液检测样本不合格率	年内所有被查血液当中的合格血液占所有被采集血液的比例。其计算公式为：年内检测合格的血液量/同年检测血液总量×100%	卫生资源及医疗服务调查制度、卫生统计直报系统收集	0
卫生系统产出		入院与出院诊断符合率	指报告期内入院与出院诊断符合人数占出院人数的比重。人院与出院诊断符合的人院情况为临床未确定的人数。其计算公式为：报告期内入院与出院诊断符合人数/同期出院人数×100%	卫生资源及医疗服务调查制度、卫生统计直报系统收集	0
	有效性	慢性病控制率	指报告期内末次随访正常的人数占慢性病随访管理对象人数的比例其计算公式为：年内末次随访正常的人数/同期慢性病随访管理对象总人数×100%	慢性病及危险因素监测系统	4
		新涂阳肺结核病人治愈率	指年内登记新涂阳肺结核病治愈人数占新涂阳肺结核病登记人数的比例。其计算公式为：年内新涂阳肺结核病治愈人数/同年新涂阳肺结核病登记人数×100%	疾病控制调查制度、结核病专报系统采集	1
		疾病防治知识知晓率	指一定时期调查人群中对某种疾病防治知识知晓者数占调查人群总数的比例。其计算公式为：疾病防治知识知晓率=调查人群中对某种疾病防治知识知晓者的人数/该调查人群总人数×100%	—	0

续表

一级指标	二级指标	三级指标	指标定义	数据来源	频次
	有效性	健康素养水平	指一定时期健康素养监测点中具备基本健康素养人数与监测人数之比。基本健康素养人数：指调查人群在基本知识和理念、健康生活方式与行为、基本技能方面达到健康素养标准的人数。其计算公式为：一定时期具备基本健康素养人数/同期健康素养监测人数×100%	健康素养监测	0
	适宜性	抗生素处方所占比重	指年内使用抗生素处方占门诊处方总数的比重。使用抗生素处方数：指使用《抗菌药物临床应用分级管理目录（试行）》中抗菌药物的处方数。其计算公式为：年内使用抗生素的门诊处方数/同年门诊处方总数×100%	卫生资源及医疗服务调查制度、卫生统计直报系统收集	4
卫生系统产出		剖宫产率	指采用剖宫产手术分娩的活产产妇数与活产产妇数之比。剖宫产活产产妇数：指某年采用剖宫产手术分娩的活产产妇数。其计算公式为：某年剖宫产活产产妇数/该年活产产妇数×100%	妇幼卫生调查制度、妇幼年报系统收集	5
	效率性	病床使用率	报告期内病人实际占用总床日数与同期实际开放总床日数之比。实际开放总床日数：指年内医院各科每日夜晚12点开放病床数总和，不论该床是否被病人占用，都应计算在内。包括消毒和小修理等暂停使用的病床，超过半年以上的病床加床，不包括因病房扩建或大修理而停用的病床及临时增设病床（半年以内）。实际占用总床日数：指医院各科每日夜晚12点实际占用病床数（每日夜晚12点住院人数）总和，包括实际占用的临时加床在内，不包家庭病床占用床日。病人入院后于当晚12点前死亡或因故出院的病人，按实际占用床位1天进行统计，同时统计"出院者占用总床日数"1天，入院及出院人数各1人。其计算公式为：报告期实际占用总床日数/同期实际开放总床日数×100%	卫生资源及医疗服务调查制度、卫生统计直报系统收集	0

续表

一级指标	二级指标	三级指标	指标定义	数据来源	频次
卫生系统产出	效率性	平均住院日	报告期内平均每个出院病人占用的住院床日数。出院者占用总床日数：指所有出院人数的住院床日之总和。包括正常分娩、未产出院、住院经检查无病出院，未治出院及健康人进行人工流产或绝育手术后正常的住院床日数。其计算公式为：出院者占用总床日数/出院人数	卫生资源及医疗服务调查制度、卫生统计直报系统收集	2
		医师日均担负诊疗人次	指报告期内平均每位医师每日担负的诊疗人次数。其计算公式为：报告期诊疗人次数/（执业（助理）医师数/同期工作日数	卫生资源及医疗服务调查制度、卫生统计直报系统收集	1
		医师日均担负住院床日	指报告期内平均每位医师每日担负的住院床日数。其计算公式为：报告期实际占用总床日数/同期平均医师人数/365	卫生资源及医疗服务调查制度、卫生统计直报系统收集	1
		门诊病人次均医药费用	指门诊病人平均每次就诊医药费用，又称为次均门诊费用。其计算公式为：报告期门诊医疗收入/同期诊疗人次数	卫生资源与医疗服务调查制度、卫生统计直报系统采集	1
		住院病人人均医药费用	指出院者平均每次住院医药费用，简称人均住院费用。其计算公式为：报告期内某种疾病出院者住院医药费用/同期某种疾病出院人数	卫生资源与医疗服务调查制度、卫生统计直报系统采集	1

续表

一级指标	二级指标	三级指标	指标定义	数据来源	频次
卫生系统产出	效率性	住院病人日均医药费用	指住院病人平均每日医药费用，又称为日均住院费用。其计算公式为：报告期内出院者医药费用总额/同期出院者住院天数	卫生资源与医疗服务调查制度、卫生统计直报系统采集	1
		卫生总费用占GDP比例	指某年卫生总费用与国内生产总值（GDP）之比。其计算公式为：某年卫生总费用/同年国内生产总值×100%	卫生总费用核算	3
		个人卫生支出占卫生总费用的比重	指某年个人卫生支出与卫生总费用之比。其计算公式为：某年个人现金卫生支出/同年卫生总费用×100%	卫生总费用核算	1
卫生系统投入	卫生费用	医疗卫生支出占财政支出的比重	指某年政府医疗卫生支出与财政支出之比。其计算公式为：某年政府医疗卫生支出/同年财政支出×100%	财政部决算数	2
		人均基本公共卫生服务经费补助标准	指某年中央和地方财政支付的基本公共卫生服务项目经费与各级政府拨付的国家重大公共卫生服务项目经费、基本公共卫生服务项目经费、人口数指常住人口数。其计算公式为：某年中央和地方财政拨付的基本公共卫生服务项目经费/年末人口数	医改监测	1
		人均医疗救助水平	指年内政府医疗救助支出与医疗救助人次之比	民政统计年报（民政部）	0
	卫生人员	每千人口卫生技术人员数	指年末每千人口拥有的卫生技术人员数，年末人口数可使用户籍人口数、常住人口数。其计算公式为：年末卫生技术人员数/年末人口数×1000	卫生资源与医疗服务调查制度、卫生统计直报系统采集	2

续表

一级指标	二级指标	三级指标	指标定义	数据来源	频次
卫生系统投入	卫生人员	每千人口执业（助理）医师数	指年末每千人口拥有的执业医师和执业医师助理师数，年末人口数可使用户籍人口数、常住人口数。其计算公式为：（年末执业医师数＋年末执业助理医师数）/年末人口数×1000	卫生资源与医疗服务调查制度、卫生统计直报系统采集	2
		每千人口注册护士数	指年末每千人口拥有的注册护士数，年末人口数可使用户籍人口数、常住人口数。其计算公式为：年末注册护士数/年末人口数×1000	卫生资源与医疗服务调查制度、卫生统计直报系统采集	2
		每万人口公共卫生人员数	指年末每万人口拥有的专业公共卫生机构人员数，年末人口数可使用户籍人口数、常住人口数。其计算公式为：年末公共卫生机构人员数/年末人口数×10000	卫生资源与医疗服务调查制度、卫生统计直报系统采集	1
		每万人口全科医生数	指年末每万人口拥有的全科医师数，年末人口数可使用户籍人口数、常住人口数。其计算公式为：年末全科医师数/年末人口数×10000	卫生资源与医疗服务调查制度、卫生统计直报系统采集	1
		医护之比	指年末执业（助理）医师数与护士人员数之比。其计算公式为：年末注册护士总数/年末执业（助理）医师总数	卫生资源与医疗服务调查制度、卫生统计直报系统采集	0
		住院医师规范化培训比例	指年末住院医师规范化培训毕业人数占住院医师总数的比例。其计算公式为：经过规范化培训的住院医师数/全部住院医师数×100%	卫生资源与医疗服务调查制度、卫生统计直报系统采集	1

续表

一级指标	二级指标	三级指标	指标定义	数据来源	频次
卫生系统投入	卫生设施	每千人口医疗卫生机构床位数	指年末每千人口拥有的医疗卫生机构床位数，年末人口数可使用户籍人口数、常住人口数。其计算公式为：年末医疗卫生机构床位数/年末人口数×1000	卫生资源及医疗服务调查制度、卫生统计直报系统收集	3
		特需服务床位所占比例	指年末医院特需服务床位占实有床位数的比例。特需服务床位：指按特需服务收费并报物价部门备案的特种病房、高等病房、家庭产房等床位数。其计算公式为：年末医院特需服务床位数/实有床位数×100%	卫生资源及医疗服务调查制度、卫生统计直报系统收集	1
		医师与床位之比	指年末医疗卫生机构执业（助理）医师数与年末医疗卫生机构床位数之比。其计算公式为：年末医疗卫生机构实有床位数/年末执业（助理）医师数	卫生资源及医疗服务调查制度、卫生统计直报系统收集	0
		护士与床位之比	指年末医疗卫生机构注册护士数与医疗卫生机构床位数之比。其计算公式为：年末医疗卫生机构实有床位数/年末医疗卫生机构注册护士数	卫生资源及医疗服务调查制度、卫生统计直报系统收集	0
		医用设备检查阳性率	指年内院内某种医用设备检查结果阳性数与同种医用设备检查次数之比。其计算公式为：年内医院某种医用设备检查阳性数/同期同种医用设备检查次数×100%	卫生资源及医疗服务调查制度、卫生统计直报系统收集	0

续表

一级指标	二级指标	三级指标	指标定义	数据来源	频次
卫生系统投入	卫生设施	医疗卫生机构建设达标率	指报告期末由主管部门审核达到建设标准（包括业务用房面积和设备配置的）的某类医疗卫生机构数与同期该类医疗卫生机构总数之比。达到建设标准：由上级主管部门按照国家发改委和卫生部下发的《中央预算内专项资金项目——县医院、县中医院、中心乡镇卫生院、村卫生室和社区卫生服务中心建设指导意见》审核达到业务用房面积和设备配置标准的各类县级医院、乡镇卫生院、村卫生室、社区卫生服务中心数。其计算公式为：报告期末由主管部门审核达到建设标准的某类医疗卫生机构数/同期该类医疗卫生机构总数×100%	卫生资源及医疗服务调查制度、卫生统计直报系统收集	0
	信息系统投入	健康档案电子建档率	指期末城乡居民累计建立规范化电子健康档案人数与常住人口数之比。其计算公式为：期末城乡居民累计建立规范化电子健康档案人数/同期常住人口数×100%	医政监测	2
		传染病报告及时率	指一定时期内在规定时限报告的传染病病例数占所有网络直报传染病病例数比：甲类和按甲类管理的乙类传染病应于诊后2小时内上报，其他乙类传染病以及丙类传染病规定限内上报。其计算公式为：一定时期内在规定时限报告的传染病病例数/同期所有网络直报传染病病例数×100%	传染病报告信息系统	2
	政策管理	政策指数	略		1

性，以及卫生费用、卫生人员、卫生设施、信息系统和政策管理。三级指标根据二级指标内涵和筛选原则，并结合中国卫生统计信息系统的现状进行选择，初步确定了 86 个三级指标。

我国卫生系统绩效评价框架维度与西方国家主流框架和典型国家框架维度比较情况。最终目标维度主要借鉴国际比较框架维度，同国际比较框架高度相一致，便于今后我国卫生系统绩效评价框架与国家接轨，同其他国家或者国际机构进行标杆比较，了解自身所处位置和不足。过程维度（包括非医学健康影响因素和卫生系统产出）主要借鉴典型国家卫生系统绩效评价维度，与典型国家高度一致，这些维度是一个国家进行卫生系统绩效评价必须考虑的重要维度，因此，符合国家卫生系统绩效评价的需要和特点。卫生系统投入维度同时关注国际比较和典型国家框架维度，综合借鉴了它们的主要关注领域，其中卫生费用、卫生人力和卫生设施是具有高度可比性的指标。

我国卫生系统绩效评价指标的选择主要经过国际卫生系统绩效评价指标应用情况借鉴和国内卫生数据可获得性两个方面进行选择，前者借鉴了国际经验，在一定程度上保证了指标的科学性；后者保证了指标的可得性。同时通过专家组讨论，增加了一些尽管国际未曾应用但符合我国特点和需求的指标。因此，整个体系立足于国际视角，同时结合国内具体情况，构建了具有可比较和可操作潜力的初步评价指标体系。

三 框架体系完善

框架体系验证和完善通过两轮专家咨询进行，第一轮主要是通过专家小组讨论的形式从理论和科学角度进行验证及完善，第二轮主要是就可操作性进行验证和完善。最终根据两轮专家小组讨论的意见，验证和完善框架体系。

第一轮专家咨询：专家小组讨论和专家咨询表，重点从科学性对框架和指标进行评价及筛选。专家来自卫生管理部门和高校科研院所，其研究领域涉及社会医学、管理学、流行病与卫生统计和卫生经济学等多个领域，共收集专家咨询表 18 份。一级指标和二级指标得到的专家认同率达到 100%。三级指标根据专家意见，删除的指标有：期望寿命、传染病报告死亡率、高血压患病率、糖尿病患病率、反应性、两周未就诊率、卫生监督协管服务覆盖率、疾病防治知识知晓率、门诊病人次均医药费用、住院病人人均医药费用、卫生总费用占GDP 比例、每千人口执业（助理）医师数、每千人口注册护士数、住院医师规范化培训比例、传染病报告及时率。合并的指标有：5 岁以下儿童低体重率和 5 岁以下儿童生长迟缓率合并为 5 岁以下儿童营养不良率；新生儿甲状腺功能减低症筛查率、新生儿苯丙酮尿症筛查率和新生儿听力筛查率合并为新生儿疾病筛查率；医师日均担负诊疗人次和医师日均担负住院床日合并为医师日均担负工作量。改变的维度有：健康素养水平从有效性转变到非医学健康影响因素。完善的指标有：实际住院补偿比数据源从新农合调查制度改为国家卫生服务调查；慢性病患病率数据源从国家卫生服务调查改为慢性病及其危险因素监测系统；传染病报告发病率改为甲乙类传染病率；健康档案电子建档率改为电子健康档案有效使用率。增加的指标有：基本药物使用率、公立医院改革覆盖率、县域内就诊率。此外，期望寿命、传染病报告死亡率、高血压患病率、糖尿病患病率、两周未就诊率、卫生监督协管服务覆盖率、疾病防治知识知晓率、住院病人人均医药费用、每千人口执业（助理）医师数、每千人口注册护士数、临床与病理诊断符合率等指标可以作为对应指标的候选或者补充指标。

第二轮专家咨询：通过专家小组讨论，重点就操作性对评价指标进行评价和筛选。主要参与人员包括卫生管理部门和卫生统计有部门专家人员。根据专家意见，删除的指标有：医用设备检查阳性率、电子健康档案有效使用率、公立医院改革覆盖率、县域内就诊率指标。增加的指标有：院内感染率、住院手术前后诊断符合率、基层医疗机构就诊率指标。政策管理和信息系统建议制定专门的政策指数和信息指数对卫生政策和信息系统进行详细评价。根据两轮专家意见，同时结合西部三省区市（重庆、广西和陕西）指标数据验证情况[①]，最终确定 67 个三级指标（见表 7 - 3）。其中，政策管理和信息系统评价

---

① 贺蕾、姚强、蔡敏、张耀光、徐玲：《医药卫生体制改革效果评估框架及指标体系研究》，《中国卫生信息管理杂志》2014 年第 5 期。

表 7-3

中国卫生系统绩效评价框架体系——最终体系

一级指标	二级指标	三级指标	指标定义	数据来源
卫生系统目标	健康状况	健康期望寿命	指根据当前人口死亡率和健康状况来估计一个人预期能健康生存的年数。期望寿命，指 0 岁时的预期寿命。备选指标，指在某一死亡水平下，新出生的婴儿预期存活的年数	疾病控制调查制度、人口死亡信息报告系统采集
		孕产妇死亡率	指某年孕产妇死亡数与活产数之比。孕产妇死亡数：妇女在妊娠期至妊娠结束后 42 天以内，由于任何与妊娠或妊娠处理有关的原因导致的死亡。其计算公式为：某年孕产妇死亡数/同年活产数×100000/10 万	妇幼卫生调查制度、妇幼监测系统采集
		婴儿死亡率	指某年婴儿死亡数与活产数之比。婴儿死亡率：指出生至不满 1 周岁的活产婴儿死亡（不含满 1 岁的死亡）。其计算公式为：某年婴儿死亡数/同年活产数×1000‰	妇幼卫生调查制度、妇幼监测系统采集
		5 岁以下儿童死亡率	指某年 5 岁以下儿童死亡数与活产数之比。其计算公式为：某年 5 岁以下儿童死亡数/同年活产数×1000‰	妇幼卫生调查制度、妇幼监测系统采集
		甲乙类传染病报告发病率	指某年甲乙类传染病报告发病人数与平均人口数之比。其计算公式为：某年甲乙丙类传染病新发生病例数/平均人口数×100000/10 万。备选指标，指某甲乙丙类传染病报告发病人数与平均人口数之比。其计算公式为：某年甲乙丙类传染病报告死亡人数/当年平均人口数×100000/10 万	疾病控制调查制度、传染病报告系统采集
		两周患病率	指调查发现的两周内患病例数与调查人口数之比。其计算公式为：调查两周内患病例数/调查人口总数×100%	国家卫生服务调查

续表

一级指标	二级指标	三级指标	指标定义	数据来源
卫生系统目标	健康状况	慢性病患病率	指调查前半年内慢性病例数与调查人口数之比。其计算公式为：调查发现的慢性病例数/调查人口数×100%。备选指标：高血压患病率，指年内慢性病监测人群中高血压测量平均值收缩压≥140mmHg或舒张压≥90mmHg的对象。高血压病人：在调查期间的血压测量收缩压≥140mmHg血压病人所占比例。其计算公式为：监测人群中高血压病人数/监测人口总数×100%；糖尿病患病率，指年内慢性病监测人群中糖尿病病人所占比例。其计算公式为：监测人群中糖尿病病人数/监测人口总数×100%	国家卫生服务调查/慢性病及其危险因素监测系统
	满意度	门诊满意度	1-门诊不满意者人次数/门诊总人次数×100%	国家卫生服务调查
		住院满意度	1-住院不满意者人次数/住院总人次数×100%	国家卫生服务调查
	财务风险保护	灾难性卫生支出率	灾难性卫生支出是指一定时期内因疾病导致的卫生支出占家庭收入、支出或者支付能力的比例超过一定标准，严重影响了家庭生活质量，则该灾难性卫生支出家庭数/调查家庭总数×100%；家庭医药支出/家庭非食性支出≥40%即为发生灾难性卫生支出。其计算公式为：调查灾难性卫生存性支出≥40%	国家卫生服务调查
		因卫生支出致贫率	因卫生支出致贫是指家庭由于家庭卫生支出导致家庭贫困发生。其计算公式为：因医疗费用支出导致贫困的家庭数/调查家庭总数×100%	国家卫生服务调查
非医学健康影响因素	非医学健康影响因素	吸烟率	指一定时期15岁以上危险因素监测人群中吸烟人口所占比重。吸烟率：指调查时吸烟的人和以前经吸烟的人的人数总和。其计算公式为：一定时期15岁以上吸烟人群中吸烟人数/同期15岁以上危险因素监测人数×100%	慢性病及其危险因素监测系统

续表

一级指标	二级指标	三级指标	指标定义	数据来源
非医学健康影响因素	非医学健康影响因素	饮酒率	指一定时期15岁以上危险因素监测人群中饮酒人口所占比例。饮酒人数：指在一定时期内喝过购买或自制的各类含乙醇成分的饮料人数。其计算公式为：一定时期15岁以上监测人群中饮酒人数/同期15岁以上危险因素监测人口数×100%	慢性病及其危险因素监测系统
		锻炼率	指一定时期15岁以上危险因素调查人群中体育锻炼人口所占比例。锻炼人数：指在一定时期内进行过体育锻炼的人数。其计算公式为：一定时期15岁以上监测人群中锻炼的人数/同期15岁以上危险因素调查人数×100%	国家卫生服务调查
		6个月内婴儿纯母乳喂养率	指某年纯母乳喂养人数与调查人数之比。纯母乳喂养人数：调查的0-5个月婴儿中过去24小时内纯母乳喂养的人数。纯母乳喂养是指调查前24小时内，除喂母乳外，不添加任何辅助食品和饮料及水、矿物质和药物。母乳喂养调查人数：0-5个月母乳喂养调查的人数。其计算公式为：某年纯母乳喂养人数/该年母乳喂养调查人数×100%	妇幼卫生调查制度、妇幼卫生报系统采集
		5岁以下儿童营养不良率	包括低体重患病率和发育迟缓患病率两个指标。5岁以下儿童低体重率，指某年5岁以下儿童中低体重人数所占比例，5岁以下儿童低体重：对照WHO标准的体重参考值，5岁以下儿童年龄别体重<（中位数-2SD）（低出生体重不包括在内）。其计算公式为：某年5岁以下儿童体重检查人数×100%；5岁以下儿童年龄别体重<（中位数-2SD）的人数×100%，指5岁以下儿童年龄别体重<（中位数-2SD）的人数/某年5岁以下儿童体重检查人数×100%。5岁以下儿童生长迟缓率，指某年5岁以下儿童中中重度生长迟缓人数所占比例，5岁以下儿童生长迟缓人数，指某年5岁以下儿童年龄别身高<（中位数-2SD）的人数/同年5岁以下儿童身高体重检查人数×100%	妇幼卫生调查制度

续表

一级指标	二级指标	三级指标	指标定义	数据来源
		5岁以下儿童肥胖发生率	指年内5岁以下儿童中肥胖人数所占比例。5岁以下儿童肥胖人数：对照WHO标准的身高别体重参考值，5岁以下儿童身高别体重＞（中位数－2SD）的人数。其计算公式为：某年5岁以下儿童身高别体重＞（中位数－2SD）的人数/同年5岁以下儿童身高体重检查人数×100%	妇幼卫生调查制度
		农村自来水普及率	指年末农村饮用自来水人口数占当地农村人口总数的比例。其计算公式为：年末农村饮用自来水人口数/年末农村人口总数×100%	改水改厕调查制度
		农村卫生厕所普及率	指年末符合国家农村户厕卫生标准的累计卫生厕所户数占农村总户数的比例。累计卫生厕所户数：指三格化粪池式、双瓮漏斗式、三联沼气池式、粪尿分集式、完整下水道水冲式、其他类型（通风改良式、阁楼式、深坑防冻式）卫生户厕之和；农村总户数：指居住和生活在县城（不含）以下的乡（镇）、村的户数。其计算公式为：年末农村累计卫生厕所户数/年末农村总户数×100%	改水改厕调查制度
非医学健康影响因素	非医学健康影响因素	健康素养水平	指一定时期健康素养监测点中具备基本健康素养人数与监测人数之比。基本健康素养：指调查人群在健康基本知识和理念、健康生活方式与行为、基本技能方面达到健康素养标准的人数。其计算公式为：一定时期具备基本健康素养的人数/同期健康素养监测人数×100%；备选指标：疾病防治知识知晓率，指一定时期调查人群中对某种疾病防治知识知晓者数占调查人群总数的比例。疾病防治知识知晓率＝调查人群中对某种疾病防治知识知晓者的人数/该调查人群总人数×100%	健康素养监测

续表

一级指标	二级指标	三级指标	指标定义	数据来源
卫生系统产出	可及性	院前急救服务网络平均反应时间	指年内自患者发出急救呼救请求到急救人员到达患者驻地的平均时间。其计算公式为：年内（急救人员到达时间－患者发出急救呼救时间）/急救次数	卫生资源及医疗服务调查制度、卫生统计直报系统收集
		15分钟内可到医疗机构的住户比例	指15分钟内以最便捷方式到达医疗服务机构调查住户的比例。其计算公式为：15分钟内可到医疗机构的调查住户数/调查总住户数×100%	国家卫生服务调查
		实际住院补偿比	指报告期内参合者住院补偿总额占同期新农合参合者住院医药费用总额的比例。其计算公式为：住院费用实际报销比例，其计算公式为：1－住院患者自付费用/住院总费用×100%；备选指标：住院补偿总额/同期参合人口住院医药费用总额×100%	新农合调查制度/国家卫生服务调查
		应住院而未住院率	指调查前12个月内居民患病应住院而未住院人次数与两周患病人次数之比。其计算公式为：调查前12个月内居民患病应住院而未住院人次数/调查前两周内居民患病人次数×100%。备选指标：两周未就诊率：调查前两周内居民患病而未就诊的人次数与两周患病人次数之比。其计算公式为：调查前两周内居民患病而未就诊的人次数/两周患病人次数×100%	国家卫生服务调查
		孕产妇系统管理率	指某年产妇系统管理人数与产数之比。产妇系统管理人数：指按系统管理程序要求，从妊娠至产后28天内有过早孕检查、至少5次产前检查、新法接生和产后访视的产妇人数。其计算公式为：某年产妇系统管理人数/该年活产数×100%	妇幼卫生调查制度、妇幼年报系统采集

续表

一级指标	二级指标	三级指标	指标定义	数据来源
卫生系统产出	可及性	3岁以下儿童系统管理率	指某年3岁以下儿童系统管理人数与3岁以下儿童数之比。3岁以下儿童系统管理人数：指该统计年度内3岁以下儿童按年龄要求接受生长监测或4:2:2体格检查（身高和体重等）的儿童数。新生儿以访视时的体检次数不包括在内。其计算公式为：某年3岁以下儿童系统管理人数/该年0—3岁儿童数×100%	妇幼卫生调查制度、妇幼年报系统采集
		儿童免疫规划疫苗接种率	指某年按照儿童免疫程序实际接种某疫苗人数与应接种人数之比。其计算公式为：某年按照儿童免疫程序实际接种某疫苗人数/同年某种疫苗应接种人数×100%	疾病控制调查制度、免疫规划信息系统采集
		65岁以上人口健康管理率	指期末规范管理的65岁以上人口数与65岁以上人口数之比。其计算公式为：期末城乡居民累计建立规范化电子健康档案某种人数/同期常住人口数×100%	医改监测
		慢性病规范管理率	指规范化管理的某类慢性病人数与依据慢性病类患病率抽样调查估算的某类慢性病人数之比。规范管理：指每年接受过四次规范随访且有相应的随访记录，慢性病种类（高血压、糖尿病等）。其计算公式为：年内规范管理的某类慢性病人数/年内依据慢性病患病率抽样调查估算的某类慢性病人数×100%。备选指标：高血压规范化管理率、糖尿病规范化管理率，其算公式为：高血压规范化管理人数/高血压患者总人数×100%。糖尿病规范化管理人数/糖尿病患者总人数×100%	慢性病及危险因素监测系统
		妇女常见病筛查率	指某年妇女常见病实查人数与应查人数之比。应查人数：指按照计划进行筛查的妇女人数，即20—64岁户籍妇女人数。20—64岁户籍妇女人数除以该地区要求的妇女常见病筛查周期（例如：本地区的20—64岁户籍妇女每三年接受一次调查，则周期为3）。实查人数：指实际进行妇女常见病筛查到妇科门诊就诊的人数。其计算公式为：某年实查人数/同年应查人数×100%（不包括因疾病到妇科门诊就诊的人数）	妇幼卫生调查制度、妇幼年报系统采集

续表

一级指标	二级指标	三级指标	指标定义	数据来源
卫生系统产出	可及性	新生儿疾病筛查率	指实际筛查人数/应筛查人数×100%。新生儿疾病筛查是指在新生儿群体中，用快速、简便、敏感的检验方法，对一些危害儿童生命、导致儿童体格及智能发育障碍的先天性、遗传性疾病进行筛查，做出早期诊断，在病儿临床症状出现之前，给予及时治疗，避免病儿机体各器官受到不可逆损害的一项系统保健服务。国内外实践证明，新生儿筛查是能防止儿童智力低下，有利于提高人口出生质量。备选指标：新生儿甲状腺功能减症筛查的新生儿数。指按照卫生部《新生儿疾病筛查管理办法》接受过甲状腺功能减症症筛查的新生儿数。1人筛查多次按1人上报。新生儿甲状腺功能减症筛查率，指某地某年接受过甲状腺功能减症症筛查的新生儿数与该地当年活产数之比。其计算公式为：新生儿甲状腺功能减症筛查人数/当年活产数×100%；新生儿苯丙酮尿症筛查率，指某年接受过苯丙酮尿症筛查的新生儿数。其计算公式为：新生儿苯丙酮尿症筛查人数/当年活产数×100%；新生儿听力筛查率，指某年接受过听力筛查的新生儿数与当年活产数之比。新生儿听力筛查人数：指按照卫生部《新生儿疾病筛查管理办法》接受过听力筛查的新生儿数。1人筛查多次按1人上报。其计算公式为：某年接受过新生儿听力筛查人数/该年活产数×100%	妇幼卫生调查制度、妇幼卫生报系统采集
		开展耐多药肺结核诊治工作的地市所占比	指年末开展耐多药肺结核诊治工作的地市占地市总数的比例。其计算公式为：指年末开展耐多药肺结核诊治工作的地市数/地市总数×100%	疾病控制调查制度、结核病专报系统采集

续表

一级指标	二级指标	三级指标	指标定义	数据来源
卫生系统产出	可及性	艾滋病病毒感染者和病人接受抗病毒治疗的比例	指一定时期内报告的符合治疗标准的艾滋病病毒感染者和病人中接受抗病毒治疗人数所占比例。其计算公式为：一定时期内接受抗病毒治疗人数/同期报告的符合治疗标准的艾滋病病毒感染者和病人数×100%	艾滋病专报系统
		基本药物使用率	指报告期内医疗卫生机构门诊和住院的基本药物收入占全部药品收入的比例。基本药物收入包括《国家基本药物目录》和省级政府增补药品的收入之和。其计算公式为：报告期内医疗卫生机构门诊和住院基本药物收入/同期医疗卫生机构门诊和住院药品收入总额×100%	卫生资源及医疗服务调查制度、卫生统计直报系统收集
		卫生监督覆盖率	指报告期内实际实施经常性卫生监督的被监督单位占应监督的被监督单位数的比例。其计算公式为：实监督户数/应监督户数×100%；备选指标：卫生监督协管服务覆盖率，指政府办基层医疗卫生机构中开展卫生监督协管服务的机构所占比例	卫生监督调查制度、卫生监督信息报告系统收集/医改监测
	可接受性	就诊环境好比例	调查人群认为就诊环境选择很好和好的比例，分为门诊和住院	国家卫生服务调查
		就诊态度好比例	调查人群认为就诊态度很好和好的比例，分为门诊和住院	国家卫生服务调查
		就诊解释清楚比例	调查人群认为就诊解释精晰很好和好的比例，分为门诊和住院	国家卫生服务调查
		就诊认真倾听比例	调查人群认为就诊认真倾听很好和好的比例，分为门诊和住院	国家卫生服务调查
		就诊信任比例	调查人群认为就诊信任和非常信任比例，分为门诊和住院	国家卫生服务调查

续表

一级指标	二级指标	三级指标	指标定义	数据来源
卫生系统产出		住院死亡率	指年内出院人数中的死亡人数占出院人数的比重。其计算公式为：年内出院人数中的死亡人数/同年出院人数×100%；备选指标：急危重症抢救成功率，其计算公式为：（急诊抢救成功人次数＋住院危重病人抢救成功人次数）/（急诊人次数＋住院危重病人抢救人次数）×100%	卫生资源及医疗服务调查制度、卫生统计直报系统收集
		无菌手术切口感染率	指报告期内无菌手术切口丙级愈合例数中丙级愈合例数所占比重。其计算公式为：报告期无菌手术切口丙级愈合数/同期无菌手术愈合例数×100%；备选指标：医院感染率，其计算公式为：院内感染例数/出院人数×100%	卫生资源及医疗服务调查制度、卫生统计直报系统收集
	安全性	药物不良反应报告例数	指正常剂量的药品用于预防、诊断、治疗疾病或调解生理机能时出现的有害的和与用药目的无关的反应，包括门诊和住院药物不良反应报告例数	卫生资源及医疗服务调查制度、卫生统计直报系统收集
		医疗事故例数	指按照《医疗事故处理条例》，医疗机构及其医务人员在医疗活动中违反医疗卫生管理法律法规、部门规章和诊疗护理规范，过失造成患者人身损害的事故报告例数。按鉴定日期（不以发生日期）统计	卫生资源及医疗服务调查制度、卫生统计直报系统收集
		血液检测样本合格率	年内所有所有核查血液当中的合格血液占所有核采集血液的比例。其计算公式为：年内检测合格的血液数量/同年检测血液总量×100%	卫生资源及医疗服务调查制度、卫生统计直报系统收集

续表

一级指标	二级指标	三级指标	指标定义	数据来源
卫生系统产出	有效性	入院与出院诊断符合率	指报告期内入院与出院诊断符合人数占出院人数的比重。入院与出院诊断符合人数是指《住院病案首页》中主要诊断的入院情况为临床未确定的人数。其计算公式为：报告期内入院与出院诊断符合人数/同期出院人数×100%；备选指标：临床与病理诊断符合率，指报告期内病理诊断与出院诊断符合人数占病理检查人数的比重。其计算公式为：报告期内后诊断符合率，住院手术前后诊断符合人数×同期病理检查人数×100%；住院手术前后诊断符合率，其计算公式为：住院手术前后诊断符合人数/（入院与出院诊断符合人数+入院与出院诊断不符合人数）×100%	卫生资源及医疗服务调查制度、卫生统计直报系统收集
		慢性病控制率	指年内末次随访正常的人数占慢性病随访管理对象人数的比例。其计算公式为：年内末次随访正常的人数/同期慢性病随访管理对象人数×100%；备选指标：高血压控制率，指年内末次随访正常的人数占高血压随访管理对象总人数的比例。其计算公式为：年内末次随访正常的人数/同期高血压随访管理对象总人数×100%。糖尿病控制率，指年内末次随访正常的人数占糖尿病随访管理对象总人数的比例。其计算公式为：年内末次随访正常的人数/同期糖尿病随访管理对象总人数×100%	慢性病及危险因素监测系统
		新涂阳肺结核病人治愈率	指年内登记新涂阳肺结核病治愈人数占新涂阳肺结核病登记人数的比例。其计算公式为：年内治愈新涂阳肺结核病治愈人数/同年新涂阳肺结核病登记人数×100%	疾病控制调查制度、结核病专报系统采集

续表

一级指标	二级指标	三级指标	指标定义	数据来源
卫生系统产出	适宜性	抗生素处方所占比重	指年内使用抗生素处方数占门诊处方总数的比重。使用抗生素处方数：指使用《抗菌药物临床应用分级管理目录（试行）》中抗菌药物的处方数。其计算公式为：年内使用抗生素的门诊处方数/同年门诊处方总数×100%	卫生资源及医疗服务调查制度、卫生统计直报系统收集
		剖宫产率	指某年采用剖宫产手术分娩的活产数与活产数之比。剖宫产活产数：指采用剖宫产手术分娩的活产数。其计算公式为：某年剖宫产活产数/该年活产数×100%	妇幼卫生调查制度、妇幼报系统采集
	效率性	病床使用率	报告期内病人实际占用总床日数与同期实际开放总床日数之比。实际开放总床日数：指年内医院各科每日夜晚12点开放病床数总和，不论该床是否被病人占用，都应计算在内。包括消毒和小修理等暂停使用的病床，不包括家庭病房扩建或大修而停用的病床及临时增设病床（每日夜晚12点占用床日数。病人入院后于当晚12点前死亡或因故出院的病人，按实际占用床日数各1人。其计算公式为：实际占用总床日数/同期实际开放总床日数×100%	卫生资源及医疗服务调查制度、卫生统计直报系统收集
		医师日均担负工作量	包括医师日均担负诊疗人次和医师日均担负住院床日两个指标。医师日均担负诊疗人次：指报告期内平均每位医师每日担负的诊疗人次数。其计算公式为：报告期诊疗人次数/医师数（助理）医师数/同期工作日数；医师日均担负住院床日：指报告期内平均每位医师每日担负的住院床日数。其计算公式为：报告期实际占用总床日数/同期平均医师人数/365。两指标按一定比例换算，如1:3	卫生资源及医疗服务调查制度、卫生统计直报系统收集

续表

一级指标	二级指标	三级指标	指标定义	数据来源
卫生系统产出	效率性	平均住院日	报告期内平均每个出院病人占用的住院床日数。出院者占用总床日数：指所有出院人数及健康人进行人工流产或绝育手术后正常住院者的住院床日数。包括正常分娩、未产出院、住院经检查无病出院、未治出院。其计算公式为：出院者占用总床日数/出院人数	卫生资源及医疗服务调查制度、卫生统计直报系统收集
		日均住院费用	指住院病人平均每日医药费用，又称为日均住院费用。其计算公式为：报告期内出院者医药费用总额/同期出院者住院天数。备选指标：门诊病人次均就诊医药费用，又称为次均门诊费用。其计算公式为：报告期门诊病人人均就诊医药费用，指住院病人人均每次住院医药费用，简称人均住院费用。其计算公式为：报告期内某种疾病出院者住院医药费用/同期某种疾病出院人数	卫生资源与医疗服务调查制度、卫生统计直报系统采集
卫生系统投入	卫生费用	个人卫生支出占卫生总费用的比重	指某年个人卫生支出与卫生总费用之比。其计算公式为：某年个人现金卫生支出/同年卫生总费用×100%	卫生总费用核算
		医疗卫生支出占财政支出的比重	指某年政府医疗卫生支出与财政支出之比。其计算公式为：某年政府医疗卫生支出/同年财政支出×100%	财政部决算数
		人均基本公共卫生服务经费补助标准	指某年中央和地方财政支付的基本公共卫生服务项目经费的补助标准，基本公共卫生是指国家重大公共卫生服务的基本公共卫生服务项目经费；人口数是指中央和地方财政拨付的基本公共卫生服务项目经费/常住人口数。其计算公式为：某年中央和地方财政拨付的基本公共卫生服务项目经费/本年末人口数	医改监测

续表

一级指标	二级指标	三级指标	指标定义	数据来源
卫生系统投入	卫生费用	人均医疗救助水平	指当年内政府医疗救助支出与医疗救助人次之比	民政统计年报（民政部）
		每千人口卫生技术人员数	指年末每千人口拥有的卫生技术人员数，年末卫生技术人员数/年末人口数。其计算公式为：年末卫生技术人员数/年末人口数×1000；备选指标：每千人口执业（助理）医师数，指年末每千人口拥有的执业医师和执业助理医师数，年末人口数可使用户籍人口数，常住人口数。其计算公式为：（年末执业医师数 + 年末执业助理医师数）/年末人口数×1000。每千人口可使用户籍人口数，年末人口可使用户籍人口数，常住人口数。年末每千人口拥有的注册护士数，指年末每千人口拥有的注册护士数/年末人口数×1000	卫生资源与医疗服务调查制度、卫生统计直报系统采集
	卫生人员	每万人口公共卫生人员数	指年末每万人口拥有的专业公共卫生机构人员数，年末人口数可使用户籍人口数，常住人口数。其计算公式为：年末公共卫生机构人员数/年末人口数×10000	卫生资源与医疗服务调查制度、卫生统计直报系统采集
		每万人口全科医生数	指年末每万人口拥有的全科医师数，年末人口数可使用户籍人口数，常住人口数。其计算公式为：年末全科医师数/年末人口数×10000	卫生资源与医疗服务调查制度、卫生统计直报系统采集
		医护之比	指年末执业（助理）医师数与护士人员数之比。其计算公式为：年末注册护士总数/年末执业（助理）医师总数	卫生资源与医疗服务调查制度、卫生统计直报系统采集

续表

一级指标	二级指标	三级指标	指标定义	数据来源
卫生系统投入	卫生设施	每千人口医疗卫生机构床位数	指年末每千人口拥有的医疗卫生机构床位数。年末人口数可使用户籍人口数、常住人口数。其计算公式为：年末医疗卫生机构床位数/年末人口数×1000	卫生资源及医疗服务调查制度、卫生统计直报系统收集
		特需服务床位所占比例	指年末医院特需服务床位数占实有床位数的比例。特需服务床位，指按特需服务收费并报物价部门备案的特种病房、高等病房、家庭式产房等病床。其计算公式为：年末医院特需服务床位数/实有床位数×100%	卫生资源及医疗服务调查制度、卫生统计直报系统收集
		医师与床位之比	指年末医疗卫生机构执业（助理）医师数与年末医疗卫生机构床位数之比。其计算公式为：年末医疗卫生机构实有床位数/年末执业（助理）医师数	卫生资源及医疗服务调查制度、卫生统计直报系统收集
		护士与床位之比	指年末医疗卫生机构注册护士数与医疗卫生机构床位数之比。其计算公式为：年末医疗卫生机构实有床位数/年末医疗卫生机构注册护士数	卫生资源及医疗服务调查制度、卫生统计直报系统收集
		医疗卫生机构建设达标率	指报告期末由主管部门审核达到建设标准的某类医疗卫生机构数与同期该类医疗卫生机构总数之比。达到建设标准：由上级主管部门按照国家发改委和卫生部下发的《中央预算内专项资金建设项目——县医院、中心乡镇卫生院、村卫生室和社区卫生服务中心建设指导意见》审核达到业务用房面积和设备配置标准的各类县级医院、乡镇卫生院、村卫生室、社区卫生服务中心等（包括业务用房面积和设备配置的）某类医疗卫生机构数。其计算公式为：报告期末由主管部门审核达到建设标准的某类医疗卫生机构数/同期该类医疗卫生机构总数×100%	卫生资源及医疗服务调查制度、卫生统计直报系统收集
	政策管理	政策指数	略	
	信息系统	信息指数	略	

需要根据国家具体政策或者比较地区政策进行制定。制定过程中建议使用二分类变量构成的政策指数和信息系统指数。

卫生系统绩效在具体评价和应用过程中，指标根据具体情况从水平和分布两个角度测量，分别反映效率和公平两个方面。部分指标具体应用过程中需要根据影响因素进行标化处理，如死亡率和患病率等指标，需要根据人群进行标准化；医疗服务安全性和有效性，如住院死亡率等指标，需要根据病种和疾病严重程度进行标准化，目的是提高数据的可比性，更好地用于不同地区的比较和评价。政策管理和信息系统评价需要根据国家的政策导向和信息系统发展情况，或者比较对象的要求，制定合适的政策指数和信息指数。

第三节　中国卫生系统目标维度绩效评价

国际经验显示，国家卫生系统绩效评价框架能够指导和用于一个国家不同省份的卫生系统绩效评价。结合我国国家和省份之间的关系以及目前构建的卫生系统绩效评价框架和指标，我国的国家卫生系统绩效评价框架主体同样适用于不同省份之间的卫生系统绩效评价，因为我国各个省份与国家的卫生系统目标一致，同时各省份同样为一个相对独立、完整的卫生系统。因此，可以基于中国卫生系统绩效评价框架，利用第五次国家卫生服务调查扩点省份数据，借鉴目前国际卫生系统绩效标杆比较方法，从水平和分布两个角度对我国卫生服务调查扩点省卫生系统绩效进行综合评价，为我国卫生系统绩效评价的实施提供方法借鉴。

一　数据来源

国家卫生服务调查是我国政府了解城乡居民健康状况、卫生服务的需要与需求、卫生资源配置与利用及变化规律的重要信息来源。调查结果被各级政府应用于制定和调整卫生政策，对政府制定卫生事业发展规划，合理配置卫生资源，有效地调控卫生服务供求关系，提高卫生行政科学管理水平和科研水平，促进我国卫生改革与发展等产生了重要影响。同时，国家卫生服务调查作为卫生服务研究的重要方法，其收集的大量信息也被研究机构广泛地应用于卫生绩效和评估重点卫生领域确定、疾病经济负担、院校教材编制等领域。因此，国家卫生服务调查从需方反映了我国卫生服务需要、需求和利用的状况，是卫生系统绩效评价重要的数据源之一。[①]

本书数据来源于 2013 年第五次国家卫生服务调查扩点省样本数据。2013 年，国家卫生计生委在全国范围内开展了第五次国家卫生服务调查，其样本遵循经济有效的抽样原则，采用多阶段分层整群随机抽样的方法进行抽取。此次调查对前四次调查样本进行了扩大调整。调整后的样本覆盖全国 31 个省份，共有 156 个县（市、区）、780 个乡镇（街道）、1560 个村（居委会）。家庭健康询问调查最终的抽样单位是户，在每个样本村（居委会）中随机抽取 60 户，全国共抽取 93600 户（近 30 万人口）。[②] 调整后的调查样本可以对全国、城乡、不同地区具有代表性。同时，22 个省份在国家点的基础上，按照国家点抽样原则和要求，进行省级扩点调查，使扩点省份样本能够代表本省份状况，用于本省份卫生服务状况的研究和评价。本书从 22 个扩点省份按照东部、中部、西部分三层，每层随机抽取 3 个扩点省份，共抽取 9 个扩点省份，约 8 万户，23 万人。

二 评价方法

根据卫生系统绩效评价体系和卫生服务调查数据的调查内容，选择两周患病率、慢性病患病率、门诊满意度、住院满意度、灾难性卫生支出率和因卫生支出致贫率。然后，从水平和分布两个角度对我国及其各省份卫生系统最终目标绩效进行分析。最后，借鉴国际卫生系统绩效评价的经验和方法，对样本省份卫生系统绩效进行标杆比较。

（一）水平测量

卫生系统绩效水平通过指标的水平值进行评价。根据指标属性和内涵分为高优指标和低优指标。高优指标表示指标值越大，其水平就越

---

① 姚强、张耀光、徐玲：《国家卫生服务调查学术贡献和影响力定量研究》，《中国卫生信息管理杂志》2014 年第 3 期。

② 卫生部统计信息中心：《第五次国家卫生服务调查指导手册》，北京，2013 年。

高，卫生系统绩效越好，如期望寿命、满意度等。低优指标与其相反，指标值越大，其水平就越低，卫生系统绩效越差，如两周患病率、慢性病患病率、灾难性卫生支出发生率和因卫生支出致贫率等。灾难性卫生支出发生率计算运用家庭收入、家庭支出以及收入角度和支出角度家庭非生存性支付能力分别作为分母进行计算，同时与 WHO 算法进行比较后，最终选择支出角度家庭非生存性支出作为分母反映家庭的支付能力。因卫生支出致贫通过贫困户和致贫原因两个问题确定，包含因病和医疗费用两方面导致的贫困，同时通过与 WHO 算法比较后，发现两算法在中国具有高度的一致性，而且更为简单和直接。

（二）分布测量

卫生系统绩效分布测量主要反映卫生系统指标分布的公平情况，通过一系列反映不平等的指数测量。根据不平等指标的特点和本研究需要，本书选择相对集中指数（Relative Concentration Index，RCI）和泰尔指数（Theil Index，TI）两个相对性不平等指标用于指标分布测量。其中，相对集中指数属于自然有序测算方法，适合用于收入和教育程度等有序分组分布的测量。泰尔指数属于自然无序测算方法，更适合于性别和地区等无序分组分布的测量。计算利用健康不平等软件 HD＊C 进行计算，其计算公式如下：

$$RCI = \frac{2}{u} \left[\sum_{j=1}^{J} p_j u_j R_j \right] - 1 \qquad (7-1)$$

$$R_j = \sum_{j=1}^{J} p_r - 0.5 p_j \qquad (7-2)$$

式中，u 表示所有组的平均值，u_j 表示指标第 j 组的平均值，p_j 表示第 j 组的样本所占比重，p_r 表示到第 j 组累计样本比例，R_j 表示第 j 组的相对排序，即到第 j 组中点的累计样本比例。RCI 值范围为 [-1，1]，分组排序一般从劣势到优势组，如果 RCI 为正值，则说明指标水平集中在优势人群组；如果 RCI 为负值，则说明指标水平集中在弱势人群组；如果 RCI 等于零，则说明指标分布完全平等。随着 RCI 绝对值的增大，指标分布越不平等，一般绝对值达到 0.2—0.3，不平等相对处于较高的水平，很少达到 0.5 水平。[①]

$$TI = \sum_{j=1}^{J} p_j r_j \ln r_j \qquad (7-3)$$

式中，p_j 表示第 j 组的所占样本比重，r_j 表示指标第 j 组的平均值与所有组的平均值之比。TI 指标数值范围为 [0，+∞)，TI 越大，表示指标分布越不公平。

（三）标杆比较

卫生系统绩效标杆比较过程的核心是比较和排序，目前国际卫生系统绩效评价的主要方法包括原始值排序、等级排序和复杂指数排序三种方法。根据不同排序方法的优缺点，本书借鉴复杂指数排序思想，通过计算排序得分对不同省份之间的卫生系统绩效进行排序。[②]首先，通过标准化公式计算每个指标水平和公平的排序得分。其中，高优指标利用式（7-4）进行计算，低优指标利用式（7-5）进行计算。然后，计算排序得分（Ranking Score，RS），分值范围为 0—100 分。本书假设同一维度下的指标权重相同，同时，高一级指标排序得分等于其对应的下一级指标排序得分的平均值，即综合排序得分等于其对应的一级指标排序得分的平均值，一级指标排序得分等于其对应的二级指标排序得分的平均值，二级指标排序得分等于其对应的三级指标排序得分的平均值。最后，根据排序得分 RS，可以从水平和公平角度对卫生系统不同指标、维度和整体绩效进行比较和排序。排序得分 RS 与排名成正比，排序得分 RS 越大，排名越高。通过排序得分对卫生系统绩效进行综合排序，能够很好地适应卫生系统指标的动态变化，具有灵活操作的特点。

高优指标得分 = 100 × (实际值 - 最小值)/(最大值 - 最小值)

$$(7-4)$$

① World Health Organization ed. , *Handbook on Health Inequality Monitoring with a Special Focus on Low - and Middle - Income Countries*, World Health Organization, 2013.

② Davis, K. , Stremikis, K. , Squires, D. and Schoen, C. , "Mirror, Mirror On the Wall, 2014 Update: How the Performance of the U. S. Health Care System Compares Internationally", The Commonwealth Fund, 2014.

低优指标得分 = 100 × (最大值 - 实际值)/(最大值 - 最小值)

$$(7-5)$$

$$RS = 权重_1 × 指标_1 + 权重_2 × 指标_2 + \cdots + 权重_n × 指标_n \quad (7-6)$$

三　主要结果

从水平和分布两个角度,对我国卫生服务调查 9 个扩点省份卫生系统绩效最终目标维度进行探索性评价,其中,E1—E3 代表东部省份,M1—M3 代表中部省份,W1—W3 代表西部省份。分布分析根据卫生系统指标特点,同时借鉴目前国际常用的分组方法,最终选择收入分组和教育分组,通过 RCI 和 TI 指数进行指标分布的测量。最后,借鉴国外卫生系统绩效标杆比较方法进行排序。在分析过程中,根据各省份指标排名情况,按照排名顺序将 9 个省份分为三组,即最好组(1—3 名)、中间组(4—6 名)和最差组(7—9 名)。

(一) 水平结果

各省份卫生系统目标维度指标水平得分及其排名如表 7-4 和表 7-5 所示。各省份总体得分存在较大差异,排名没有明显的地区优势,各维度呈现出地区聚集性。在健康状况方面,两周患病率和慢性病患病率中部省份得分和排名较高,东部省份得分和排名较低,因此,中西部患病率较低,东部患病率较高。满意度得分恰恰相反,东部省份门诊满意度和住院满意度得分均明显高于中西部省份,中部省份满意度相对较低。因此,东部省份医疗服务满意度较西部省份高。在财务风险保护方面,灾难性卫生支出发生率得分中部省份表现较好,东部和西部相对较差,卫生支出占家庭消费性支出比重较高,灾难性卫生支出发生率高。在卫生支出致贫率方面,东部省份表现出明显优势,尽管东部省份卫生支出占家庭非生存性支出比重较高,家庭承担着较大的卫生支出压力,但是并没有因此导致贫困,所以,因疾病导致贫困的发生率明显低于中西部省份。

表 7 – 4　　　　　　　中国卫生系统绩效目标维度水平得分

维度	指标	水平得分								
		E1	E2	E3	M1	M2	M3	W1	W2	W3
综合情况		31.83	51.61	67.70	47.42	53.82	48.39	52.46	36.55	71.33
健康状况		0.00	38.87	49.58	70.29	74.97	64.76	87.74	38.96	100.00
	两周患病率	0.00	37.29	49.19	84.67	88.10	83.66	84.38	49.79	100.00
	慢性病患病率	0.00	40.45	49.97	55.92	61.85	45.86	91.10	28.13	100.00
满意度		45.48	59.54	100.00	36.12	20.15	28.25	1.18	41.53	75.15
	门诊患者满意度	62.36	75.20	100.00	72.24	35.50	41.18	0.00	51.01	57.99
	住院患者满意度	28.59	43.89	100.00	0.00	4.80	15.32	2.36	32.04	92.32
财务风险保护		50.00	56.42	53.53	35.85	66.33	52.17	68.47	29.16	38.84
	灾难性卫生支出发生率	0.00	34.78	25.70	19.93	100.00	80.65	65.13	32.08	77.68
	因卫生支出致贫率	100.00	78.06	81.36	51.76	32.65	23.68	71.80	26.25	0.00

表 7 – 5　　　　　　　中国卫生系统绩效目标维度水平排名

维度	指标	水平排名								
		E1	E2	E3	M1	M2	M3	W1	W2	W3
综合情况		9	5	2	7	3	6	4	8	1
健康状况		9	8	6	4	3	5	2	7	1
	两周患病率	9	8	7	3	2	5	4	6	1
	慢性病患病率	9	7	5	4	3	6	2	8	1
满意度		4	3	1	6	8	7	9	5	2
	门诊患者满意度	4	2	1	3	8	7	9	6	5
	住院患者满意度	5	3	1	9	7	6	8	4	2
财务风险保护		6	3	4	8	2	5	1	9	7
	灾难性卫生支出发生率	9	5	7	8	1	2	4	6	3
	因卫生支出致贫率	1	3	2	5	6	8	4	7	9

（二）分布结果

指标分布情况主要从地区分布、收入分布和教育分布三个方面进行分析，反映卫生系统绩效评价指标的不平等性。

1. 地区分布

卫生系统目标维度各指标地区分布和不平等情况如表 7 - 6 所示。由 RCI 可知，除了因卫生支出致贫指标，其他指标均呈现出东部集中的现象，即西部地区较低，东部地区相对较高。在患病率方面，呈现出西低东高的状况，但是，地区差异水平不大，RCI 均超过 0.1 的水平。在满意度方面，东部地区明显高于中西部地区，但是，差异仍然不大，RCI 水平仍未超过 0.1。灾难性卫生支出发生率，中西部略低于东部地区水平，但是，因卫生支出致贫率远远高于东部地区，RCI 呈现出中西部地区集中趋势，并且处于较高的水平。因此，地区分布结果与前面省份排名情况相一致，相互支持。

表 7 - 6　　　　　　　中国卫生系统绩效目标维度地区分布　　　　　　单位:%

维度	指标	西部	中部	东部	TI	RCI
健康状况	两周患病率	19.27	17.91	26.01	0.0143	0.0734
	慢性病患病率	28.87	32.88	38.99	0.0069	0.0635
满意度	门诊患者满意度	72.32	74.96	80.11	0.0009	0.0234
	住院患者满意度	68.65	64.29	71.90	0.0011	0.0096
财务风险保护	灾难性卫生支出发生率	16.99	15.87	20.19	0.0057	0.0438
	因卫生支出致贫率	5.82	5.55	2.81	0.0465	- 0.1457

2. 收入分布

通过收入分组测量卫生绩效的不平等状况是目前最为流行的方法，因为收入与众多社会影响因素相关，包括教育、城乡和地区经济发展水平等，同时，经济收入也是非健康影响因素中社会经济因素中的重要衡量指标。因此，经济收入的划分往往能够区分优势人群和弱势人群，用于卫生系统绩效指标不平等测量的分组。考虑地区差异和我国行政区划和医疗组织特点，本书根据各县被调查家庭收入情况进行五等分分组，各省份卫生系统绩效评价指标收入分组不平等状况 RCI 值如表 7-7 所示。RCI 如果为正值，则表示指标高收入组水平较高；RCI 如果为负值，则表示指标低收入组水平较高。在健康状况方面，两周患病率 E2、E3、W2 和 W3 四省份低收入组较高，其他各省份高收入组较高；在慢性病患病率方面，除 E1 和 W1 外，其他各省份均呈现出低收入人群患病率较高的趋势。在满意度方面，低收入组满意度相对较高，但是，各收入组之间不平等水平较低。在财务风险保护方面，两个指标对收入分组均非常敏感，尤其是因卫生支出致贫率方面，不同收入组之间不平等状况达到了很高的水平，均超过了 0.25。低收入组无论是在灾难性卫生支出还是在因卫生支出致贫率方面，均远高于高收入组。因此，低收入组健康状况和财务风险总体较高收入组处于劣势，在满意度方面，高收入组小队较低，但差距不大。

表 7-7　　　中国卫生系统绩效目标维度收入分布 RCI 值

维度	指标	RCI 值								
		E1	E2	E3	M1	M2	M3	W1	W2	W3
综合情况										
健康状况										
	两周患病率	0.04	-0.03	-0.04	0.02	0.02	0.01	0.04	-0.01	-0.04
	慢性病患病率	0.04	-0.03	-0.05	0.00	-0.01	-0.01	0.04	-0.01	-0.03
满意度										
	门诊患者满意度	-0.02	0.00	0.00		0.00	-0.01	-0.02	-0.01	-0.01
	住院患者满意度	-0.02	-0.02	-0.01	0.00		-0.01		0.01	0.00
财务风险保护										
	灾难性卫生支出发生率	-0.13	-0.20	-0.21	-0.14	-0.15	-0.15	-0.12	-0.15	-0.16
	因卫生支出致贫率	-0.51	-0.48	-0.51	-0.36	-0.36	-0.35	-0.25	-0.40	-0.28

　　各省份收入分组卫生系统绩效评价指标不平等得分和排名情况如表 7 – 8 和表 7 – 9 所示。总体得分情况中部省份相对较高，西部省份次之，东部省份最低。因此，中部省份不同收入组卫生系统绩效评价指标平等性排名最高，西部省份次之，东部省份排名最低。在健康状况和满意度方面，中部省份各收入组不平等水平最低，得分最高。E1 和 W1 两省份均表现较差，不同收入组之间不平等水平相对较高，因此得分较低。在财务风险保护方面，各省份不同收入组均存在较大的不平等，尤其是 E2 和 E3，无论是在灾难性卫生支出发生率还是在因卫生支出致贫率方面，不同收入组之间的不平等均大于其他省份，因此，财务风险维度得分和排名最低。

表 7 –8　　　　　　　中国卫生系统绩效目标维度收入分布得分

维度	指标	分布得分								
		E1	E2	E3	M1	M2	M3	W1	W2	W3
综合情况		19.95	36.59	25.94	82.68	78.75	71.92	37.62	65.99	56.60
健康状况		14.14	39.23	10.79	80.97	78.98	81.97	8.83	81.94	29.02
	两周患病率	0.25	44.74	21.58	61.94	65.71	83.36	0.00	78.88	16.63
	慢性病患病率	28.03	33.73	0.00	100.00	92.25	80.59	17.65	85.00	41.41
满意度		0.28	58.24	67.02	100.00	95.39	69.55	4.05	59.38	65.60
	门诊患者满意度	0.00	91.57	79.61	100.00	95.07	57.52	8.09	32.23	34.81
	住院患者满意度	0.56	24.90	54.42	100.00	95.72	81.58	0.00	86.53	96.39
财务风险保护		45.42	12.30	0.00	67.06	61.88	64.25	100.00	56.66	75.19
	灾难性卫生支出发生率	87.97	9.85	0.00	74.45	62.83	63.49	100.00	69.19	58.46
	因卫生支出致贫率	2.87	14.75	0.00	59.67	60.94	65.01	100.00	44.13	91.92

表 7-9　　　　　　　中国卫生系统绩效目标维度收入分布排名

维度	指标	分布排名								
		E1	E2	E3	M1	M2	M3	W1	W2	W3
综合情况		9	7	8	1	2	3	6	4	5
健康状况		7	5	8	3	4	1	9	2	6
	两周患病率	8	5	6	4	3	1	9	2	7
	慢性病患病率	7	6	9	1	2	4	8	3	5
满意度		9	7	4	1	2	3	8	6	5
	门诊患者满意度	9	3	4	1	2	5	8	7	6
	住院患者满意度	8	7	6	1	3	5	9	4	2
财务风险保护		7	8	9	3	5	4	1	6	2
	灾难性卫生支出发生率	2	8	9	3	6	5	1	4	7
	因卫生支出致贫率	8	7	9	5	4	3	1	6	2

3. 教育分布

教育水平是反映人群社会属性的重要方面，同时也是卫生系统非健康影响因素的社会经济水平方面的重要方面。根据教育水平，将被调查人群分为三组，即低水平教育组为初中及其以下学历、中等水平教育组为高中和中专学历、高水平教育组为大专或本科及其以上学历。各省份评价指标教育分组不平等状况 RCI 值如表 7-10 所示。RCI 如果为正值，则表示指标高教育组水平较高；RCI 如果为负值，则表示指标低教育组水平较高。各指标均呈现低教育水平集中趋势，即随着受教育水平的增高，患病率、满意度和财务风险均呈现出下降的趋势。不同教育水平人群患病率和财务风险保护差异均处于较高的不平等水平。

表 7 – 10　　　中国卫生系统绩效目标维度教育分布 RCI 值

维度	指标	RCI 值								
		E1	E2	E3	M1	M2	M3	W1	W2	W3
综合情况										
健康状况										
	两周患病率	– 0.17	– 0.16	– 0.18	– 0.17	– 0.08	– 0.15	– 0.11	– 0.10	– 0.10
	慢性病患病率	– 0.18	0.00	– 0.21	– 0.22	– 0.02	– 0.17	– 0.13	– 0.15	– 0.13
满意度										
	门诊患者满意度	– 0.01	0.00	– 0.01	– 0.01	– 0.02	– 0.01	– 0.02	– 0.03	– 0.03
	住院患者满意度	0.00	– 0.02	– 0.02	– 0.03	– 0.05	– 0.03	– 0.03	– 0.03	0.00
财务风险保护										
	灾难性卫生支出发生率	– 0.24	– 0.17	– 0.24	– 0.23	– 0.11	– 0.15	– 0.17	– 0.18	– 0.12
	因卫生支出致贫率	– 0.43	– 0.26	– 0.28	– 0.25	– 0.20	– 0.18	– 0.12	– 0.25	– 0.14

　　各省份受教育水平分组不平等得分和排名情况如表 7 – 11 和表 7 – 12所示。总体上说，东部、中部、西部地区之间没有明显的地区优势，但各省份不同教育分组之间不平等水平较高。在患病情况方面，M2 不同受教育组之间不平等性相对其他省份较小，得分和排名较高。在满意度方面，各省份不平等性均不大，相对东部地区省份表现较高，得分和排名较高。在财务风险保护方面，东部省份不同受教育组之间不平等性水平最高，因此，得分和排名相对较低。

表 7 – 11　　　中国卫生系统绩效目标维度教育分布排序得分

维度	指标	排序得分								
		E1	E2	E3	M1	M2	M3	W1	W2	W3
综合情况		30.15	63.99	30.16	31.31	70.28	53.07	59.87	45.81	72.65
健康状况		12.35	57.59	1.71	5.34	96.48	23.35	55.26	58.91	61.81
	两周患病率	8.72	15.19	0.00	10.68	100.00	25.63	71.30	86.02	83.54

续表

维度	指标	排序得分								
		E1	E2	E3	M1	M2	M3	W1	W2	W3
	慢性病患病率	15.98	100.00	3.42	0.00	92.97	21.06	39.22	31.80	40.08
满意度		78.10	79.89	64.31	55.74	27.58	58.77	45.60	24.02	62.54
	门诊患者满意度	62.35	100.00	73.12	75.15	55.15	67.33	42.82	0.00	25.08
	住院患者满意度	93.85	59.78	55.49	36.33	0.00	50.20	48.38	48.03	100.00
财务风险保护		0.00	54.49	24.47	32.84	86.78	77.10	78.74	54.50	93.60
	灾难性卫生支出发生率	0.00	54.85	0.90	5.92	100.00	73.27	57.48	50.19	92.61
	因卫生支出致贫率	0.00	54.13	48.03	59.76	73.57	80.94	100.00	58.82	94.60

表7-12 中国卫生系统绩效目标维度教育分布排名

维度	指标	分布排名								
		E1	E2	E3	M1	M2	M3	W1	W2	W3
综合情况		9	3	8	7	2	5	4	6	1
健康状况		7	4	9	8	1	6	5	3	2
	两周患病率	8	6	9	7	1	5	4	2	3
	慢性病患病率	7	1	8	9	2	6	4	5	3
满意度		2	1	3	6	8	5	7	9	4
	门诊患者满意度	5	1	3	2	6	4	7	9	8
	住院患者满意度	2	3	4	8	9	5	6	7	1
财务风险保护		9	6	8	7	2	4	3	5	1
	灾难性卫生支出发生率	9	5	8	7	1	3	4	6	2
	因卫生支出致贫率	9	7	8	5	4	3	1	6	2

（三）综合结果

综合评价结果将水平和分布两个维度综合进行各省份卫生系统绩效指标的比较和评价。假设水平和分布维度具有相同的重要性，因此，每个指标的水平得分和分布得分的平均数即为该指标的最终综合得分。由于我国受教育水平与年龄具有相关性，因此，选择将水平得分和收入组分布得分进行综合，得出各省份卫生系统绩效评价指标综合排序得分和综合排名情况如表7-13和表7-14所示。

表7-13　　中国卫生系统绩效目标维度综合排序得分

维度	指标	综合排序得分								
		E1	E2	E3	M1	M2	M3	W1	W2	W3
综合情况		25.89	44.10	46.82	65.05	66.28	60.16	45.04	51.27	63.97
健康状况		7.07	39.05	30.19	75.63	76.98	73.37	48.28	60.45	64.51
	两周患病率	0.13	41.01	35.39	73.30	76.90	83.51	42.19	64.34	58.32
	慢性病患病率	14.02	37.09	24.99	77.96	77.05	63.22	54.38	56.57	70.71
满意度		22.88	58.89	83.51	68.06	57.77	48.90	2.61	50.45	70.38
	门诊患者满意度	31.18	83.38	89.81	86.12	65.28	49.35	4.05	41.62	46.40
	住院患者满意度	14.58	34.40	77.21	50.00	50.26	48.45	1.18	59.29	94.35
财务风险保护		47.71	34.36	26.76	51.45	64.11	58.21	84.23	42.91	57.02
	灾难性卫生支出发生率	43.99	22.32	12.85	47.19	81.41	72.07	82.57	50.63	68.07
	因卫生支出致贫率	51.43	46.40	40.68	55.71	46.80	44.34	85.90	35.19	45.96

表7-14　　中国卫生系统绩效目标维度综合排名

维度	指标	综合排名								
		E1	E2	E3	M1	M2	M3	W1	W2	W3
综合情况		9	8	6	2	1	4	7	5	3
健康状况		9	7	8	2	1	3	6	5	4
	两周患病率	9	7	8	3	2	1	6	4	5

续表

维度	指标	综合排名								
		E1	E2	E3	M1	M2	M3	W1	W2	W3
	慢性病患病率	9	7	8	1	2	4	6	5	3
满意度		8	4	1	3	5	7	9	6	2
	门诊患者满意度	8	3	1	2	4	5	9	7	6
	住院患者满意度	8	7	2	5	4	6	9	3	1
财务风险保护		6	8	9	5	2	3	1	7	4
	灾难性卫生支出发生率	7	8	9	6	2	3	1	5	4
	因卫生支出致贫率	3	5	8	2	4	7	1	9	6

通过之前分析可知，在水平表现方面，W3、E3、M2 三省份水平表现最好，得分和排名分别位于前三名，位于水平最好组；而 E1、W2、M3 三省份水平表现最差，得分和排名分别位于最后三名，位于水平最差组。在分布表现方面，M1、M2、M3 三省分布表现最好，各个指标收入分组不平等性较低，因此，得分和排名最高，位于分布最好组；E1、E3、E2 三省份分布表现最差，各个指标收入分组不平等性较高，因此，得分和排名较低，位于分布最差组。M2 省份在水平和分布两方面表现均处于最好组，因此，综合排名最终第一。M1 和 W3 分别出现在分布和水平最好组，但是，未出现在水平或分布的最差组，因此，最终综合排名也位于前三名最好组。E1 省在水平和分布两方面表现均处于最差组，因此，综合排名最后。E2 出现在分布最差组，因此，最终结果处于综合排名最差组。E3 和 M3 均同时出现在最差组和最好组，因此，其最终排名处于中等较为中间的水平。利用同样的方法，还可以进一步研究各个维度的排名和分组情况，发现每个省份卫生系统最为薄弱的状况，为卫生系统针对性的干预和加强提供依据。

此外，为了验证本标杆比较排序方法的可靠性，本书同时利用等级排序方法对以上排名进行验证，最终发现各省份排名没有明显变化，该方法具有较好的可操作性和稳定性。

本章小结

一　广义卫生系统绩效评价框架适合我国卫生系统绩效评价

广义的模块组合评价模型框架不仅能够反映我国卫生系统的整体状况，而且能够突出卫生保健系统所发挥的作用，具有视野开阔、灵活组合的特点，同时为国际比较奠定了基础。基于 Lalonde 健康促进模型和 UML 构建的卫生系统绩效评价框架模型，按照国家卫生系统绩效评价框架构建路径，制定了我国卫生系统绩效评价体系。框架体系包含卫生系统最终目标、非医学健康影响因素、卫生系统投入和产出 4 个一级指标，健康状况、满意度、财务风险保护、非医学健康影响因素，卫生服务的可及性、可接受性、安全性、有效性、适宜性和效率，以及卫生筹资、人力、设施、政策和信息系统 15 个二级指标。同时，根据指标的重要性、科学性和可得性，指标体系的系统性、导向性和可比性，最终确定了 67 个三级指标。通过框架制定过程发现，基于 Lalonde 健康促进模型和 UML 构建的卫生系统绩效评价框架模型适合我国卫生系统绩效评价框架体系制定，整个框架得到了专家学者和卫生行政部门的认可。我国建立了较为完善的卫生统计调查制度，涵盖了医疗资源、医疗服务、卫生监督、疾病控制、妇幼保健和新农合医疗保障制度，为卫生系统绩效评价提供了丰富的数据支持，如反映健康状况指标丰富、健康期望等综合健康指标已经纳入卫生统计指标目录。

二　目前卫生统计指标和数据收集系统仍无法满足我国卫生系统绩效全面评价的需要

在卫生系统最终目标方面，健康状况统计指标丰富，主要包括健康期望、期望寿命、死亡率和发病率指标，没有包含主观测量的健康状况和由于疾病导致的生命损失年。反应性指标，我国仅在卫生服务调查中对门诊和住院患者进行交流与设施环境维度的简单调查，无法进行标化和比较，反映出基于"合理期望"的卫生服务反应性。财务风险保护指标，仍然没有权威的调查和统计，部分研究报告也仅从灾难性卫生支出发生率和因卫生支出致贫率进行零散报告，没有将灾难性卫生支出指标族和因卫生支出致贫指标族进行系列报告。在卫生系统产出指标方面，卫生服务安全性和有效性指标有待完善，安全性指标住院死亡率和感染率等指标仍然需要根据病例分组进行标准化才能有效利用。有效性指标如再入院率和各种疾病生存率仍然缺乏，卫生服务可避免住院率或死亡率等更有效地反映卫生服务有效性的指标需要研究。反映卫生服务连续性的指标尚未受到重视，可能与我国卫生系统尚未建立分级诊疗制度相关，但服务连续性指标是我国重点加强的方向。在卫生投入方面，关于卫生信息系统的评价指标和政策管理的评价指标仍然没有尽力和利用。但是，卫生系统绩效评价和数据收集系统是一个在评价中不断完善的过程。因此，应尽可能地利用现有数据进行谨慎的评价和解读。

三　标杆比较是卫生系统绩效评价和分析的重要工具

根据建立的我国卫生系统绩效评价框架体系，从水平和分布两个角度对我国部分省份目标维度进行探索性评价，同时利用标杆比较分析方法，进行综合排序和比较。通过分析发现，通过标杆比较，能够很好地反映一个地区的卫生系统绩效所处位置，或者距离目标的差距。进而发现一个地区卫生系统的优势和不足，为卫生决策提供支持。通过研究发现，标杆比较的步骤包括比较框架体系建立和比较评价实施两大步骤，卫生系统绩效评价框架体系的建立即为第一步。第二步，排序方法的选择是关键，根据不同目的，目前有简单排序、等级排序和复杂指标排序三类方法。简单排序直接根据指标原始值进行排序，方法简单，易于理解，但是，无法反映不同地区指标之间的真实差距。等级排序通过最优指标和最差指标分区，解决了简单指标无法区分指标真实差距的问题，目前应用广泛，但是，容易受到极值的影响。复杂指数排序能够很好地解决前两者的问题，但是，复杂指标不易于被理解和反映直接的状况。同时，复杂排序过程中的标准化方法会对结果造成影响，因此，标杆比较过程中需要对多种方法综合运用以便最终确定适合的方法。通过利用复杂指数方法对我国东部、中部、西部各省份卫生系统最终目标、最终 6 个指标标杆比较发现，复杂排名指数能够很好地区分不同省份之间的差异，并且具有灵活性和稳定性特点。

四　我国卫生系统财务风险保护不平等处于较高水平，教育和收入分组均呈现出弱势人群聚集性

在水平维度方面，东部省份两周患病率和慢性病患病率较高，指标得分和排名较低，但是，其门诊和住院满意度相对于中西部略高。在风险保护方面，灾难性卫生支出东部、中部、西部差异不明显，但是因卫生支出致贫，东部省份明显低于中西部省份。在分布维度方面，收入分组不平等中部省份公平性明显好于东部和西部省份，灾难性卫生支出发生率和因卫生支出致贫率两个指标在各省份不同收入组的不平等性均处于较高水平，低收入人群财务风险保护状况较差。在受教育水平分组方面，各省份没有明显聚集现象，但患病率指标和财务风险保护指标不平等性均处于较高水平，受教育水平较低人群的患病率和财务风险较高。因此，弱势人群低收入组和受教育水平较低组需要引起更多的关注。

五　优化指标和理解指标缺点并进行谨慎解释，对于卫生系统绩效评价至关重要

在卫生系统具体评价过程中，理解每个卫生指标的含义及其不足，进行指标优化和谨慎地进行评价至关重要。例如，灾难性卫生支出发生率，分母最优选择是支付能力。支付能力的衡量可以通过家庭收入、家庭支出、家庭可支配收入和家庭非生存性支出进行代替。其中，家庭可支配收入和家庭非生存性支出更接近真实的支付能力。由于我国居民储蓄观念较重，因此，利用前者算出的灾难性卫生支出发生率相对后者较低。但是，后者更能反映卫生支出所带来的压力。同时，分布的评价应注意消除分组因素以外的混杂因素。例如，不同教育组患病率的不平等性，年龄就是其中一个重要的混杂因素，在我国受教育水平较低的人群往往是年龄较大的人群，而年龄是影响患病率

的一个重要因素，同一个地区不平等的测量过程中，绝对平等的指标值不再是零，因此，需要通过标准化消除混杂因素的影响。而不同地区的比较过程中，可以认为，该分组是一个地区分组因素及其相关因素综合作用的结果。

六　我国卫生系统绩效评价仍处于初级阶段，建立卫生系统绩效评价制度和框架任重而道远

我国尚未建立完整的卫生系统绩效评价制度，来进行定期的卫生系统绩效评价和报告，支持卫生决策和卫生系统的加强。完整的卫生系统绩效评价包括参与者选择、框架构建和完善、指标选择和优化、评价主体机构建立、数据收集系统完善、评价的实施、结果应用以及绩效评价激励措施等。我国尚未建立统一的绩效评价框架，同时卫生信息收集分布在多个部门，没有一个统一的管理和协调部门，因此，无法对卫生系统绩效进行定期的报告，支持卫生系统决策和服务群众。按照卫生系统绩效评价规律，构建卫生系统绩效评价框架，定期进行卫生系统的绩效评价和报告，是发现卫生系统问题，进而加强卫生系统，最终实现促进健康的重要举措。

第八章　国家卫生系统绩效评价建议与展望

第一节　国家卫生系统绩效评价总结

一　卫生系统基本概念与分类理论

一个全面的卫生系统应当包含卫生系统的目标、结构及其联系。卫生系统的目标反映了卫生系统的功能和目的，如健康促进、反应性、满意度、财务风险保护等。结构反映了卫生系统的组成部分，代表卫生系统的"硬件"组成，如卫生政策、卫生费用、卫生人力、卫生设施、卫生服务、信息系统等。结构和目标之间的相互联系及其达到最终目的的作用机制反映了卫生系统的"软件"组成，其在卫生系统结构到目标的过程中起着关键作用，如筹资机制、支付机制、组织管理、政府规制和供需双方的行为等。因此，一个完整的卫生系统的定义既要包含卫生系统"硬件"，又应该包括卫生系统"软件"，并设定其最终的目标。同样，一个全面的卫生系统绩效评价应该包括能力、过程和结果三个层次。

卫生系统分类理论起源于马克斯·韦伯的"理想类型"概念，并受到艾斯平·安德森的福利制度概念深刻影响。卫生系统分类方法逐渐发展成两类：一类是基于现实案例的属性进行分类；另一类是从理论概念推理分类。然而，无论是归纳还是演绎思想，其最终分类的落脚点均为卫生系统概念的抽象和理想类型的建立。根据理论和实践经验，可以将卫生系统抽象为管理维度、筹资维度和服务维度，这三个维度决定了一个卫生系统的属性。其中，管理维度根据供方、需方和支付方之间的联系包含 6 种关系的管理。同时，管理、筹资和服务每个维度的角色又可以分为二分类或者多分类角色，如三分类将每个维度划分成政府主导、社会主导和市场或私人主导等不同形式。通过不同维度的组合，最终形成卫生系统的分类。如 RW 分类法将卫生系统划分为 10 种可能的存在形式，即为卫生系统演绎法的实践。两种方法目的相同，但是，具有相反的风险和不足。归纳法只能代表现有的对象，不具有普遍推广性。而演绎法过于抽象，可能与真实情况具有差距。因此，分类方法并不是一蹴而就的，需要不断地将归纳法和演绎法进行迭代，最终形成卫生系统分类方法。

二 国家卫生系统绩效评价主流框架

目前，国家卫生系统绩效评价框架根据其目的和功能的不同，可以分为两类：一类是国际组织或机构主导制定的卫生系统绩效评价框架，用于不同国家之间卫生系统绩效的评价和比较，称为国际比较框架；另一类是各个国家针对本国具体国情制定的适合本国的卫生系统绩效评价框架，称为国家评价框架。

国际比较框架主要应用于跨国家的卫生系统绩效评价和比较，具有较为广泛的国际影响力，主要包括 WHO 卫生系统绩效评价框架、WHO 卫生系统模块框架、世界银行控制旋钮框架、WHO 国际卫生伙伴关系和相关举措组织框架、OECD 卫生系统和卫生保健质量评价框架、欧洲共同体健康指标方案和美国联邦基金国家卫生系统绩效比较框架等。这些框架的主要特点是从卫生系统的基本概念和模型出发，构建相关框架，具有高度的抽象性和概括性，主要用于跨国卫生系统绩效评价和比较。

国家评价框架是针对具体国家的卫生系统绩效评价框架，其主要目的是用于监测和评价国家卫生系统的运行状况，最终达到卫生系统加强和健康促进的目标。英国、澳大利亚、加拿大、荷兰、美国等发达国家较早地建立了卫生系统绩效评价框架并进行了实践，积累了丰富的经验。同时，它们分别代表了不同的卫生体制，其评价框架具有鲜明的特点。

（1）英国卫生系统是国家卫生服务体制，追求质量、可及、公平、效率和健康促进。因此，英国卫生系统绩效评价框架与其卫生系统目标保持高度一致，评价维护既包含卫生系统最终目标——健康促进，同时又包含达到卫生系统最终目标的中间目标：卫生服务的可及、公平、效率和质量。英国的绩效框架体现了"追求卫生服务的公平可及性，提高服务质量和效率，改善人群健康"的主题。

（2）澳大利亚和加拿大均为国家卫生保险体制，追求卫生服务的全民可及。其评价框架的主要目的是提供一个卫生系统绩效报告和评价框架，整合卫生服务数据，提高数据的整合和利用效率。同时，全面收集和监测国家卫生系统状况，发现卫生系统中存在的问题，进而有针对性地加强卫生系统，体现了通过信息利用促进健康改善的目标。因此，其评价框架应用了广义的卫生系统边界定义，包含健康状况、非医学健康影响因素、卫生保健系统绩效和卫生系统社区特点四个方面。该框架具有全面清晰、强调公平和关注服务的特点，同时作为指导性框架，通过标杆分析支持决策。

（3）荷兰的卫生保健是一种将政府计划调控与市场机制相结合的体制。荷兰将卫生保健服务的可及、质量和费用作为卫生系统的主要改善目标。其评价框架的主要目的是通过卫生系统绩效评价，进行资源配置和规划，支持卫生决策过程。具有视角全面、突出服务、支持决策和结果问责的特点。

（4）美国卫生系统是私人卫生系统体制，具有多元化和分散性特点，追求服务质量和医疗技术。美国的卫生质量（绩效）框架体现了"以病人的医疗保健需要为驱动，追求卫生高质量"的主题。

三　卫生系统绩效评价关键流程模型

国家卫生系统绩效评价包括框架制定和评价实施两个部分。前者包括概念模型或方法选择、国家政策环境分析、评价框架构建等步骤，后者包括实施管理和激励机制等步骤，参与人员的选择与确定问题贯穿全过程。国家卫生系统绩效评价关键流程模型如图8－1所示。国家卫生系统绩效评价需要利益相关者全程参与，经过概念模型或方法选择、国家政策环境分析、评价框架构建、评价管理和实施以及激励机制和结果应用等关键步骤，构成了国家卫生绩效评价的完整流程。因此，一个国家的卫生系统绩效评价应该建立在卫生系统概念框架基础之上，但具体国家卫生系统绩效评价框架的制定需要考虑本国卫生系统的具体情况，包括边界、目标、组成和作用机制等，既保持与卫生系统目标一致，又与国家政策导向机密联系。管理实施和激励机制是卫生系统绩效评价框架应用和完善的保障，因此，卫生系统绩效评价是一个不断迭代和完善的过程。

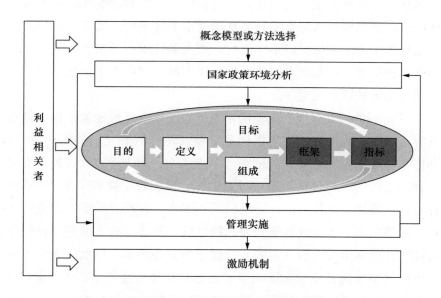

图 8 - 1　国家卫生系统绩效评价关键流程模型

（1）参与者方面，根据利益相关者理论，选择每个步骤中的利益相关者参与到评价过程中。通常国家级的卫生政策制定者和技术专家参与卫生系统绩效评价。同时，需要其他利益相关者的参与，如卫生服务提供方、支付方和需求方等。如在加拿大和美国卫生系统绩效评价优先领域和指标的选择过程中，公众做出了重要贡献。

（2）概念模型或方法选择方面，Lalonde 健康影响因素模型和平衡计分卡是国家卫生系统绩效评价框架构建的主要模型和方法。如英国利用平衡计分卡划分卫生系统并且构建了健康状况与健康促进逻辑框架。澳大利亚和加拿大利基于 Lalonde 模型构建了全面的框架。美国和荷兰将视角聚焦于卫生保健系统，构建了卫生质量和需求过程的评价矩阵，通过卫生服务质量评价代替卫生系统的评价，而荷兰将平衡计分卡和 Lalonde 相结合，从全面的视角进行卫生保健系统的评价。

（3）政策背景方面，卫生系统绩效评价框架与政策背景和社会价值保持一致，政策背景除了卫生系统相关背景，同时应关注一个国家的政治、经济、文化和技术水平。高收入国家和中低收入国家背景存在差异，并且在卫生系统绩效评价过程中起着微妙的变化，包括政治体制、价值取向、人群素质和公众期望水平等不同。通常，高收入国家指标框架关注卫生保健系统评价，重点关注服务质量、公平、可及和费用控制等。中低收入国家更加关注人群的健康水平，包括死亡率和患病率等健康状况指标。

（4）评价框架方面，典型国家卫生系统绩效评价框架根据其评价内容可以区分为狭义的卫生保健系统绩效评价框架（如美国和荷兰）和广义的卫生系统绩效评价框架（如澳大利亚和加拿大）。狭义的卫生保健系统绩效评价框架通过对卫生保健系统的评价来代替卫生系统评价，主要优点是容易进行问题归因和问责，并通过一定手段进行干预，最终达到卫生系统诊断和加强的目的。然而，狭义的卫生保健系统绩效评价框架没有包含影响人群健康的其他因素，因此，无法了解卫生保健系统对其他健康影响因素的影响及其通过其他影响因素对于人群健康状况的影响。相反，广义的卫生系统绩效评价框架包含影响健康状况的所有因素，从一个更广泛的视角对卫生系统进行评价，同时能够显示不同影响因素之间的相互作用及其对人群健康状况的影响。但是，有些影响因素及其健康状况的变化难以进行归因和问责，甚至无法进行有效的干预和加强。

（5）评价实施方面，卫生系统绩效评价需要持续和长期的投入，建立起管理部门和信息收集系统，进行定期评价和报告，支持卫生决策。发达国家卫生系统相对发达，如加拿大得益于其将卫生系统绩效评价纳入卫生系统发展规划，建立起强大的信息收集系统。但是，对于信息系统并不发达的中低收入国家，如加纳和南非的经验显示，可以通过定期收集的可获得数据进行谨慎的评价。

（6）激励机制方面，主要以数据利用为基础实现。内部机制主要通过绩效评价进行标杆比较和经验分享学习，提高卫生系统绩效。外部机制主要通过问责和奖励机制达到绩效存进的目的。此外，通过不同形式发布评价结果，扩大评价的影响，引起相关部门和社会的关注，进而达到监督和激励的作用。

四 卫生系统绩效评价框架构建路径

卫生系统绩效评价框架构建作为卫生系统绩效评价的核心部分，各个国家和机构在构建过程中存在共性。其过程又可以细分为明确框架构建目的、卫生系统边界确定、卫生系统目的和构成分析、评价框架形成及其指标选择等步骤。卫生系统绩效评价框架构建的目的、边界、目标和构成确定理论相对比较成熟，但根据卫生系统目的和组成形成评价框架的过程和指标选择过程是整个评价框架构建的关键和难点。UML 能够弥补框架形成过程中方法的不足，利用自上而下和自下而上的思想，同需求和目标两个方向构建卫生系统绩效评价框架。指标选择方面，首先需要明确评价框架各个维度内涵和评价指标的优缺点，然后借鉴国际指标筛选经验，最后总结和指标筛选的原则（见图8－2）。

卫生系统绩效评价框架构建目的决定评价框架类型，主要包括描述型、分析型和决定型。描述型可以对卫生系统状况进行描述，分析型可以对卫生系统绩效进行评价和分析不同模块之间的作用机制，决定型不仅能够对卫生系统绩效进行评价，而且能够对卫生改革和具体干预进行评价，诊断卫生系统薄弱环节，支持卫生系统加强。分析型框架需要包含影响卫生系统目标的重要因素模块，而作为一个评价框架，决定型框架需要包含能够控制和改革的影响卫生系统的重要因素和模块。因此，卫生系统绩效评价框架的目的将影响卫生系统最终框架制定过程中模块选择和模块与目标之间关系确定。

卫生系统边界根据范围不同，包括所有影响人群健康影响因素的广义概念和仅包括卫生系统核心部分的卫生保健系统狭义概念。两种界定范围分别与 Lalonde 健康影响因素模型和 IOM 卫生质量矩阵相对应。从定义的角度看，广义的卫生系统定义更加复杂和接近真实的卫

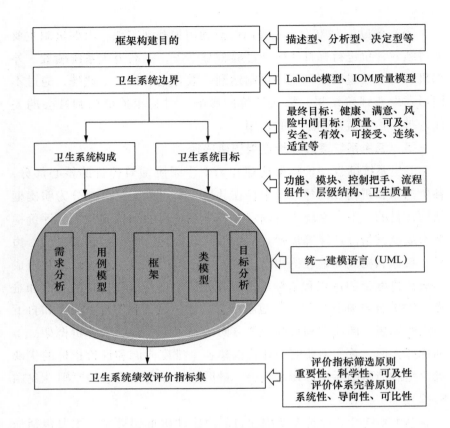

图 8 - 2   卫生系统绩效评价框架构建路径

生系统。狭义的卫生系统绩效评价框架对于卫生系统的定义等同于卫生保健系统，认为卫生系统评价可以通过卫生保健系统绩效评价反映。前者侧重于从健康结果的影响因素反推整个卫生系统的相关因素，而后者将卫生系统评价简化为卫生保健系统评价，强调卫生保健系统的重要作用。

　　卫生系统的目标可以分为最终目标和中间目标。卫生系统最根本的目标是改善健康，反应性和财务风险保护同样被多数卫生系统绩效评价框架纳入最终目标。中间目标起到重要的连接作用，主要包括质量、可及、安全、有效、患者为中心等。效率和公平同时出现在中间目标和最终目标的各个维度，贯穿于卫生系统绩效评价的全过程。

　　卫生系统结构的确定受到卫生系统定义及其方式和卫生系统目标的影响。定义影响了卫生系统的组成结构，即有形结构。根据定义不同可以分为广义的和狭义的卫生系统结构。广义的卫生系统结构包含卫生保健系统和影响人群健康其他影响因素。而狭义的卫生系统结构仅包含卫生保健系统的内容。根据表达方式不同，卫生系统的结构表达方式通常包括功能、模块、控制把手、层级结构、流程组件和卫生质量等。不同的描述方式存在交互和重叠，但是，管理、筹资、服务、资源和健康影响因素应该包含在一个卫生系统中。

　　UML 弥补了卫生系统绩效评价框架构建过程中卫生系统各个组成部分和最终目标关系建立过程中方法的不足。UML 流程包括需求分析、用例模型构建、类模型构建和目标的实现及其验证。其中，需求分析包括卫生系统边界及其构成和卫生系统评价指标分析，通过卫生系统概念和指标分析，揭示卫生系统的目的和需求。用例模型构建是在卫生系统边界分析基础上，对反映需求的指标进行分组，然后通过构造包和建立联系，抽象出指标的特点并进行聚类，反映卫生系统需求的不同方面，是一个自底向上不断抽象和迭代的过程。类模型构建通过卫生系统的目标分析和概念模型，自顶向下进行分析和梳理，结合用例模型，建立起目标和需求之间的联系，最终形成卫生系统评价框架模型。UML 构建需求分析与卫生系统绩效评价框架理论比较和核心指标分析相对应，用例模型和类模型构建同样与其紧密联系。因此，UML 能够很好地与卫生系统绩效评价框架构建关键流程融合，为评价框架的形成过程提供了可供操作的方法。

　　卫生系统绩效评价指标的选择是一个自下而上和自上而下的双向融合的过程。自下而上过程中，首先确定优先领域和指标集，并对每个指标内涵和优缺点进行研究。自上而下过程中，将卫生系统的目标进行分解，确定评价体系的中间维度及其内涵。然后通过底层指标聚类和顶层目标分解，最终确定整个指标体系。指标选择过程分为单个评价指标筛选原则和评价体系完善原则。卫生系统绩效单个评价指标筛选原则包括重要性、科学性和可得性。重要性是指指标所反映的问题对于健康有着重要影响，政策制定者能够通过干预改善该指标。科学性是指指标能够反映所在维度希望反映的内容，同时具有相对稳定性。可得性是指指标数据能够获得，主要基于现有的数据收集系统，考虑成本效益。评价体系完善原则包括系统性、导向性和可比性。系统性是指所有指标能够全面反映卫生系统绩效各方面的特征，同时各指标之间要既相互独立又相互联系，相互制约和控制，共同构成一个有机整体。导向性是指指标与卫生系统目标一致，能够引导改善卫生系统的工作绩效，满足人民群众对卫生服务的需求，提高人民的健康水平，使卫生事业与社会经济持续协调发展。可比性是指指标的选择不仅应具有纵向可比性，同时应具有横向可比性。

五　卫生系统绩效评价框架模型与指标

一个全面的卫生系统绩效评价框架模型应该包括卫生系统最终目标、非医学健康影响因素、卫生系统投入和卫生系统产出四个方面。后三个方面通过人群影响最终结果，而以卫生系统投入和卫生系统产出为代表的卫生保健系统不仅能直接影响人群健康，而且能够通过非医学健康影响因素间接地影响卫生系统最终结果的绩效。通过验证，此结构在我国具有良好的适用性。

卫生系统最终目标维度通常包括人群状况、卫生系统反应性或满意度和财务风险保护三个方面。各个主流评价框架和典型国家评价框架在卫生系统最终目标维度具有高度的一致性。因此，卫生系统最终目标维度通常是不同国家之间进行标杆比价的重要基础。复杂指标通常具有高度的综合性，能够反映一个维度的多个方面，如健康期望指标族、卫生系统反应性指数、灾难性卫生支出和因卫生支出致贫指标族等。然而，这些指标承载太多的信息，指标变化难以进行简单的归因。简单指标具有操作方便和易于归因的优点，如死亡率、患病率和发病率等。但是，这类信息量相对较少，不适合于综合评价。因此，可以通过复杂指标发现问题，然后结合简单指标进行诊断和归因，前者用于综合评价，后者用于归因诊断。

卫生系统非医学健康影响因素包括遗传因素、环境因素、社会经济因素和健康行为四个方面。对于一个国家或者地区卫生系统的评价，通常需要将其纳入整个评价框架之中。卫生保健系统能够对其产生显著影响的健康影响因素指标，应该优先纳入评价，如吸烟率、饮酒率和体育锻炼等健康行为指标，以及疾病预防控制知识等。

卫生服务产出主要包括卫生服务的可及性、可接受性、安全性、有效性、适宜性和连续性等维度。尽管各个国家卫生系统产出维度相似，但是，其内涵和测量指标相差较大。因为卫生系统产出维度不仅受到国家政策背景和卫生体制的影响，而且受到其信息收集系统的限制。因此，卫生系统产出指标在国际比较过程中需要谨慎使用。

卫生系统投入主要是指卫生系统结构特征，包括领导管理、卫生资源（包括人力、财力和设施）和信息系统评价等。它们作为卫生系统的重要组成部分是提供卫生服务的保障和基础。卫生人力、卫生费用和卫生设施三个方面各个国家具有较高的相似性和一致性，通常是卫生系统投入比较重要的基础。领导管理和信息系统评价通常具有很强的政策性和地域性，因此，不适合用于国际比较和评价，但在国际承诺和行动中，政策指标便显得尤为重要。

此外，卫生系统绩效评价过程中，不仅应关注指标的水平，同时应关注指标的分布。因为指标分布的测量更有利于反映一个国家或者地区的卫生系统的不平等，发现弱势人群，进而通过更有针对性的干预，提高卫生系统公平性和卫生系统绩效。同时，理解指标的优缺点，合理的解释和谨慎地进行评价同指标研制和完善一样值得关注。

第二节　国家卫生系统绩效评价建议

一　成立国家层面的卫生绩效评价主体

卫生绩效评价主体协调卫生系统绩效评价的全过程，主要责任通常包括绩效评价委员会成员单位的选择、评价框架的制定、数据收集的协调、具体评价的实施、评价结果报告和绩效评价的激励等。卫生绩效评价委员会通常包括卫生系统绩效所有利益相关部门。如澳大利亚成立了国家卫生绩效委员会，美国卫生与人类服务部成立了部门间工作组全面负责和协调卫生系统绩效评价工作实施。荷兰通过卫生福利与体育部和荷兰国家公共卫生和环境研究所的合作共同实施评价。加拿大建立了卫生在信息系统网络，共同负责评价和实施工作。因此，我国卫生系统绩效评价前，需要成立能够全面负责和协调各个利益相关部门的主体，确保评价实施的科学性和实用性。

二 构建国家卫生系统绩效评价框架体系

卫生系统绩效评价框架体系是卫生系统绩效评价工作的核心工具。构建科学的评价框架是卫生系统绩效评价的核心。卫生系统绩效评价过程中最重要的工作就是建立适合本国背景的评价框架和指标体系。因此，应遵循卫生绩效评价和框架体系构建规律，由卫生行政部门成立专门机构，协调各利益相关者参与到卫生系统绩效评价框架体系的制定过程中，按照政策背景分析、概念框架构建、评价框架和指标集建立、评价指标选择和数据收集等步骤，建立一个科学、可行和可持续的卫生系统绩效评价框架体系。此外，政策制定者和研究人员之间的持续交流是非常重要的。因为政策在不断变化，而卫生系统绩效评价报告是一个透彻、理性和漫长的过程。因此，在卫生系统绩效框架中加入快速反应的模块非常必要。

三 完善评价指标集和数据收集系统

我国已经初步建立了卫生统计调查制度和卫生统计指标集等，为我国卫生系统绩效评价提供了丰富的指标和坚实的数据支持。但是，我国卫生统计指标和数据收集方面仍然面临着巨大挑战。一是我国目前的统计指标仍然缺乏综合和科学的评价指标，如健康期望指标族、卫生系统反应性指标族、灾难性卫生支出和因病致贫指标族，同时反映卫生质量安全性和有效性的指标匮乏。二是我国卫生数据收集系统存在分散和割裂的状态，各部门之间分工不明确，数据共享困难，导致同一指标出现多个数据来源，最终造成数据的重复收集和利用效率不高的现象。因此，首先，要根据卫生系统绩效评价框架，完善目前的卫生统计调查制度，建立起各个数据收集系统和专项调查协调机制，保证卫生系统绩效评价的数据可得性。其次，要根据卫生系统绩效评价指标需求和目前我国卫生统计指标集现状，借鉴国际卫生系统绩效评价指标制定经验，统一目前指标的标准，为今后国家比较奠定基础。最后，在评价过程中，不断完善数据收集系统，研制和增加更加科学的评价指标。

四　建立卫生系统绩效评价激励机制

根据国际经验，激励机制以评价结果和数据利用为基础，主要通过内部标杆比较和经验学习、外部经济激励和问责，通过提高一个国家的卫生系统绩效评价的价值，达到激励的作用。最终在提高卫生系统绩效的同时，不断完善卫生系统绩效评价工作。

五　定期发布卫生系统绩效评价报告

卫生系统绩效评价报告能够提供卫生系统关键信息，如卫生系统哪些方面做得好？哪些方面做得不够好？哪些方面需要特别关注？进而支持卫生决策、资源规划和系统加强。定期发布的卫生绩效评价或者监测报告已成为支持其卫生决策的重要基础。荷兰的经验表明，卫生系统绩效评价报告能够在规划制定（问题识别）、政策制定（方案建议）、决策（选择的解决方案）、政策执行（将解决方案付诸实践）和政策评估（监测结果）中发挥重要作用。美国不仅发布国内卫生质量和卫生质量公平报告，同时由 CF 等机构发布国家比较报告，从国内和国际两个角度了解国家卫生系统的绩效现状。因此，我国应该定期发布卫生系统评价系列报告，如从水平和公平不同评价角度，从政策支持、学者研究和全民不同用户的使用角度，发布多个版本或者形式的报告，充分发挥绩效评价的价值。

第三节　国家卫生系统绩效评价展望

社会保险类型国家和中低收入国家缺少可供借鉴的样本和经验。本书从定量角度确定卫生系统及其绩效评价研究高产国家，然后利用卫生系统分类方法进行分类，最终选择了英国、澳大利亚、加拿大、荷兰和美国为代表性国家进行深入对比研究。然而，由于数据的获得性和卫生系统评价现状原因，德国和瑞士等社会卫生保险类型国家没有被纳入典型国家的对比和分析。同时，从经济发展角度看，目前建立绩效评价制度的国家基本上是 OECD 发达国家，中低收入国家鲜有卫生系统绩效评价制度，多数中低收入国家如墨西哥和南非仅进行了卫生改革或者千年发展计划评价，因此，中低收入国家卫生系统绩效评价没有被纳入典型国家的比较和分析。因此，今后需要对中低收入国家卫生系统绩效评价特点进行研究。

评价指标筛选缺乏定量可操作的方法依据。目前，各国进行卫生系统绩效评价指标筛选过程中，主要以原则为主，如重要性、科学性和可得性等，通过专家和公众定性方法选择和确定优先领域及评价指标，然后根据数据的可得性进行选择。OECD 卫生质量保健质量评价框架指标选择过程中，利用定量方法进行 17 个指标的重要性分析和评价，但是，其评价方法的科学性仍未得到验证和应用。因此，本书在国家卫生系统绩效评价框架构建过程中，仅从专家定性角度和数据可得角度进行指标筛选。同时，因为我国卫生系统数据的公开性等原因，未能从定量角度对所有指标重要性和科学性等进一步验证。因此，需要进一步加强卫生系统绩效评价指标定量筛选的方法或者模型。

实证研究通过标杆比较方法对部分省份部分指标进行了比较和评价，综合评价结果不具有代表性。由于我国目前卫生统计信息全面性和公开性原因，本书仅对卫生系统最终目标中的部分指标，如患病率、满意度、灾难性卫生支出发生率和因病致贫率等指标进行了水平和分布维度的标杆比较与综合排序。其评价过程仅能检验这些指标的科学性和有效性及其所代表省份的情况，发现我国卫生系统绩效评价过程中存在的问题，但其评价结果无法代表各省份的卫生系统绩效全貌，评价结果不能够直接用于我国卫生系统绩效的诊断。因此，评价过程仅具有参考借鉴意义，评价结果应用需要谨慎。接下来，可以根据我国卫生系统绩效评价指标数据的获取情况，进一步验证整个评价框架和评价方法的有效性及实用性。

参考文献

［1］胡善联：《评价卫生系统绩效的新框架——介绍 2000 年世界卫生报告》，《卫生经济研究》2000 年第 7 期。

［2］世界卫生组织：《2000 年世界卫生报告概要》，《国外医学情报》2000 年第 6 期。

［3］常文虎、张正华：《2000 年世界卫生报告给我们的启示》，《中华医院管理杂志》2001 年第 5 期。

［4］赵郁馨：《2000 年世界卫生报告带给我们的新启示》，《中国卫生资源》2001 年第 1 期。

［5］蒋雯静：《我国各省及直辖市卫生系统绩效评价的研究》，硕士学位论文，中南大学，2011 年。

［6］马晓静、王小万：《国际卫生服务系统绩效评价框架与趋势比较研究》，《中国卫生政策研究》2009 年第 7 期。

［7］翟铁民、王从从、郭锋、赵郁馨：《2009 年中国卫生总费用测算结果与分析》，《中国卫生经济》2011 年第 4 期。

［8］胡瑞荣、马旭东：《"十一五"期间我国卫生总费用变化趋势及其影响因素分析》，《中国医疗保险》2011 年第 2 期。

［9］张毓辉、郭峰、万泉、翟铁民、赵郁馨：《2010 年中国卫生总费用测算结果与分析》，《中国卫生经济》2012 年第 4 期。

［10］李新福：《看病难，看病贵：不能解决，还是不想解决？——关于医改舍本求末、屡改屡败的沉重思考》，《成都理工大学学报》（社会科学版）2012 年第 4 期。

［11］燕慧：《"看病难，看病贵"现象的原因》，《东方企业文化》2012 年第 5 期。

［12］苏海军：《我国公共卫生服务体系绩效评价指标体系研究》，博士学位论文，华中科技大学，2010 年。

［13］刘驰：《世界银行绩效评价经验对我国公共支出项目评价的启示》，《科技创业家》2013 年第 6 期。

［14］刘岳：《中国中、西部县域卫生系统绩效及其评价研究》，博士学位论文，华中科技大学，2009 年。

［15］苏海军：《我国公共卫生服务体系绩效评价指标体系研究》，博士学位论文，华中科技大学，2010 年。

［16］熊巨洋：《农村地区乡镇卫生院绩效评价研究》，博士学位论文，华中科技大学，2008 年。

［17］陈羲：《农村区域公共卫生绩效评价指标体系研究》，博士学位论文，华中科技大学，2009 年。

［18］张仲梁：《二八律和文献计量学的三个定律》，《情报学刊》1988 年第 4 期。

［19］袁军鹏：《科学计量学高级教程》，科学技术出版社 2010 年版。

［20］［美］约翰·斯科特：《社会网络分析方法》，刘军译，重庆大学出版社 2007 年版。

［21］罗家德：《社会网络分析讲义》，社会科学文献出版社 2010 年版。

［22］刘则渊、陈悦、侯海燕：《科学知识图谱：方法与应用》，人民出版社 2008 年版。

［23］张帅：《马克斯·韦伯社会科学方法论的"理想类型"方法》，《山西煤炭管理干部学院学报》2007 年第 3 期。

［24］周晓虹：《理想类型与经典社会学的分析范式》，《江海学刊》2002 年第 2 期。

［25］郭殿生、张丽：《"非商品化"与西方福利国家的改革——兼评艾斯平—安德森的福利国家观点》，《当代经济研究》2009 年第 9 期。

［26］徐艳晴：《艾斯平—安德森的社会福利方法论》，《苏州大学学报》（哲学社会科学版）2011 年第 4 期。

[27] 武洁:《考斯塔·艾斯平—安德森:《〈福利资本主义的三个世界〉》,《公共管理评论》2006 年第 1 期。

[28] 李屹、张金良、王菲菲、聂静、钱岩:《欧盟环境健康指标体系综述》,第四届国家环境与健康论坛,2009 年。

[29] 谭晓红:《绩效提升中的指标应用:美国、英国、澳大利亚绩效提升的最新实践》,《中国卫生质量管理》2005 年第 2 期。

[30] 张国玉:《英国国家卫生服务体系(NHS)绩效评估及其实践评价》,《标准科学》2009 年第 4 期。

[31] 兰天、孙纽云:《英国卫生系统绩效评价的循证研究及对我国的启示》,《中国循证医学杂志》2012 年第 5 期。

[32] 裴丽昆:《澳大利亚卫生系统绩效评价框架》,《中华医院管理杂志》2004 年第 8 期。

[33] 傅鸿鹏:《澳大利亚卫生系统绩效评价指标体系的特色及应用》,《卫生经济研究》2009 年第 6 期。

[34] 李秋芳:《世界主要国家卫生绩效对比分析》,《医学研究通讯》2005 年第 7 期。

[35] 刘岳、张亮:《卫生系统绩效评价理论框架的研究进展》,《医学与社会》2008 年第 8 期。

[36] 孙纽云、梁铭会:《美国医疗服务绩效评价体系的循证研究及对我国的启示》,《中国循证医学杂志》2012 年第 4 期。

[37] 马丽娟、秦侠、陈任、胡志:《美国高绩效卫生系统管理委员会的启示》,《医学与社会》2012 年第 9 期。

[38] 任苒:《卫生系统绩效评估及其思考——〈2000 年世界卫生报告〉的启示与思索》,《医学与哲学》2001 年第 04 期。

[39] 杨芬、段纪俊:《世界卫生系统绩效现状及其改进建议》,《国际医药卫生导报》2002 年第 12 期。

[40] 马进、孔巍、刘铭:《我国卫生服务系统绩效分析》,《中国卫生经济》2003 年第 12 期。

[41] 徐勇勇、刘丹红、王霞、万毅、刘亚玲、饶克勤:《国家卫生系统绩效测量与统计指标的概念框架》,《中国卫生统计》2006

年第 5 期。

[42] 保宏翔：《国家卫生系统绩效统计指标的评价与对比研究》，硕士学位论文，第四军医大学，2007 年。

[43] 雷海潮：《卫生体系研究的里程碑——纪念世界卫生组织 2000 年报告发布十周年》，《中国卫生政策研究》2010 年第 11 期。

[44] 徐玲：《医改绩效的监测评价》，《中国卫生》2010 年第 1 期。

[45] 《国务院关于印发〈医药卫生体制改革近期重点实施方案（2009—2011 年)〉的通知》（国发〔2009〕12 号），《中华人民共和国卫生部公报》2009 年第 5 期。

[46] 詹一、俞敏：《健康期望寿命的计算方法与应用》，《疾病监测》2011 年第 12 期。

[47] 胡广宇、邓小虹、谢学勤：《人群健康综合测量——健康期望寿命的发展及应用》，《中国卫生政策研究》2012 年第 12 期。

[48] 周峰：《三种综合性健康指标比较：质量调整生命年、失能调整生命年和健康期望寿命》，《环境与职业医学》2010 年第 2 期。

[49] 翟金国、赵靖平：《疾病负担综合性指标 DALYS 及精神障碍的疾病负担》，《医学与哲学》（临床决策论坛版）2008 年第 6 期。

[50] 江芹、胡善联、刘宝、应晓华：《卫生系统反应性的概念与测量》，《卫生经济研究》2001 年第 7 期。

[51] 李士雪、曲江斌、王兴洲、吕少丽：《卫生系统反应性——概念与测量》，《中国卫生经济》2001 年第 2 期。

[52] 汤明新、郭强、阎小妍、郭鹏飞：《卫生系统反应性研究概况》，《解放军医院管理杂志》2006 年第 7 期。

[53] 赵列宾、汪慧、黄波、李宏为、鲍勇：《国内外卫生系统反应性评价及研究新进展》，《中国医院》2006 年第 7 期。

[54] 吴玉婷、褚红女：《卫生系统反应性研究》，《健康研究》2011 年第 5 期。

[55] 钱军程、饶克勤、陈育德：《世界健康调查基本思想、方法和

内容概述与探讨》，《中华预防医学杂志》2004 年第 1 期。

[56] 江芹：《上海市卫生系统反应性研究》，博士学位论文，复旦大学，2003 年。

[57] 陆方：《安徽省卫生系统反应性研究》，博士学位论文，安徽医科大学，2004 年。

[58] 方云芬：《嘉定区卫生系统反应性研究》，硕士学位论文，复旦大学，2006 年。

[59] 曹阳：《世界健康调查项目中国预调查的测量方法及质量评估》，博士学位论文，复旦大学，2004 年。

[60] 应晓华：《我国卫生服务筹资公平性研究》，博士学位论文，复旦大学，2003 年。

[61] 方豪：《卫生筹资公平性测算研究》，硕士学位论文，安徽医科大学，2004 年。

[62] 姜垣、王建生、金水高：《卫生筹资公平性研究》，《卫生经济研究》2003 年第 3 期。

[63] 李斌：《卫生筹资公平性研究进展》，《中国卫生经济》2004 年第 2 期。

[64] 方豪、赵郁馨、王建生、万泉、杜乐勋：《卫生筹资公平性研究——家庭灾难性卫生支出分析》，《中国卫生经济》2003 年第 6 期。

[65] 陶四海、赵郁馨、万泉、张毓辉、黄结平、王丽、杜乐勋：《灾难性卫生支出分析方法研究》，《中国卫生经济》2004 年第 4 期。

[66] 刘恒：《老年人口健康评价指标体系研究》，硕士学位论文，东南大学，2010 年。

[67] 刘渝妍、赵卿、陈媛：《基于 UML 的老年人口生活质量指标体系框架模型设计》，《重庆工学院学报》2005 年第 10 期。

[68] 刘渝妍、刘渝琳：《基于 UML 与灰色理论的指标体系构建》，《统计与决策》2008 年第 15 期。

[69] 刘欣娟、周宇彤：《统一建模语言方法在构建老年人综合健康

评价指标体系中的应用》,《护理管理杂志》2013 年第 4 期。

［70］钟裕民:《1949 年以来中国医改决策的基本历程及其评价》,《天府新论》2011 年第 4 期。

［71］葛延风、贡森:《中国医改:问题·根源·出路》,中国发展出版社 2007 年版。

［72］《细数"中国医改"风雨历程中的六个拐点》,《大江周刊》(焦点) 2009 年第 5 期。

［73］白剑峰:《中国医改朝着正确方向前进——世界卫生组织等国际机构发布评估报告》,《决策与信息》2012 年第 9 期。

［74］贺蕾、姚强、蔡敏、张耀光、徐玲:《医药卫生体制改革效果评估框架及指标体系研究》,《中国卫生信息管理杂志》2014 年第 5 期。

［75］姚强、张耀光、徐玲:《国家卫生服务调查学术贡献和影响力定量研究》,《中国卫生信息管理杂志》2014 年第 3 期。

［76］国家卫生和计划生育委员会:《孟群主任在第五次国家卫生服务调查启动会上的讲话稿》, http://www. moh. gov. cn/mohwsbwstjxxzx/s8561/201308/1089d7d5ea4e4b1a83e01aadbffec93f. shtml, 2015 - 02 - 25 13:15:00。

［77］卫生部统计信息中心:《第五次国家卫生服务调查指导手册》,北京,2013 年。

［78］Frenk, J., Gonzalez – Pier, E., Gomez – Dantes, O., Lezana, M. A. and Knaul, F. M., "Comprehensive Reform to Improve Health System Performance in Mexico", *Lancet*, Vol. 368, No. 9546, 2006, pp. 1524 – 1534.

［79］Araya, R., Rojas, G., Fritsch, R., Frank, R. and Lewis, G., "Inequities in Mental Health Care After Health Care System Reform in Chile", *Am J Public Health*, Vol. 96, No. 1, 2006, pp. 109 – 113.

［80］Laurell, A. C., "Health System Reform in Mexico: A Critical Review", *Int J Health Serv*, Vol. 37, No. 3, 2007, pp. 515 – 535.

［81］Oshima, K., "The Reform of the Health Care System for the Elderly in Japan", *Nihon Ronen Igakkai Zasshi*, Vol. 44, No. 4, 2007, pp. 397 – 402.

[82] Wagstaff, A., Yip, W., Lindelow, M. and Hsiao, W. C., "China's Health System and Its Reform: A Review of Recent Studies", *Health Econ*, Vol. 18 Suppl 2, 2009, pp. S7 – S23.

[83] Sparer, M. S., "U. S. Health Care System Reform", *J Health Polit Policy Law*, Vol. 35, No. 3, 2010, pp. 309 – 311.

[84] Coelho, I. B., "Democracy without Equity: Analysis of Health Reform and Nineteen Years of National Health System in Brazil", *Cien Saude Colet*, Vol. 15, No. 1, 2010, pp. 171 – 183.

[85] Hipgrave, D., "Perspectives on the Progress of China's 2009 – 2012 Health System Reform", *J Glob Health*, Vol. 1, No. 2, 2011, pp. 142 – 147.

[86] Molyneux, J., "The Top Health News Story of 2011: Health Care Reform and a System in Flux", *Am J Nurs*, Vol. 112, No. 1, 2012, pp. 14 – 15.

[87] Matsuda, S., "Health System Reform in the United Kingdom", *J Uoeh*, Vol. 35, No. 4, 2013, pp. 279 – 289.

[88] Bloom, G., Lin, V., Ramesh, M. and Ikegami, N., "Special Issue On Health System Reform in Asia", *Soc Sci Med*, Vol. 96, 2013, pp. 214 – 215.

[89] Rao, K. D., Arora, R. and Ghaffar, A., "Health Systems Research in the Time of Health System Reform in India: A Review", *Health Res Policy Syst*, Vol. 12, 2014, p. 37.

[90] Atun, R., de Andrade, L. O., Almeida, G., Cotlear, D., Dmytraczenko, T., Frenz, P., Garcia, P., Gomez – Dantes, O., Knaul, F. M., Muntaner, C., de Paula, J. B., Rigoli, F., Serrate, P. C. and Wagstaff, A., "Health – System Reform and Universal Health Coverage in Latin America", *Lancet*, 2014.

[91] McDonough, J. E., "Health System Reform in the United States",

Int J Health Policy Manag, Vol. 2, No. 1, 2014, pp. 5 – 8.

[92] Herrera, T., "Challenges Facing the Finance Reform of the Health System in Chile", *Medwave*, Vol. 14, No. 4, 2014, p. e5958.

[93] Whyte, B., "World Health Report 2000: Improving Health System Performance", *Bulletin of the World Health Organization*, Vol. 78, No. 6, 2000, p. 863.

[94] WHO, "The World Health Report 2000: Health Systems: Improving Performance", 2015 – 02 – 28 00: 43: 00.

[95] Frenk, J., "The World Health Report 2000: Expanding the Horizon of Health System Performance", *Health Policy Plan*, Vol. 25, No. 5, 2010, pp. 343 – 345.

[96] McKee, M., "The World Health Report 2000: 10 Years On", *Health Policy Plan*, Vol. 25, No. 5, 2010, pp. 346 – 348.

[97] World Health Organization ed., *Monitoring the Building Blocks of Health Systems*, 2010.

[98] WHO, 2007, "Everybody's Business: Strengthening Health Systems to Improve Health Outcomes: Who's Framework for Action", World Health Organization, Geneva.

[99] Hsiao, W. C., 2003, "What is a Health System? Why Should We Care?", Harvard School of Public Health, Cambridge, Massachussetts.

[100] Mattke, S., Epstein, A. M. and Leatherman, S., "The OECD Health Care Quality Indicators Project: History and Background", *Int J Qual Health Care*, Vol. 18 Suppl 1, 2006, pp. 1 – 4.

[101] Kelley, E. T., Arispe, I. and Holmes, J., "Beyond the Initial Indicators: Lessons From the OECD Health Care Quality Indicators Project and the US National Healthcare Quality Report", *Int J Qual Health Care*, Vol. 18 Suppl 1, 2006, pp. 45 – 51.

[102] Arah, O. A., Westert, G. P., Hurst, J. and Klazinga, N. S., "A Conceptual Framework for the OECD Health Care Quality

Indicators Project", *Int J Qual Health Care*, Vol. 18 Suppl 1, 2006, pp. 5 – 13.

[103] ISO, "Health Informatics — Health Indicators Conceptual Framework", 2010.

[104] Arah, O. A., Klazinga, N. S., Delnoij, D. M., Ten, A. A. and Custers, T., "Conceptual Frameworks for Health Systems Performance: A Quest for Effectiveness, Quality, and Improvement", *Int J Qual Health Care*, Vol. 15, No. 5, 2003, pp. 377 – 398.

[105] Atun, R., "Health Systems, Systems Thinking and Innovation", *Health Policy Plan*, Vol. 27 Suppl 4, 2012, pp. v4 – v8.

[106] Sheikh, K., Gilson, L., Agyepong, I. A., Hanson, K., Ssengooba, F. and Bennett, S., "Building the Field of Health Policy and Systems Research: Framing the Questions", *Plos Med*, Vol. 8, No. 8, 2011, p. e1001073.

[107] Ahpsr, "Health Policy and Systems Research: A Methodology Reader", World Health Organization, Geneva, 2011.

[108] Bates, R. A. and Holton, E. F., "Computerized Performance Monitoring: A Review of Human Resource Issues", *Human Resource Management Review*, Vol. 5, No. 4, 1996, pp. 267 – 288.

[109] Yao, Q., Chen, K., Yao, L., Lyu, P. H., Yang, T. A., Luo, F., Chen, S. Q., He, L. Y. and Liu, Z. Y., "Scientometric Trends and Knowledge Maps of Global Health Systems Research", *Health Res Policy Syst*, Vol. 12, 2014, p. 26.

[110] Wang, L. and Pan, Y., "Research Frontiers and Trends in Graphene Research", *New Carbon Materials*, Vol. 25, No. 6, 2010, pp. 401 – 408.

[111] Pkatform, A. C., "Monitoring, Evaluation and Review of National Health Strategies", 2011.

[112] van Eck, N. J. and Waltman, L., "Software Survey: Vosviewer, a Computer Program for Bibliometric Mapping", *Scientometrics*,

Vol. 84, No. 2, 2010, pp. 523 – 538.

[113] Platform, A. C., "Monitoring, Evaluation and Review of National Health Strategies", 2015 – 02 – 13 13: 48: 00.

[114] Boehm, K., Schmid, A., Goetze, R., Landwehr, C. and Rothgang, H., "Five Types of Oecd Healthcare Systems: Empirical Results of a Deductive Classification", *Health Policy*, Vol. 113, No. 3, 2013, pp. 258 – 269.

[115] Freeman, R. and Frisina, L., "Health Care Systems and the Problem of Classification", *Journal of Comparative Policy Analysis*, Vol. 12, No. 1 – 2SI, 2010, pp. 163 – 178.

[116] Borisova, L. V., "Health Care Systems as Determinants of Health Outcomes in Transition Countries: Developing Classification", *Social Theory & Health*, Vol. 9, No. 4, 2011, pp. 326 – 354.

[117] Joumard, I., André, C. and Nicq, C., "Health Care Systems: Efficiency and Institutions", 2010.

[118] Wendt, C., "Mapping European Healthcare Systems: A Comparative Analysis of Financing, Service Provision and Access to Healthcare", *Journal of European Social Policy*, Vol. 19, No. 5, 2009, pp. 432 – 445.

[119] Field, M. G., "The Concept of the 'Health System' at the Macrosociological Level", *Soc Sci Med*, Vol. 7, No. 10, 1973, pp. 763 – 785.

[120] Field, M. G., "The Health System and the Polity: A Contemporary American Dialectic", *Soc Sci Med Med Psychol Med Social*, Vol. 14A, No. 5, 1980, pp. 397 – 413.

[121] Terris, M., "The Three World Systems of Medical Care: Trends and Prospects", *Am J Public Health*, Vol. 68, No. 11, 1978, pp. 1125 – 1131.

[122] Immergut, E. M. ed., *Health Politics: Interests and Institutions in Western Europe*, CUP Archive, 1992.

[123] Tuohy, C. H. , "Dynamics of a Changing Health Sphere: The U-nited States, Britain, and Canada", *Health Affairs*, Vol. 18, No. 3, 1999, pp. 114 – 134.

[124] Anaerson, O. W. , "Medical Care: Its Social and Organizational Aspects. Health – Service Systems in the United States and Other Countries—Critical Comparisons", 1963 – 10 – 24, http: //www. ncbi. nlm. nih. gov/entrez/query. fcgi? cmd = Retrieve&db = pubmed&dopt = Abstract&list_ uids = 14050989&query_ hl = 1, 2015 – 02 – 28 21: 38: 00.

[125] Scheiber, G. J. , "Financing and Delivering Health Care: A Comparative Analysis of Oecd Countries", 1987.

[126] Wagstaff, A. and van Doorslaer, E. , "Equity in the Finance of Health Care: Some International Comparisons", *Journal of Health Economics*, Vol. 11, No. 4, 1992, pp. 361 – 387.

[127] Giaimo, S. and Manow, P. , "Adapting the Welfare State the Case of Health Care Reform in Britain, Germany, and the United States", *Comparative Political Studies*, Vol. 32, No. 8, 1999, pp. 967 – 1000.

[128] Moran, M. ed. , *Governing the Health Care State: A Comparative Study of the United Kingdom, the United States, and Germany*, Manchester University Press, 1999.

[129] Freeman, R. ed. , *The Politics of Health in Europe*, Manchester University Press, 2000.

[130] Rothgang, H. , Cacace, M. , Grimmeisen, S. and Wendt, C. , "The Changing Role of the State in Healthcare Systems", *European Review*, Vol. 13, No. S1, 2005, pp. 187 – 212.

[131] Wendt, C. , Frisina, L. and Rothgang, H. , "Healthcare System Types: A Conceptual Framework for Comparison", *Social Policy & Administration*, Vol. 43, No. 1, 2009, pp. 70 – 90.

[132] Bhm, K. , Schmid, A. , Götze, R. , Landwehr, C. and Roth-

gang H. , 2012, "Classifying Oecd Healthcare Systems: A Deductive Approach", *TranState Working Papers*.

[133] Rice, T. , Rosenau, P. , Unruh, L. Y. , Barnes, A. J. , Saltman, R. B. and van Ginneken, E. , "United States of America: Health System Review", European Observatory on Health Systems and Policies, 2013.

[134] Boyle, S. , "United Kingdom (England): Health System Review", European Observatory on Health Systems and Policies, 2011.

[135] Schafer, W. , Kroneman, M. , Boerma, W. , van den Berg, M. , Westert, G. , Devillé, W. and van Ginneken, E. , "The Netherlands: Health System Review", European Observatory on Health Systems and Policies, 2010.

[136] Healy, J. , Sharman, E. and Lokuge, B. , "Australia: Health System Review", European Observatory on Health Systems and Policies, 2006.

[137] Marchildon, G. P. , "Canada: Health System Review", European Observatory on Health Systems and Policies, 2005.

[138] Platform, A. , "Monitoring Evaluation and Review of National Health Strategies", 2011.

[139] Kelley, E. and Hurst, J. , "Health Care Quality Indicators Project: Conceptual Framework Paper", OECD Publishing, Paris, 2006.

[140] Kramers, P. G. , "The Echi Project: Health Indicators for the European Community", *Eur J Public Health*, Vol. 13, No. 3 Suppl, 2003, pp. 101 – 106.

[141] Davis, K. , Stremikis, K. , Squires, D. and Schoen, C. , "Mirror, Mirror On the Wall, 2014 Update: How the Performance of the U. S. Health Care System Compares Internationally", The Commonwealth Fund, 2014.

[142] Davis, K. and Fund, C. , "Mirror, Mirror On the Wall: An In-

ternational Update On the Comparative Performance of American Health Care", 2007.

[143] Davis, K. and Fund, C. ed., *Mirror, Mirror On the Wall: An Update On the Quality of American Health Care through the Patient's Lens*, Commonwealth Fund New York, 2006.

[144] Davis, K. and Fund, C. ed., *Mirror, Mirror On the Wall: Looking at the Quality of American Health Care through the Patient's Lens*, Commonwealth Fund, 2004.

[145] Chang, L., Lin, S. W. and Northcott, D. N., "The NHS Performance Assessment Framework: A 'Balanced Scorecard' Approach?", *Journal of Management in Medicine*, Vol. 16, No. 5, 2002, pp. 345 – 358.

[146] Chang, L., "The NHS Performance Assessment Framework as a Balanced Scorecard Approach: Limitations and Implications", *International Journal of Public Sector Management*, Vol. 20, No. 2, 2007, pp. 101 – 117.

[147] Lakhani, A., Coles, J., Eayres, D., Spence, C. and Rachet, B., "Creative Use of Existing Clinical and Health Outcomes Data to Assess Nhs Performance in England: Part – Performance Indicators Closely Linked to Clinical Care", *BMJ*, Vol. 330, No. 7505, 2005, pp. 1426 – 1431.

[148] Committee National Health Performance, "National Health Performance Framework Report", Queensland Health, Brisbane, 2001.

[149] Arah, O. A. and Westert, G. P., "Correlates of Health and Healthcare Performance: Applying the Canadian Health Indicators Framework at the Provincial – Territorial Level", *Bmc Health Serv Res*, Vol. 5, 2005, p. 76.

[150] Ten, A. A., Arah, O. A., Geelhoed, J., Custers, T., Delnoij, D. M. and Klazinga, N. S., "Developing a National Performance Indicator Framework for the Dutch Health System", *Int J*

Qual Health Care, Vol. 16 Suppl 1, 2004, pp. 165 – 171.

[151] van den Berg, M. J. , Kringos, D. S. , Marks, L. K. and Klazinga, N. S. , "The Dutch Health Care Performance Report: Seven Years of Health Care Performance Assessment in the Netherlands", *Health Res Policy Syst*, Vol. 12, 2014, p. 1.

[152] Tawfik – Shukor, A. R. , Klazinga, N. S. and Arah, O. A. , "Comparing Health System Performance Assessment and Management Approaches in the Netherlands and Ontario, Canada", *Bmc Health Serv Res*, Vol. 7, 2007, p. 25.

[153] Westert, G. P. and Verkleij, H. , "Dutch Health Care Performance Report 2006", National Institute for Public Health and the Environment, 2006.

[154] Health, I. O. M. U. and Delivery, C. ed. , *Envisioning the National Health Care Quality Report*, Washington D. C. , National Academies Press (US), 2001.

[155] Swift, E. K. ed. , *Guidance for the National Healthcare Disparities Report*, National Academies Press, 2002.

[156] Bruno, M. , Burke, S. and Ulmer, C. ed. , *Future Directions for the National Healthcare Quality and Disparities Reports*, National Academies Press, 2010.

[157] Farquhar, M. , "Ahrq Quality Indicators", 2008.

[158] Liu, Y. , Rao, K. , Wu, J. and Gakidou, E. , "Health System Reform in China: China's Health System Performance", *Lancet*, Vol. 372, No. 9653, 2008, pp. 1914 – 1923.

[159] U. S. Department of Health and Human Services, "National Healthcare Quality Report", Agency For Healthcare Research Quality, 2014.

[160] Sullivan, D. F. , "A Single Index of Mortality and Morbidity", *Hsmha Health Rep*, Vol. 86, No. 4, 1971, pp. 347 – 354.

[161] Wilkins, R. and Adams, O. B. , "Health Expectancy in Canada,

Late 1970S: Demographic, Regional, and Social Dimensions", *American Journal of Public Health*, Vol. 73, No. 9, 1983, pp. 1073 – 1080.

[162] WHO, "Who Methods for Life Expectancy and Healthy Life Expectancy", Department of Health Statistics and Information Systems, WHO, Geneva, 2014.

[163] Anand, S. and Hanson, K., "Disability – Adjusted Life Years: A Critical Review", *Journal of Health Economics*, Vol. 16, No. 6, 1997, pp. 685 – 702.

[164] Murray, C. J., "Quantifying the Burden of Disease: The Technical Basis for Disability – Adjusted Life Years", *Bulletin of the World Health Organization*, Vol. 72, No. 3, 1994, p. 429.

[165] Salomon, J. A., Mathers, C. D., Murray, C. J. and Ferguson, B., "Methods for Life Expectancy and Healthy Life Expectancy Uncertainty Analysis", Geneva, World Health Organization (GPE Discussion Paper No. 10), 2001.

[166] WHO, "Health System Responsiveness", 2015 – 02 – 14, http://www. who. int/responsiveness/milestones/en/, 2018 – 01 – 23 18: 48: 00.

[167] WHO, "Responsiveness Questionnaires", 2015 – 02 – 14, http://www. who. int/responsiveness/surveys/en/, 2018 – 01 – 23 18: 48: 00.

[168] Wagstaff, A. and van Doorslaer, E., "Catastrophe and Impoverishment in Paying for Health Care: With Applications to Vietnam 1993 – 1998", *Health Econ*, Vol. 12, No. 11, 2003, pp. 921 – 934.

[169] Ghosh, S., "Catastrophic Payments and Impoverishment Due to Out – of – Pocket Health Spending: The Effects of Recent Health Sector Reforms in India", *Asia Health Policy Program Working Paper*, No. 15, 2010.

[170] Mataria, A., Raad, F., Abu – Zaineh, M. and Donaldson,

C. , "Catastrophic Healthcare Payments and Impoverishment in the Occupied Palestinian Territory", *Appl Health Econ Health Policy*, Vol. 8, No. 6, 2010, pp. 393 – 405.

[171] Limwattananon, S. , Tangcharoensathien, V. and Prakongsai, P. , "Catastrophic and Poverty Impacts of Health Payments: Results From National Household Surveys in Thailand", *Bull World Health Organ*, Vol. 85, No. 8, 2007, pp. 600 – 606.

[172] Ghosh, S. , "Catastrophic Payments and Impoverishment Due to Out – of – Pocket Health Spending", *Economic & Political Weekly*, Vol. 46, No. 47, 2011, pp. 63 – 70.

[173] Li, Y. , Wu, Q. , Xu, L. , Legge, D. , Hao, Y. , Gao, L. , Ning, N. and Wan, G. , "Factors Affecting Catastrophic Health Expenditure and Impoverishment From Medical Expenses in China: Policy Implications of Universal Health Insurance", *Bull World Health Organ*, Vol. 90, No. 9, 2012, pp. 664 – 671.

[174] Xu, K. , Evans, D. B. , Kawabata, K. , Zeramdini, R. , Klavus, J. and Murray, C. J. , "Household Catastrophic Health Expenditure: A Multicountry Analysis", *Lancet*, Vol. 362, No. 9378, 2003, pp. 111 – 117.

[175] Xu, K. , "Distribution of Health Payments and Catastrophic Expenditures Methodology", 2005.

[176] Regidor, E. , "Measures of Health Inequalities: Part 1", *J Epidemiol Community Health*, Vol. 58, No. 10, 2004, pp. 858 – 861.

[177] Regidor, E. , "Measures of Health Inequalities: Part 2", *J Epidemiol Community Health*, Vol. 58, No. 11, 2004, pp. 900 – 903.

[178] Keppel, K. , Pamuk, E. , Lynch, J. , Carter – Pokras, O. , Kim, I. , Mays, V. and Pearcy, J. , Schoenbach, V. and Weissman, J. S. , "Methodological Issues in Measuring Health Disparities", *Vital Health Stat* 2, No. 141, 2005, pp. 1 – 16.

[179] World Health Organization ed. , *Handbook On Health Inequality Moni-*

toring with a Special Focus On Low – and Middle – Income Countries, World Health Organization, 2013.

[180] Dong, Z. and Phillips, M. R., "Evolution of China's Health – Care System", *Lancet*, Vol. 372, No. 9651, 2008, pp. 1715 – 1716.

[181] Rao, S., Lye, J. and Astles, P., "Measuring Success: A Framework for Benchmarking Health Care System Performance", The Conference Board of Canada, Canada, 2012.